董氏奇穴高级讲座系列

杨维杰 著

董氏奇穴原理解构

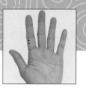

U0235529

人民卫生出版社

图书在版编目（CIP）数据

董氏奇穴原理解构／杨维杰著.—北京：人民卫
生出版社，2018
（董氏奇穴高级讲座系列）
ISBN 978-7-117-27502-6

Ⅰ.①董…　Ⅱ.①杨…　Ⅲ.①奇穴　Ⅳ.①R224.2

中国版本图书馆 CIP 数据核字（2018）第 227588 号

| 人卫智网 | www.ipmph.com | 医学教育、学术、考试、健康，购书智慧智能综合服务平台 |
| 人卫官网 | www.pmph.com | 人卫官方资讯发布平台 |

董氏奇穴原理解构

著　　者：杨维杰
出版发行：人民卫生出版社（中继线 010-59780011）
地　　址：北京市朝阳区潘家园南里 19 号
邮　　编：100021
E - mail：pmph @ pmph.com
购书热线：010-59787592　010-59787584　010-65264830
印　　刷：三河市潮河印业有限公司
经　　销：新华书店
开　　本：710×1000　1/16　印张：17
字　　数：277 千字
版　　次：2018 年 10 月第 1 版　2025 年 1 月第 1 版第 9 次印刷
标准书号：ISBN 978-7-117-27502-6
定　　价：56.00 元

打击盗版举报电话：010-59787491　E-mail：WQ @ pmph.com
（凡属印装质量问题请与本社市场营销中心联系退换）

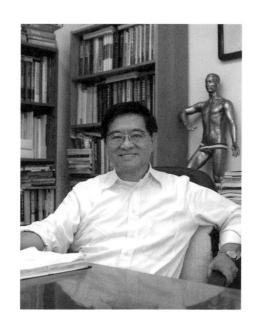

杨维杰医师,生于山东青岛,中国台湾长大,现常居美国,为北京大学哲学博士,北京中医药大学医学博士,中山大学史学访问学者。对于文史哲医学皆有研究,医学及易学造诣尤深。家学中医,并师从多位名医学习。系中国台湾著名针灸师、董氏奇穴创始者董景昌之嫡传弟子,北京中医药大学伤寒论泰斗刘渡舟之博士门生,北京大学著名易学家朱伯崑之博士门生。曾为中国台湾多家报纸撰写医药保健专栏多年。曾任台北市中医师公会理事,美国针灸学会学术组长。

杨维杰医师系第一位(1975 年)著述发扬董氏奇穴,并将其推向世界之医师。从事中医临床四十多年,曾于 1990 年获中国台湾杰出中医师针灸科第一名华佗奖,2000 年获世界中医大会年度最杰出人物奖,以擅治疑难杂症著称。曾为国画大师张大千等人诊治,曾赴缅甸、吉尔吉斯斯坦等地义诊。

1980 年赴新加坡教授《伤寒论》及针灸,1992 年受邀担任上海普陀中医院顾问,在上海讲授董氏奇穴,将董氏奇穴带进祖国大陆。曾应邀在日本、韩国、加拿大、瑞士、马来西亚、澳大利亚、以色列、德国、西班牙、葡萄牙、英国及美国各地讲学。著有《中医学概论》《黄帝内经译解》《针灸经纬》《针灸经穴学》《董氏奇穴针灸学》《实用五输穴发挥》等著作。发表中医药及针灸论文百余篇。多本著作已翻译成韩文、英文及西班牙文出版。现于多所中医药大学博士班担任教授及博士生导师,为国际著名医师及学者。

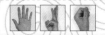

2010 年冬，董门师兄弟于青岛举行了董师逝世 35 周年纪念学术大会，当今世界研究董氏奇穴有成者齐聚一堂，盛况空前。在大会特刊内，个人曾发表多篇文章，在大会会议中，个人亦曾提出多项学术观点，会后与永林及啸天师兄弟畅谈甚欢，在交流中收获甚多。啸天认为我发挥董师奇穴之诸多理论，如脏腑别通、太极对应、体应针法、易学理论等，皆系维杰个人多年钻研之结果，实应集结为专书特别出版，并名之为《杨维杰针灸思路及体系》可也。既能还原董氏奇穴原无任何理论，悉为维杰加入之原本面貌，让别人有从其他角度及思路去研究的空间，亦能彰显维杰个人发挥董氏奇穴的努力过程及研究成果。

承啸天多所鼓励，回来后即着手汇整多年来发表之文章，及讲课之讲义，于诊务及课务之暇隙，加以整理补充汇成本书。内容悉以个人应用董氏奇穴之思路为主，全书分为**易学思路**、**经络思路**、**腧穴思路**、**手法思路**、**治疗思路**等几大部分。每个部分都可说经过了数年乃至数十年的衍生发展验证，而最后厘定成为自己之应用原则，并进而发展成理论。近年来在中医大学博士班及欧亚美洲多个国家的讲座中讲授后，许多医师都表示在短期内增进了多年的功力，证明了这些理论的实用性。

就以"脏腑别通"而言，原概念系于 1971 年研读清代唐宗海之《医宗精义》所启发，然《医宗精义》仅提出"五脏别通"之名，区区数行文字，并无应用法则及实例，因此，未见有人使用此一理论于临床。余从心包经之内关穴治疗胃痛、膝痛（胃经经过犊鼻膝眼）；以胃经之足三里治疗心脏病，从而领悟首创胃与包络通，初步完成了六脏皆有别通，并更名为"脏腑别通"，首载于 1975 年出版之《针灸经纬》中。之后开始以此诠解董氏奇穴之应用。1980 年出版《董氏奇穴发挥》，其中不少穴位已用"脏腑别通"理论解说其应用。90 年代中期进而研究出"脏腑别通"与《内经》开阖枢有关，又以此发挥《伤寒论》，颇见成效。2002 年再研究出"脏腑别通"与易理有关，复从易理解说及应用"脏腑别通"，使十四经穴及奇穴得以发挥更大之效用。对"脏腑别通"在针灸领域也衍生出更多应用及配用方法。其他，如太极、阴阳、三才、五行、体应都经历了这样一个从探索到成熟的过程。凡此种种，每一阶段的变化都代表了个人的成长与进步。

回顾四十年来个人研究及应用针灸，始终以《易经》《内经》《难经》《针灸甲乙经》《针灸大成》《医宗金鉴》等书为根本，而一些古歌诀，如《标幽赋》《通玄指要赋》《肘后歌》等更是我临床的重要依据，所谓"心中有汤头，临证不用愁"，这些都是古人心血的结晶。对于这些古籍及歌诀的把握及学习，在反复应用中当然就有不少新的反思与体悟，这些就形成个人思路厚实而丰富的基础，此书之作真可谓为本人四十年经验之总结亦不为过，因它有着时间的历练与经验的累积。

学问的成长与跃升有渐悟也有顿悟，纵然是顿悟也要历经一个积渐悟而致顿悟的过程，2000 年以前的 30 年，个人在针灸方面的见识认知，大约是 10 年翻上一个层次，2000 年来到美国后，在许多地区及学校博士班讲学，也有较多的时间从事深入研究，5 年时间的领悟与进步却等于之前 30 年时间的总和。这些年更是每 3 年就翻上一个层次，此刻再回顾 2000 年以前的论点，与现今相比，高下之别相差甚远，一些 10 年前听过课的同学，近些年来重听都有这样的认知，对个人的努力不啻是一种肯定与惕厉，激发着个人更加不断的跃进。

这本书虽有小部分的内容与维杰著作之《针灸宝典》《董氏奇穴治疗学》《实用五输穴发挥》之篇章小有相同，由于这些都是经由个人思路出发而著作的书籍，舍去这些反而支离破碎，不够完整，所以虽然采用了其中小部分节段，但为了避免完全雷同，仍做了相当的调整补充，增加了不少新的内容。

本书于 2012 年初完成后，主要内容在 2013—2016 年的高级讲座中讲授颇获好评，应研究董氏奇穴之诸多学子及医生要求，决定出版面向广大群众，希冀有助于对董氏奇穴的学习及应用有所帮助，进而发挥于临床。

本书的完成，除了感谢郭啸天师弟的大力鼓励及催促，还要感谢内人的照顾及校对。针灸之学浩瀚广大，庄子说："吾生也有涯，而知也无涯。"个人所知有限，这本书的出版只是标志着一个范围的知识与经验，尚需努力的还有很多，而任何一本书的出版也不可能尽善尽美。本书不足之处，还望高明先进者不吝指正。

维杰 2017 年春月于洛杉矶罗兰岗

郭　序

　　1969 年暑假到台北参加夏令营活动，顺道拜谒父亲家梁公的挚友董景昌先生。中午吃饭时，董前辈见我夹菜的手合谷穴丰厚有劲，当时放下筷子，打了长途电话给父亲说："啸天是学针的好手，就留在我这边，跟我好好学针吧。"他们两人原本就有交换学生的默契，因此我也就留下来，虽然当时都是些老师兄，不过于永林师兄其时已在董老师处，故而也不乏人做伴。只是后来没想到遇上了真正让我敬佩的大师——杨维杰医师，而且成为好友，真是人生一大乐事也。

　　第一次见到杨师兄觉得他豪爽、开朗、健谈，一段时日后，知他学渊识博、聪慧进取、深入创新，再后来更是对他的人品、重道、能力、情义、医术、学术深深佩服，甚至很多场合也不讳言地告诉大家：同辈中我最钦佩他，他是我的榜样、偶像，打从心里尊敬他。我常常说：董老师若无杨维杰医师，绝对不可能如现在般的垂名后世；若无杨师兄，大家也不可能如此由浅入深地了解针灸，并精确无误地用出神效，他的能力与付出，针灸界早已有目共睹。

　　在 2010 年于青岛参加纪念董师学术研讨会，与杨师兄、于永林师兄聊天时，不禁说："杨师兄，你对董老师、对自己不够好，我对董老师的了解就是朴实、简单、憨直，他自己也这样说：'董氏奇穴简单，易学，没啥大道理。'老师的讲义也如此说。虽然父亲与我考证历史，董氏针灸可能有深厚学理，可是老师诊间挂的是太上道祖像，道家实用派不重名相、理论、学说，杨师兄你的针灸内涵，早已是世界中的翘楚，称为一代宗师亦无不可，你从前阐述董氏奇穴，又何妨略述你——杨维杰的学术思想。自小我佩服董老师真诚朴实、做他自己。你又愿否直下承担，说出你看病用针时的想法？"或许一席话使得他说会考虑考虑，却又一再谦虚，让我直呼可惜。还好他以惊人毅力，在一年左右完成这本医家、养生家、生命学家值得一看的著作。我对自己学生则说：中医应当必看之书。

　　这本书中有许多与我家郭氏道医理论相通之处，却有不同面向和层次，任举3 例：①依据"一物一太极、一处一太极、一事一太极"而有时空太极、远近太极等变化，如隔空针灸、六亲同治、大太极中有小太极、小太极中有大太极、大小太极浑然一太极,故而体针与微针同是太极变化:"一沙一世界,一细胞一全(人)体"是全息,也是太极,若再看了本书当有另一境界。②父亲说先天八卦在人身相对、五行(穴)又相通、各同名经也相通、左右又相通,故而上下左右皆可通,以后更扩充为同心圆理论并以波的观念带入,与本书中许多论点可参互相看,会有步步喜悦。③经穴诊断方式有许多,对疾病症状之深浅、种类、预测、传变、正邪、愈时、治则,都有指导意义。本书论述不失古法,更有创新,可领人深入堂奥。

看了本书才知历代医家可以万病一方、万病一针,有其道理;若曾知道或听过郭氏道医,而不看本书,必将后悔失去另种见解。而杨维杰医师的思路也将嘉惠后学,让习医者功力大进,看诊用针更精确。另外,借此机会也要谢谢襄助杨医师最多的庄慕瑜医师,她也是我所尊敬的师嫂。既然这本好书值得推荐给大家,我也很高兴能为本书写序!

郭啸天序于退三步居（2012 年元月）

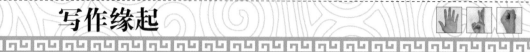
　　我为什么会写这本书？啸天师弟曾说："你发挥董师奇穴之诸多理论，如脏腑别通、太极对应、体应针法及易学理论等，都是你个人多年钻研之结果，实应集结为专书特别出版，并名之为《杨维杰针灸思路及体系》可也。既能还原董氏奇穴原无任何理论，悉为维杰师兄加入之原本面貌，彰显师兄你个人发挥董氏奇穴的努力过程及研究成绩，也可让别人有从空白的角度及思路去研究的空间。""自小我佩服董老师真诚朴实、做他自己。你又愿否直下承担，说出你看病用针时的想法？"我问师弟为什么要这样说，他说："我佩服老师做自己，老师有什么都说出来，我知道师兄你还有很多东西没有写出来，你应该把知道的说出来。"师弟又说："杨师兄，你只想到老师，把自己努力的东西拿来发扬老师的穴位，对老师并不有利，你自己也将被遗忘，你已有自己完整的思路与体系，应该用自己的名字立言写出来。"我问啸天为什么对老师不利，他说："因为你把董氏奇穴拉得这么高，这么有效，你如果不讲出发挥奇穴的思路及原理原则，反而让人对董氏奇穴产生怀疑，所以你必须写这样一本书。"因此我不得不写这本书了。

　　这本书写了什么？可以说，这是一本综合研究董氏奇穴原理，包括**布穴、用穴理论，及取穴、手法、治法思路**的著作，本书若说是我个人近二十年来的代表作之一也不为过。这本书是在师弟郭啸天的鼓励及催促下完成的，师弟早就告诉我中国奇穴界将要来临的乱象，并且言明此乱象可能部分来自于同门……今日看来，黄钟毁弃，瓦釜雷鸣，"王"道正统偏失，旁门"左"道昌行，师弟真是洞烛先机，令人感触良深。虽然如此，不论形势如何演变，都要坚守正道，这本书韩文版所以名之为《大道弘针》。

　　《大道弘针》的大"道"，就是"针灸之道"，就是《易经》《内经》《难经》《针灸甲乙经》《针灸大成》之道，个人思路体系是汇通上述各书之精华并选有创造，以之**诠释、解构、发挥董氏奇穴**，使奇穴推展至全世界，真弘针也。

　　今天，董氏奇穴已传遍世界，成为针灸界的显学，之所以学习者充满信心，是在发扬推广的过程中,我已逐步将思路融汇于建构的原理解说中,并且对一些穴位做了更有效的调整。这本书的完成,将使我过去阐述建构的理论更系统、更完整、更连贯。相信必将更有助于研究及应用奇穴。

杨维杰2015年夏于《大道弘针》交付韩国出版后

目 录

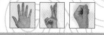

导读

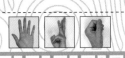

——杨维杰针灸思路对董氏奇穴原理的 创建与应用发展

锺政哲　郑承濬　曾天德

1973 年出版的"董氏针灸正经奇穴学"一书,基本介绍了董师公临床常用的穴位,可惜穴位及治疗说明均极为简略,图示亦模糊不清,一般人很难找到正确穴位,而且没有丝毫的原理解说。

杨维杰老师(以下简称杨师)自 1971 年起,从《内经》《难经》《易经》《针灸甲乙经》及《针灸大成》等中医古籍中探索研究,先后根据自己的思路研创"脏腑别通针法""体应针法""太极全息定位""对应平衡针法""平补平泻三法""奇穴之五行时空观""奇穴之阴阳观""奇穴之三才观""奇穴之易理卦象思维""奇穴之经络辨证思维"**(以上十大项亦称董氏奇穴十翼,用于诠解及发挥奇穴,极为实用)**,以及"奇穴之系统刺血思维"等针法及理论,使董氏奇穴有其理论基础,应用于诠释及发挥董氏奇穴,扩大了董氏奇穴的使用范围,提高了疗效,从而使董氏奇穴风行世界。如今不论在中国,还是世界其他国家皆日益受到针灸医师重视及嗜用。这里特将杨师四十年来致力研究著述并发展教学董氏奇穴之经过大要,介绍如下。

一、创建"脏腑别通针法"
（1973 开始发挥用于针灸，1975 正式发表）

这是根据明代李梴《医学入门》，清代唐宗海《医经精义》之脏腑通治，所述之"心与胆通，心病怔忡，宜温胆为主，胆病战栗颠狂，宜补心为主；肝与大肠通，肝病宜疏通大肠，大肠病宜平肝经为主；脾与小肠通，脾病宜泄小肠火，小肠病宜润脾为主；肺与膀胱通，肺病宜清利膀胱水，膀胱病宜清肺气为主；肾与三焦通，肾病宜调和三焦，三焦病宜补肾为主"而研创发挥的。原文没有方药，更无针灸。

最早杨师于1973 根据自己思路开始发挥五脏别通用于针灸，首先即用内关治膝痛（因为胃经通过膝部膝眼之犊鼻穴）特效，治胃病亦甚效，又以足三里治心脏病甚效，进一步做了胃与包络通的联系研究，补足了胃与包络通而改成"脏腑别通"。脏腑别通也能够被运用解说十四经穴，极为实用。

对于脏腑别通，杨师更进一步于20 世纪90 年代后期从《内经》《易经》找到了源流。

二、创建"体应针法"（1993 年研创，
2003 年详细发表于《针灸讲座》）

体应针法是解说董氏奇穴部位分布，体表五体皮脉肉筋骨应用之最佳工具及原理法则，也是杨师为解说董氏奇穴应用，建构的核心思维体系之一。早年最先在《黄帝内经》中找到其刺法渊源。受《内经》启发，综合自己经验，根据自己思路将理论与临床进行了深入研究。将其称为"五体体应针法"，简称为"体应针法"。虽说受《内经》启发，但有自己的特色，与《内经》之刺法有显著不同，而更为实用。

《内经》之重点在层次及深浅，按人体组织浅深的不同，从表到里分别为皮、脉、肉、筋、骨五个层次，而且是局部刺，也就是《灵枢·官针》说的："半刺者，浅内而疾发针，无针伤肉，如拔毛状，以取皮气，此肺之应也。"这种刺法，刺浅而快速进针，约针半分，不能深刺，刺至皮分治皮……

杨师研创之"体应针法"重点则在部位之应用，即以骨治骨、以筋治筋、以脉治脉、以肉治肉、以皮治皮。并且是利用董氏奇穴远处刺，例如灵骨穴贴骨治疗

腰椎及肘骨痛、脚跟骨刺等。又可以五体治五脏。也以此法用十四经穴远处刺，效果极佳。

三、创建"太极全息定位"（1986年研创，讲于全美针灸学会，1990年正式发表）

"太极全息定位"或称"太极针法"。从"一物一太极，一处一太极"的全息观思维出发，杨师以：①大太极（肘膝太极）；②中太极（腕踝太极）；③小太极（头面、四肢、手部及掌部之局部太极）；④微太极，能够全面诠释奇穴的位置布局，并分析其作用，进而研创许多同董氏奇穴系统一致的奇穴，杨师的太极观与一般的太极全息观不同，外间的全息观是一个小人趴在某一部位。杨师的太极全息观则是以活动中枢、元气中枢为主的一种太极观。以此方法很容易合理解释总枢穴及水愈穴为何董师公之解剖皆写入丹田神经，也可知膝上的失音穴及十四经手腕后的灵道穴、通里穴治疗音瘖的穴位分布及原因。太极全息定位不但分析奇穴之分布极为实用，分析十四经经穴也颇为实用。以此原则发现的奇穴，也就可列入董氏奇穴衍生系统，如杨师发现的奇穴小节穴，治疗脚踝痛，疗效很好，其他，如次白、内白、手门金穴亦皆如此。

四、创建"对应平衡针法"（1979年正式发表于《董氏奇穴针灸发挥》）

这是治疗及取穴的一种方法，最早在杨师1991年出版的《董氏奇穴针灸学》中就有八大对应，后来增补"前后对应"为九大对应，分别是等高对应、手足顺对、手足逆对、手躯顺对、手躯逆对、足躯顺对、足躯逆对、上下对应、前后对应。其中手足顺对、手足逆对、手躯顺对、手躯逆对、足躯顺对、足躯逆对等，是大太极的衍生。之后又有几种对应，如部位对应：杨师从手足穴位排列的部位对应中找到对应互补穴位，以此思路来探索董氏奇穴，可以发现手足部位的穴位分布，其五行排列有对应关系，就如同开阖枢一样，在相关的部位及经络，功能作用是一样的，善于在其间应用即足以调治全身。根据此一思路，也发现补足了几个穴位。区域对应：将太极之重合部分联系，即可为大部位区域对应。与区间（或称区位）取穴及倒马取穴有关。

五、创建"平补平泻三法"（1972 年首创，1975 年正式发表于《针灸经纬》）

杨师在 1975 年 9 月出版的"针灸经纬"序中，提出了"平补平泻的三种手法"，这是杨师至今已应用 40 年的针法。内容有董公常用之"动气""倒马"，及杨师研创的"牵引针法"。

1. 动气针法

董师公扎针后常令病人疼痛处活动活动，看有无改善，再决定继续捻针或换针。杨师将此种手法定名为动气针法，动气针法简单实用，且在不明虚实症状前亦可使用。究其作用原理，可以这样认为：每一穴皆可治疗十数种病或更多，若不施以动气针法，则作用四处流散，什么病可能都要去治，力量分散，效果就不大了。由于动气活动患处时，精神集中在患处，所谓"动引其气"，穴位的治疗作用集中于活动患处，效果当然很好，但必须能使病痛部位自由活动或易于按摩，因此需在远隔穴位施针，不能在局部扎针。

2. 倒马针法

"倒马"一词在董师公的第一本也是唯一的一本著作《董氏针灸正经奇穴学》中并未见及，只有在两处提到同马针：如该书的 34 页"后椎穴"说："两穴通常同时用针，即所谓回马针，效力迅速而佳。"58 页指出"一重，二重，三重穴同时下针（即所谓回马针），为治上述各症之特效针"。其他再也看不到回马字样，回马针法系董师公所创用的一种特殊针法，**利用两针或三针并列的方式，加强疗效**。奇穴与十四经穴均可利用此一针法，此一针法亦常与动气针法结合使用，疗效显著。在杨师 1975 年出版的《针灸经纬》中，正式提出倒马针法，形诸文字具体叙述，当时董师公尚健在，经董师公认同后开始大力推广。

3. 牵引针法

牵引针法是杨师在多年的临床经验中，研究创出的一种针法。这种针法施用简单，效果良好，例如左肘痛，可在右侧曲后刺一针，再在左侧灵骨刺一针，可立止肘痛；又如右肩痛，可在左肾关取穴，再针右侧同经腧穴一针，可以立止肩痛；再如左膝盖痛，可取右侧内关，再取左侧太冲，可立止膝痛。

牵引针法应用时，一针在上，一针在下，实寓有"交济"之意，由于上下相通，作用更强；又由于一针在健侧，一针在患侧远端，也含有交叉取穴之意，而且不论是治疗针或牵引针，皆有治疗作用，也可以说是"双重治疗"，基于这些原因，疗效当然很好。牵引针法，也可以与倒马针法合用，效果亦佳。如今牵引针法已成世界流行针法。

将此三种针法定名为平补平泻，之后在这方面又发展出三才手法，穴分天地人泻实补虚，见后述之三才部分。

六、创建"奇穴之五行时空观"
（1981 年发表于《针灸五输穴应用》，
2009 年再发挥于《针灸五输穴发挥》）

五行思想是中医的中心思想与方法，董氏奇穴自不例外，五行思想观念应用在针灸方面，最实际、最直接、最灵活的就是五输穴。很多董氏奇穴的作用可用五输穴诠解，也可用五输穴发挥。董氏奇穴分布在四肢的穴位与五输穴密切相关，五输穴的应用最重要的是时间观与空间观。

1. 五输穴的空间观与奇穴

穴位流注由浅至深的层次及分布的位置决定了空间性，杨师从《灵枢·顺气一日分为四时》所说"病在脏者取之井，病变于色者取之荥，病时间时甚者取之俞，病变于音者取之经，经满而血者病在胃及饮食不节得病者取之于合"，《灵枢·邪气脏腑病形》说的"荥俞治外经，合治内府"，以及《难经·六十八难》说的"井主心下满，荥主身热，俞主体重节痛，经主喘咳寒热，合主逆气而泄，此五脏六腑井荥俞经合所主病也"。根据上述几条对其空间应用归类分析如下：

井穴对应于：①头顶；②阴窍；③心下。据此井穴空间观来看董氏奇穴，如火膝穴在小指井穴旁，治疗痰迷心窍之精神病甚效。奇穴大间、小间、外间、浮间接近井穴，治疗疝气及尿道疾病有效，都与此有关。

荥穴对应于：①五官面目鼻喉（详见太极全息与对应章节）；②外经。也就是说能治疗这些部位的病变，而善治外感病、五官病。例如，董氏奇穴的三叉三为感冒及五官病效穴；手解治晕针（病变于色者取之荥，晕针时脸色惨白）及身痒；眼黄穴治眼黄；木穴治眼鼻病及手皮肤病（外经病）都与此有关。

输穴对应于：①五官；②身体关节；③半表半里（少阳阳明合病或兼病）。也就是说能治疗这些部位的病变,据此输穴空间观思路,而将董氏奇穴之大白用治头痛、面痛、肩痛、坐骨神经痛;中白治偏头痛、肩痛、腰痛;火主治鼻病、喉痛、膝痛;门金治头痛、鼻塞等,都是此一理论的发挥。

经穴对应于:与发音有关的器官及部位,主要是肺及喉舌口齿。也就是说,能治疗这些部位的病变,据此经穴空间观,董氏奇穴手五金、手千金、足五金、足千金之位置,皆在经穴之上、合穴之下,是以皆能治喉咙病。

合穴对应于:①脏腑,也就是说能治疗脏腑的病变,除此之外善治肠胃有关消化之病;②瘀血之病,总结临床经验,经合穴所在,肌肉较丰,皆能治疗脏腑病。

2. 五输穴的时间观与奇穴

五输穴的时间观应用很多,这里仍就前述《灵枢经》及《难经》所言介绍。

井穴治病最急,善于治疗中风及晕厥等疾病;荥穴治病次急,虽急,但较中风等神志病为次急之证,董氏奇穴的三叉三穴、木穴治感冒,皆在荥穴附近,皆系新得之病,但较中风为缓。一般不留久,木火穴在井穴与荥穴之间,治中风后遗症一般也不留久,这就是时间观思路的应用发挥。

输穴主治"阵发性"及"急缓之间"病,亦善治时间时甚病,此类病最为常见,因此输穴在临床应用最多,并不限于疼痛。根据此思路,董氏奇穴大白、腕顺一、中白、火主、门金等穴,位置皆与输穴有关,穴性类同。

经穴所治之时间性与络穴有相近之处。经穴主治之病以慢性居多,董氏奇穴在经穴与合穴范围内穴位甚多,如手上的三门穴、三其穴、四火穴、三士穴、二金穴;小腿的四花穴群、三重穴、下三皇等。

合穴的主治以脏腑病为主,多为慢性病,一般以久留针为主,经脉有瘀血者亦多在合穴刺血。

3. 五输穴的象数观与奇穴

五输穴五行的象数观,包括同气相求、交济等用法,属木之穴治疗肝胆病及筋病;属火之穴治疗心、小肠病及血脉病,可以说就是象数观的应用,例如震颤、抽痛、如风般一阵突来的病,都可列入风病范畴,都可用五行属木的穴位来治。

临床例子真是多不胜举。五输穴可以说就是经络的全息点,五行反映五脏,因此才能以之治疗五脏病变。与五输相符或相邻的董氏奇穴,也有着相同的作用。

4. 五行在奇穴的其他应用

除前述外，另一种为五行的发挥扩展，如木火穴在木火之间，灵骨（近阳溪属火）、大白（近三间属木）在木穴与火穴之间就有相同治疗作用，都善治半身不遂。肾关在金水之间，有金水之性，加上在脾经上，含土金水三性，善治土金水之病。

七、创建"奇穴之阴阳观"
（2010 年正式全面公开于个人网站）

阴阳是中医的基础思维，无所不在地渗入中医所有领域，不论十四经穴或董氏奇穴，都不能避免谈阴阳，杨师创建阴阳思维诠释董氏奇穴的应用，有下列要点：

1. 穴位凸凹与阴阳

肌肉鼓出来的部位为阳，能调阳、调气，并且有推动、温煦、防御、固摄、气化等作用，其气向上、向外，这就很好解释了董氏奇穴驷马、手三里、肩中等穴为何能治气病、阳病、皮肤病，并能治白带、多尿、易倦等；鼻翼穴之所以善治疲劳，乃因其为阳中之阳。肌肉凹陷的地方为阴，多以调血为主，其气向下、向内，如内关、曲陵、火主等穴，故善治血分、阴分病。

2. 体位左右与阴阳

这个也牵涉左右升降及针序与疗效。

3. 穴位表里与阴阳

表里经取穴法在董氏奇穴应用亦多，仅举一一部位几个穴为例：如食指上的小间穴能治属肺的支气管炎、吐黄痰、支气管扩张。指驷马穴能治皮肤病，这都是大肠与肺相表里的应用。又如，小指小肠经上的火膝穴能治痰迷心窍之精神病，是心与小肠相表里的应用。

4. 穴位功能与阴阳

董氏奇穴手掌部位，每一手指阴阳两面都有穴位，这是与十四经的最大不同，杨师据阴阳分析主要是与功能有关。所以位于食指上在阳面的董氏奇穴指五金、指驷马能治疗在上的病（皮肤病）及阳腑大肠的病，在阴面的五间（大、小、外、浮、中间）穴治疗脏腑别通在下的肝脏病变。其余穴位之排列皆与功能有关。

又在功能方面,属阳的穴位主通利,属阴的穴位主收敛。例如肠门治疗腹泻;火串(支沟)、其门皆主治便秘。按照左阳右阴,阴有收敛抑制作用,左侧为阳主排泄、通利、促进等作用,所以治疗急性腹泻,杨师常用右侧肠门穴;通便则选左侧之火串为好。

5. 穴位对应与阴阳

穴位的对应,有左右、前后、上下,及体位的对应。详见对应篇章。

6. 针灸治疗与阴阳

上为阳,下为阴,左为阳,右为阴,以上治下、以下治上,以右治左、以左治右,就是以阴治阳、以阳治阴,这样有着阴阳平衡的意义。以上治下、以下治上,还有交济的意义。例如,右侧坐骨神经痛针左侧灵骨、大白,左肩痛针右肾关或右阳陵,疗效甚好,不胜枚举。

八、创建"奇穴之三才观"
(2010 年正式全面公开于个人网络)

三才思维模式作为中国传统文化和思维方式的一部分,不论十四经穴或董氏奇穴,都可以三才思想发挥应用到极致,这里仅谈三才在董氏奇穴的应用。

1. 区位三才

穴位分天地人,治疗上中下病。人体每个局部都可分为上、中、下三部分,上部诊治头部及心肺疾病,中部诊治脾胃、肝胆疾病,下部诊治肾与膀胱、下肢疾病。每一部亦皆有倒象。

2. 穴位三才

在董氏奇穴中,有许多穴位是按天地人三才命名及排列的。例如前臂有天士、地士、人士三穴;上臂有天宗、人宗、地宗三穴;小腿有天皇、人皇、地皇三穴。有些穴位虽然不是以三才命名,但穴位呈上中下排列亦可谓为三才。例如土水穴、四花上中下、驷马上中下、通关通山通天、通肾通胃通背、天黄明黄其黄等,都可以说有着天地人三才的形式。

3. 针深三才

针深分天地人,治远近之病。以天、地、人划分针刺深度,针刺至浅部为**天部**,多治局部之病,尤其是新病。针刺至中部为**人部**,治疗稍远处病,针刺至深部为**地部**,治疗更远处。例如,在四肢取穴刺至中部、人部多可治躯干之病,刺至地部多可治远处四肢之病或较深之内脏病或久病。除了手掌及肉少的穴位分上、下两部外,杨师应用董氏奇穴时多可采用三刺法。

4. 手法三才

手法也分天地人(浅中深)三部,有补虚泻实的治疗意义,这种三刺法也可以说是三才刺。

《灵枢·终始》说:"一刺则阳邪出,再刺则阴邪出,三刺则谷气至,谷气至而止。"《灵枢·官针》也有类似说法。

5. 配穴三才

配穴分上中下,整体调整。如在上中下三部同时取同一五行属性的穴位,同时进针,谓之三部"同气",能收到整体调整的作用,效果更强。

九、创建"奇穴之易理卦象思维"(2003 年刊载于《董氏奇穴讲座——治疗学》,开始介绍奇穴易理)

不论十四经穴或董氏奇穴皆一样能以易理活用及发挥,除前述的太极、阴阳、三才、五行之外,还包括了卦象河洛的应用。

董氏奇穴有些穴位的命名,可以从卦象思路中找到答案,例如手掌部的土水穴及水金穴,即是以卦象命名的。为何取名土水穴,一方面是从其功能作用来考虑,更重要的是它位于手掌艮卦、坎卦之间,艮卦属土,坎卦属水,因此本穴名为土水穴,本穴位于肺经,因此实为土金水穴。

有些穴位的应用也与卦象有关,例如手掌的腕顺一穴,言明"女人用之效更大",这是什么意思呢? 只有从卦象思路找答案,因为本穴所在部位正当坤卦及兑卦之间,两卦皆为阴卦,坤主老女,兑主少女。而女人之小指对于肾亏之诊断有一定意义,因此本穴用于女人效果更大。

董氏奇穴也有几个穴位命名及作用与《河洛》的成数思路有关,就以二角明及六完穴来看。二角明穴的"二",二者火也,地二生火,天七成之。"角"者木音也,穴位在中指井(属木)、荥穴(属火)之间,即木火穴之间,穴性亦含木火,为了与木火穴区别,乃有此木火通明之名。至于六完穴亦与河图数有关。

易理卦象用以诠解一一、二二部位穴位之作用极为实用。可以快速理解董氏奇穴之一一部位何以每个指头阴阳两面皆有穴位,对于作用也能明确快速掌握。董老师的掌诊与易理卦象密切相关,借易理卦象能正确把握掌诊,用于诊断。

十、创建"奇穴之经络辨证思维"
(1975 年公开于著作《针灸经纬》中)

《董氏针灸正经奇穴学》之"正经"即十四经,十四经与脏腑相连,当然也就有密不可分的关系,解说奇穴首先是应用十四经思路,十四经穴中循经取穴是针灸辨证取穴最基本的原则与方法。而运用董氏奇穴大致亦不例外。

1. 循经取穴思路与董氏奇穴

(1)**本经取穴**:如其门、其正、其角治疗痔疮;天黄、明黄、其黄治疗肝病;下三皇(包含三阴交穴在内)治疗泌尿、脾胃、妇科病;人士、地士、天士及曲陵穴等治疗气喘感冒与肺经有关;门金治疗肠胃病变与胃经有关……不胜枚举,这些足以说明运用董氏奇穴是以十二正经为基础来运用的。

(2)**表里经取穴法**:例如取在手阳明经的奇穴指五金、指千金、木穴治疗肺所主之皮肤病甚效。又如小间穴在食指大肠经,大肠与肺相表里,故能治支气管炎、吐黄痰、胸部发闷,还能治支气管扩张。

木穴治疗手掌皲裂、手皮肤病尤具特效,治疗鼻涕多很有效,治感冒流涕可止于顷刻。之所以治鼻病甚效,其原理即是根据经络思路,该穴在大肠经之食指,与肺经表里亦有关。

(3)**同名经取穴法**:也称六经相通取穴法,即手太阴通足太阴,手阳明通足阳明,手少阴通足少阴,手太阳通足太阳,手厥阴通足厥阴,手少阳通足少阳,手足三阴三阳相通。

杨师以同名经相通理论用董氏奇穴主治病症也很多,例如:位于手太阴的土水穴治足太阴脾虚之泄泻;手厥阴的胆穴治足厥阴肝气之病,如心悸、胆怯,也可治夜哭等胆虚之证;用肺经之五虎穴治疗脚趾痛,也是基于肺与脾手足太阴同名经相通,脾主四肢,手指、脚趾对应。

2."经脉病"与董氏奇穴(2008 年 8 月刊于网站第五回针灸答问及讨论)

《灵枢·经脉篇》"是主所生病"原来用于概括十四经经络病,但杨师用来解释奇穴与十四经的关系,并解释奇穴应用,也十分实用。

(1)**手阳明大肠经主"津"所生病:**"津"是指向外分泌的液体,包括汗液、涕唾等。张景岳注说:"大肠与肺为表里,肺主气,而津液由于气化,故凡大肠之或泄或秘,皆津液所生之病,而主在大肠也。"董氏奇穴木穴能治疗目干、目多泪、鼻干、鼻多涕,皆是大肠主津的应用。

(2)**手太阳经主"液"所生病:**《灵枢·口问》说:"液者,所以灌精濡空窍者也。"耳、目、关节的病症与"液"的不能"灌精濡空窍"有关,也可说是"液竭"所致。位于小肠经上的几个董氏奇穴,**眼黄穴**治目黄;**腕顺二及肠门、肝门**皆治肝病(包括眼黄);**心门穴**治疗退化性关节炎,治疗膝盖因滑囊液不足所致之疼痛甚效。

(3)**足少阳经主"骨"所生病:**悬钟为髓会,位于少阳经上,亦能治疗多种骨痛。杨师常用九里(风市)穴治疗全身骨痛,更常用其治疗颈腰椎骨刺甚效,这都是少阳主骨的应用。

其他,如足太阳经主"筋"所生病、手少阳经主"气"所生病、足阳明胃经主"血"所生病,都能找到奇穴治例,并加以合理解说。

3. 十二经别与董氏奇穴

脏腑别通有不少是透过经别相通的,例如:

(1)**肝与大肠通**

1)**大肠经治咽喉:**奇穴指五金、指千金在食指上,与大肠经有关,能治疗咽喉肿痛,但大肠经并未与咽喉发生直接联系,事实上手阳明经别"上循喉咙",这就说明大肠经经别与咽喉有直接联系,肝经上入颃颡,与大肠经在喉咙相通。

2)**大肠经治乳痈及头晕:**大肠经并不与乳房发生直接联系。曲池作为治疗乳痈的主穴之一,从经别来看,手阳明经别"循膺乳",说明经别与乳房有直接联系,这样,以曲池穴治疗乳痈及灵骨治头晕有着"经络所过,主治所及"的意义。

(2)**心与胆通**

风市治疗心悸及痒症(心与胆通):虽然胆经与心没有直接联系,但其经别"上贯心",风市属胆经,因此治疗心悸、痒症是通过胆经经别与心通的关系而实现的。

其他别通可以依此自己找出,这里就不再多述。

4. 标本、根结、气街与董氏奇穴

标本、根结、气街是针灸学基础理论的重要组成,在针灸临床应用中具有重要指导意义。

一些董氏奇穴可以用标本、根结、气街得到合理解释,略举几例如下:

(1)根结:肝经不与心直接联系,但肝经结于玉英,络于膻中。膻中为心脏所在之位。**杨师**常以太冲或奇穴火主治疗心脏病变,甚为有效。

(2)气街:"胫气有街"理论说明了承山以下及踝部上下范围穴位的重要性。十四经穴足经之经穴、络穴多在此范围,"髓会悬钟"也在此处,奇经之阴跷脉、阳跷脉、阴维脉、阳维脉都起于此处,董氏奇穴很多穴位,如正筋穴、正宗穴、水相穴、三重穴、足千金都在此范围。

十一、创建"奇穴之系统刺血思维"
(1975 年正式发表,1990 年建立系统)

董氏奇穴刺血穴位散在于《董氏针灸正经奇穴学》书中,没有刺法及原理。杨师对奇穴刺血经过系统整理,形成独特的系统刺血法。整理叙述并根据对经典的研究,以及融合自己应用十四经穴及其他奇穴的刺血经验,发挥建构了一套完整的奇穴刺血学。系统论述了络刺工具、刺血的取穴特点及方式、作用功能、部位选择、适应范围、施针准备事项、出血量、治疗间隔、施针注意事项、应用禁忌、不良后果、常见疾病之刺血治疗、常用部位及适应证等。并研创了点刺、钻刺、散刺、挑刺、锉刺等刺血方法,疼痛少而出血快、疗效高。从原理、手法、系统治疗,皆有完整之建构及解说,并补充及发挥了一些穴位的用法主治,使董氏奇穴刺血成为一门系统的刺血学。

(按:本文曾发表于 2016 年 11 月第三届董氏奇穴针灸国际论坛暨第一届海峡两岸董氏奇穴研讨会论文集。本文作者皆为杨维杰入室弟子,皆随杨维杰医师学习 25 年以上)

第一章

杨维杰易学思路在董氏奇穴之应用

第一节　概　　说

研究及应用董氏奇穴最重要的是掌握原理,如此才能举一反三,有的放矢,对穴位作最大的发挥。中医理论与易学有着密切的关系,其理论及方法深深影响着针灸,包括经络腧穴手法治疗等,可以说无处不蕴涵着易理。我个人沉浸《易经》四十多年,从易经易理思路出发,研究与易理思想相关的各类范畴,并应用于针灸,非常实用,构成自己独特的针灸思路及体系,在我的多本针灸书籍及文章中已有记述刊载,我个人应用易学原理解说及发挥十四经穴,使十四经穴更易于深入及应用,有很突出的疗效。

董氏奇穴为中医针灸之一环,自然不能别于中医理论体系,董氏奇穴为吾师董景昌先生数十代家传之独门针灸,但董师四十年前唯一的一本著作《董氏针灸正经奇穴学》除简单陈述穴位及主治外,并无任何理论及说明,不易学习,因此当时知悉董氏奇穴者仅有少数。虽然董氏奇穴原书没有任何原理,但据个人数十年研究,董氏奇穴的学术思想渊源于《内经》及《易经》,熟读《内经》并通晓《易经》,必将更有助于深入研究及灵活应用董氏奇穴。余早岁研究《内经》及《易经》,1975 年即编著《黄帝内经译解》,今已发行 20 版之多,1972 年曾随中国台湾易学权威黎凯旋老师学习"易与中医"数月之久,当时一起共同学习者尚有名医陈一平、马光亚等多人,而后余又考入北京大学,随当代易学泰斗朱伯崑老师攻读博士。四十多年来我个人致力于《内经》《易经》与医学的研究,深深体悟董氏奇穴与《易经》及《内经》有深厚关系,根据多年的研究心得及临床经验,根据个人思路及体系为董氏奇穴建构了一套原理,并据此对奇穴加以探索渊源诠释应用,并以之加以发挥,极为得心应手,这里详细介绍个人思路研创的原理体系,俾能让更多人以此认识董氏奇穴,并运用其治疗病患,造福社会。

1975年起,我个人首先应用易学原理阐释解说董氏奇穴,40年来我所用来解说董氏奇穴的易学原理,包括了太极、阴阳、五行、象数、易卦、河图、洛书、空间观、时间观、象数观、对应观(时空对应)、开阖枢等易学思路及方法,以此解构阐释董氏奇穴,让读者对董氏奇穴容易学习理解及运用,很受欢迎。如今董氏奇穴风行世界,证明了此一思路在解说及发挥董氏奇穴方面的成功。

总之,掌握了易学方法,以易理来发挥经穴,不论是十四经穴或董氏奇穴,都能使其应用得更广、更深、更好,也能从此进一步解开一些经穴及董氏奇穴设穴的原理。

以下就我如何运用易学思路及方法发挥董氏奇穴,作一系统精要介绍,以便更好地继续带动发扬董氏奇穴。

第二节　杨维杰脏腑别通思路对董氏奇穴的解说及发挥

将脏腑别通学说应用在针灸,是余于1973年首创提出的,最先是在1975年的著作《针灸经纬》中公开刊出,这是见到董师著作《董氏针灸正经奇穴学》书中自序提到:"先祖所传针术异于十四经脉络。"**但书名却称正经**,所谓"正经",《标幽赋》说:"拯救之法,妙用者针。察岁时于天道,定形气于予心。春夏瘦而刺浅,秋冬肥而刺深。不穷经络阴阳,多逢刺禁;既论脏腑虚实,须向经寻。原夫起自中焦,水初下漏,太阴为始,至厥阴而方终;穴出云门,抵期门而最后。**正经十二,别络走三百余支;正侧偃伏,气血有六百余候。手足三阳,手走头而头走足;手足三阴,足走腹而胸走手。**"

可以说研习针灸者无有不读《标幽赋》者,大家皆知**正经为十二经**,再细审董氏奇穴穴位的排列与应用,很多有可与十二经络相契合者,稍有不合者仍当从经络探索。所谓"不知脏腑经络,开口动手便错",在十二经外不可能另有其他正经。因此,只有在十二经里面寻找答案。虽然循经、表里经、同名经能够解决一部分问题,但当年大家应用及研究针灸也仅止于此,所以不能解决其他问题。

余当年已从事白话译解《黄帝内经》,又看了不少古书,终于找到了脏腑别通一法,能够解决董氏奇穴以循经、表里经、同名经不能解决的其他经络问题。脏腑别通在经络疗法中应属于十二经,即董老师所说的正经,但其术又异于一般人十四经脉络的用法。

1975 年,本人的著作《针灸经纬》出版时董老师尚健在,序中余曾提及过该书请老师看过,脏腑别通是董师认可的原理,可以解释大部分董氏奇穴,为董氏奇穴异于十四经脉络找到了开门之钥。再经过多年验证,余于 1990 年之著作《董氏奇穴针灸学》中开始全面用于解释董氏奇穴。

脏腑别通原称**"脏腑通治"**,首见于明代李梴《医学入门》,引自《五脏穿凿论》。清代唐宗海的《医经精义》则有较详细的解说,条文主要是:"心与胆通,心病怔忡,宜温胆为主,胆病战栗颠狂,宜补心为主;肝与大肠通,肝病宜疏通大肠,大肠病宜平肝经为主;脾与小肠通,脾病宜泄小肠火,小肠病宜润脾为主;肺与膀胱通,肺病宜清利膀胱水,膀胱病宜清肺气为主;肾与三焦通,肾病宜调和三焦,三焦病宜补肾为主。"没有提及包络与胃,最早我于 1973 年起,即用内关治膝痛(因为胃经通过膝部膝眼之犊鼻穴)特效,治胃病亦甚效,又以足三里治心脏病甚效,使我进一步做了胃与包络通的联系研究,补足了胃与包络通而改成**"脏腑别通"**。

1975—1985 年间,我在编写《系统八字学》及在大学教授易理时,经常研究刑冲会合,曾用地支六冲说来试图解说脏腑别通,但只能解说一半,只能说明相反相成的互补关系。六阳支子午冲、寅申冲、辰戌冲还讲得通,但六阴支就说不通。改弦易辙重新从《内经》《易经》下功夫研究,终于悟得其与《内经》《易经》的关系。

既然说脏腑别通,当然有其相通之路径,唐宗海的《医经精义》中仅说是气化为主,并未进一步说明,余研究认为脏腑通治的气化应系从六经之开阖枢变化而来。

《素问·阴阳离合论》及《灵枢·根结》皆说："三阳之离合也,太阳为开,阳明为阖,少阳为枢……三阴之离合也,太阴为开,厥阴为阖,少阴为枢。"

开阖思想显然源于《周易系辞》之"阖户谓之坤,辟户谓之乾,一阖一辟谓之变,往来不穷谓之能"。探索开阖枢的根源实与易理亦有着密切关系,尤其是与后天八卦联系更深,我曾写过一篇文章从先天八卦探索开阖枢,在这里就只以后天八卦为主,来看看其与开阖枢及脏腑别通的关系。

天地以乾坤定上下位,人身则以坎(水)离(火)定上下之位。《素问·阴阳应象大论》说："水火者,阴阳之征兆也。"张景岳说："造化之权,全在水火。"赵献可说："世人但知气血为阴阳,不知水火为阴阳之根。"李中梓也说："人身之水火即阴阳也。"《内经》即以水火为人身之定位,即火在上,水在下为体,成未济之卦象(图1),亦即心在上,肾在下之象。

再根据阴升阳降求其用,阳往下增加,最上之阳爻是为少阳,其次之阳爻为太阳,最下之阳爻为两阳合明,谓之阳明。阴往上递减,最下之阴爻为太阴,依次为少阴,最上之阴爻为两阴交尽,谓之厥阴,如此产生出太阳、少阳、阳明、太阴、少阴、厥阴六经(图2、图3),中医之六经定名应系即从卦爻象而来。

图1　未济卦
水火之象

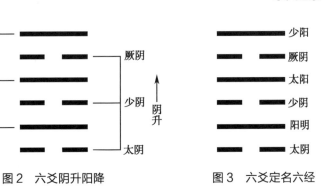

图2　六爻阴升阳降　　　　图3　六爻定名六经

此一火水定位卦(实系未济卦,未济卦的卦义是指宇宙万物不断发展,永远在变化,无穷无尽)之六爻的一四、二五、三六爻均为同位,且阴阳互应为"有应",存在着谐和统一的运动规律及同类的性质。应用在人身就有着同类的生理和病理活动,此即合乎《内经》中"太阳为开,太阴为开,少阳为枢,少阴为枢,阳明为阖,厥阴为阖"之六经开阖枢(图4、图5)。

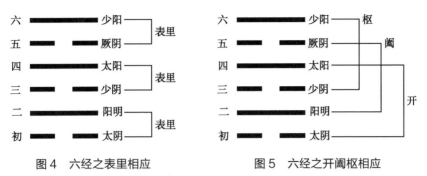

图4　六经之表里相应　　　　　图5　六经之开阖枢相应

三阴三阳中,下卦及上卦之下爻太阴、太阳在最外为"开",下卦及上卦之中爻阳明及厥阴在内属"阖",下卦及上卦之上爻少阴及少阳皆为转化之枢为"枢"(图5)。

由前述得知,太阳太阴有一定类属及相关,少阳及少阴性质相关,阳明厥阴相关,《素问》及《灵枢》均提及太阳为开,少阳为枢,阳明为阖;太阴为开,少阴为枢,厥阴为阖。试以"太阳为开,太阴为开;少阳为枢,少阴为枢;阳明为阖,厥阴为阖"同气相求将其展开,太阳太阴相对(开),少阳少阴相对(枢),阳明厥阴相对(阖),阴与阳对,手与足对,以脏腑经络配合作图如下:这样就构成了肺与膀胱通,脾与小肠通,心与胆通,肾与三焦通,除五脏别通外,包络也应与胃通,从而确立了六脏六腑全能相通的"六脏别通",即"脏腑别通"。透过"脏腑别通"的脏腑关系,除针灸外,用于内科及杂病均甚有效(图6)。

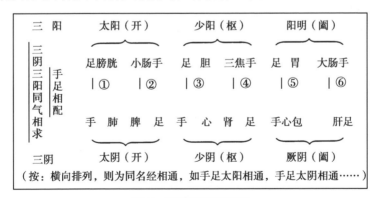

图6　脏腑别通示意图

脏腑别通不但是气化相通,也有路径相通,关于脏腑别通的原理在我的几本著作中都有详细的述说,在本书经络思路的章节也有说明,这里就不再多赘,仅就应用略加说明。

一、肺与膀胱通

临床针肺经列缺可治尿频及多尿(针脾经之阴陵泉可利尿也可治尿频)、针肺经鱼际穴可治膀胱经所行之背痛,针背部腧穴能治气喘,董氏奇穴应用位于肺经的重子、重仙治疗膀胱经部位的背痛,也都是肺(太阴)与膀胱(太阳)通的应用。有关子宫的疾患也与膀胱经有关,《伤寒论》有太阳蓄血证,症状为"太阳病……热结膀胱,其人如狂……少腹急结"。太阳蓄血证常有如狂的精神症状,有许多妇女子宫蓄血瘀血,也会有精神症状,如痛经、闭经、热入血室等,常用桃核承气汤加减治疗;再如《金匮要略》中的子宫疾患,常用桂枝茯苓丸治疗,这两个方子都有膀胱经主药桂枝。从此而论,重子、重仙能治子宫肌瘤,可以说就是透过脏腑别通的肺与膀胱通起到作用的。妇科穴在大指肺经上,而能治妇科病,尤其是子宫疾患,这些只有透过脏腑别通思路才能解说其理(当然配上太极定位,观念就会更清晰)。

二、脾与小肠通

湿热黄疸在古书中最常用小肠经的腕骨穴(见《通玄指要赋》《玉龙歌》《玉龙赋》),能去脾湿。董氏奇穴肝门穴能治疗肝炎,也在小肠经上,也是从去脾湿入手。古今对肝炎的认识无不认为在于祛湿。急慢性肝炎治疗重点均在除湿,小肠为分水之官,能调整大小便,去湿作用极强。眼黄穴在小指上,透过"脾与小肠通",能祛湿去黄。此外,以位于脾经的天皇穴(相当于阴陵泉穴)治疗五十肩,疗效显著,针奇穴天皇或肾关能治颧骨附近的眼肌震颤及三叉神经痛甚效,该处为小肠经所过,也都是脾与小肠通的用例。

三、心　与　胆　通

诸痛痒疮,皆属于心,少阳胆经属木,亦主风、主镇定,针刺胆经之九里(风市)能治失眠、痒症、心脏病及胆囊炎,效果甚好,可以说就是胆与心通的应用。针心经手解穴(位置同心经少府)、神门治胆虚心怯也很有效,手解(少府)治疗各种痒症(即风证)甚效,眼黄穴在小指心经上能治眼黄,这些都是心与胆通的治例。

四、肾与三焦通

三焦经的五输穴关冲、液门、中渚、阳池、支沟、天井,都与水(肾)有关,董老师治肾炎、浮肿常用中白、下白,这些穴也都在三焦经上。此外,三焦经的中渚治腰痛很有效。复原穴在无名指,透过"三焦与肾通",能治骨病(肾主骨也)。指肾穴透过"三焦与肾通",能治口干、肾亏病。董老师的奇穴还巢治不孕,这个穴也是位于三焦经上,这些都是透过脏腑别通思路补肾而发挥作用的,再透过太极定位,观念就更清晰了。

五、肝与大肠通

针大肠经的曲池穴能降血压,治肝阳上亢证及各类头晕皆甚有效。奇穴灵骨在大肠经,治头晕也很有效。大白、灵骨两穴透过"大肠与肝通",能治肝筋之病,此两穴我应用时贴骨进针又通肾,可谓筋骨皆治。治腰痛、坐骨神经痛及肝经所过之鼠膝部(腹股沟)痛均甚效。木穴位于食指,与大肠经有关,透过"大肠与肝通"治眼睛发干、眼易流泪、流鼻涕,这些病都与肝有关。大间、小间、外间、浮间皆在大肠经上,能治肝经之疝痛,疝也与肝有关。中间穴透过"大肠与肝通"能治头晕眼昏。指驷马穴透过"肝与大肠通",能疏肝,故能治胁痛,亦能治乳病。针肝经太冲穴或奇穴火主穴能治腹中痛泻,这都是肝与大肠通思路的应用。

六、心包与胃通

针刺心包经的内关穴治胃痛及膝痛(因胃经循行经过膝眼)甚效,为我四十多年来治疗膝痛第一特效针。中指心包经之董氏奇穴胆穴透过包络与胃通治膝痛极效。心膝穴透过包络与胃通,治膝痛亦甚效。二角明穴透过"心包与胃通",则能治面部阳明之眉棱骨痛、鼻骨痛。

胃经足三里穴治心脏病胸闷亦甚效。董师用通关、通山、通天等穴治疗心脏病,这些穴的位置都在胃经上,这都是包络与胃通的用例。

此种方法应用极为灵活,例证甚多,疗效极好,在此不再多举,可以参考我有关奇穴的著作。

七、小 结

我个人在开阖枢学说启示下,以之探索解说五脏别通之脏腑通治原理,补足了"心包与胃通",使五脏别通成为完整的六脏别通治疗原则,从而使脏腑通治的内容更为完备。并用于治疗一般杂病,疗效显著,尤其是用于针灸治疗,效果更为突出。脏腑别通思路是解说及发挥董氏奇穴最突出、最广泛及最重要的部分,虽然在董师书中从未提及这方面的理论,但根据我的研究,其应用则时时处处与之相合。我以脏腑别通思路解说董氏奇穴,使其易于了解,并易于发挥董氏奇穴治疗许多疾病。

目前,一般针灸的经络疗法悉以**同名经**(如手阳明治足阳明,手太阳治足太阳)或**表里经**(如手阳明与手太阳表里等)为主。**同名经**取穴系一手一足、一上一下(如手阳明治足阳明,手太阳治足太阳),重点在疏导。表里经取穴一脏一腑、一阴一阳(如手阳明治手太阴,手太阳治手少阴),重点在平衡。但脏腑别通则为一脏一腑,一手一足,一阴一阳(以肺与膀胱通而言,肺为手之阴经,膀胱为足之阳经),**有高度的疏导及平衡作用**,效果当然突出。

八、奇穴之脏腑别通用例

我在阐述诠解董氏奇穴应用时,以脏腑别通原理来解说之处甚多,不但能说理清晰,也能借此作更大发挥,拓展董氏奇穴的应用。下面就以一一、二二部位的一些奇穴举例说明。

(一)一一部位

【大间、小间、外间、浮间、中间】此五间穴皆在食指上,属大肠经,透过"大肠与肝通",能治肝经之病变,基于手躯顺对法,治小肠气、疝气、睾丸坠痛、前列腺炎甚效。

【中间穴】透过**"大肠与肝通"**能治头晕眼昏。

【木穴】在食指上,透过**"大肠与肝通"**治**眼睛发干、眼易流泪、流鼻涕**。

【复原穴】在无名指上,透过**"三焦与肾通"**,能治骨病(**肾主骨也**)。

【还巢穴】在无名指上,透过**"三焦与肾通"**,治子宫痛、子宫瘤、子宫炎、月经不调、赤白带下、输卵管不通、子宫不正、小便过多、阴门发肿、安胎。

【眼黄穴】在小指上,透过**"小肠与脾通"**,能祛湿去黄,治眼黄。

【指肾穴】在无名指上，透过"**三焦与肾通**"，能治口干、肾亏病。

【胆穴】在中指上，透过"**包络与胃通**"，**治膝痛极效**。

【二角明穴】在中指上，透过"**包络与胃通**"，能治面部眉棱骨痛、鼻骨痛。

【心膝穴】在中指上，透过"**包络与胃通**"，**治膝痛极效**。盖胃经通过膝眼（犊鼻穴），与膝关系最密切，故治膝痛。

【指驷马穴】在食指上，透过"**大肠与肝通**"，能疏肝，故能治胁痛。亦能治乳病。

【妇科穴】在大指上，透过"**肺与膀胱通**"，治疗子宫病。

（二）二二部位

【重子穴、重仙穴】透过"**肺与膀胱通**"，**故治肩背痛及子宫病**。还治腰痛。

【大白穴、灵骨穴】两穴皆贴骨进针又通肾，透过"**大肠与肝通**"，又能治肝筋之病，可谓筋骨皆治。治腰痛、坐骨神经痛均甚效。灵骨穴治**网球肘**甚效（以骨治骨），治**脚跟痛**亦特效（除以骨治骨外，又有全息脚跟点之对应作用）。

【中白穴、下白穴】透过"**三焦与肾通**"，补肾作用甚好，故能治疗肾亏各病。

其他各部位奇穴，以脏腑别通法治疗相通经络及脏腑疾病的还有很多，是奇穴在经络应用最多的方法，在董氏奇穴中随处可见，这里就不再多举。

第三节　杨维杰太极思路对董氏奇穴的诠解及应用

"太极全息定位"或称"太极针法"，是我个人重要的针灸思路，是从"一物一太极，一处一太极"的全息观思维出发，"物物一太极"的全息性是易学太极元气论中一个极重要的观点，早在《吕氏春秋》中就提及"天地万物，一人之身也，此之谓大同"，宋代理学兴盛，太极学说获得大力发展，太极的思想又发展出全息思想，所谓"一物从来有一身，一身自有一乾坤"。朱熹更明确提出"人人有一太极，物物有一太极"之说，他提出"理一分殊"的学说："合而言之，万物统一太极也；分而言之，一物各具其一也。"这也是中国医学中一个重要的论点"天人相应"整体观的由来。其观点认为人身为一小宇宙,而人体的任一局部又为一小人身,即整体包含局部,而局部亦有整体的信息,从局部可以反映整体、治疗整体,即与此相合,这种思想用之于中医诊断及临床,即成为中医特有的全息医疗方法。此一观点成为我重要的针灸思路。用以阐释古法针灸及董氏奇穴,并以之探索新穴位。

人身整体太极,身体后部以命门为太极,对应前部则以肚脐为太极,**以此作为人体区分**,膈以上为上焦,膈至脐为中焦,脐以下为下焦。但从"一物一太极,一处一太极"的全息观来看,全身又有许多太极。我个人认为,以大太极(肘膝太极)、中太极(腕踝太极)、小太极(头面、四肢、手部及掌部之局部太极)、微太极,就能够全面诠释董氏奇穴的位置分布,并分析其作用,进而研创许多同董氏奇穴系统一致的奇穴。**维杰个人太极观与一般的太极全息观不同,外间的全息观是一个"小人"趴在某一部位**。个人的太极全息观则是太极生两仪、两仪生四象、四象生八卦的太极观,是以活动中枢、元气中枢为主的一种太极观。以此方法很容易合理解释:董氏奇穴的总枢穴及水愈穴为何董老师认为与丹田有关,也从而可知膝上的失音穴及十四经手腕后的灵道穴、通里穴治疗音瘖的穴位分布及原因。太极全息定位不但分析奇穴的分布极为实用,分析十四经经穴也颇为实用,以此原则竟能发现一些实用的奇穴,也就可列入董氏奇穴衍生系统,如个人发现的奇穴小节穴,治疗脚踝痛,疗效很好,其他如次白、内白、手门金穴亦皆如此。太极全息定位及三才定位的交会区,就能解说董氏奇穴倒马(区位)取穴的原因,个人并以此衍生出实用的区位针法。

一、大　太　极

大太极即手足各以活动中点(即活动中枢)之肘膝为太极(肘为手臂之太极,膝为腿之太极),对应于人身整体之太极肚脐及命门,因有顺对及逆对,故又有正象及倒象之分,可分为六种主要的对应。

1. 手正象

例如将上肢自然下垂与躯干呈顺向并列对置(可称为**手躯顺对**),则有如下对应:即肩对应头,上臂对应胸(或背)脘;肘对应脐(腰);前臂对应下腹(腰骶);手对应阴部。

临床应用手指上的董氏奇穴大间、小间、外间、浮间、中间等五穴治疝气及尿道、前列腺病变,即是利用手对应阴部的原理。

2. 手倒象

将上肢与躯干呈逆向并列(可称为**手躯逆对**),可有下列对应关系:即手(腕)对应头(颈),前臂对应胸(背)脘,肘对应脐腰,上臂对应下腹(或腰骶),肩对应阴部。

例如用董氏奇穴火串、火陵治心悸、胸闷等,下腹有病则可取上臂穴位施治(反之前臂及上臂有病,亦可取胸脘及下腹穴位施治)。也常以肩部奇穴天宗、云白、肩中等穴治尿道病及妇科阴道病,都与此一原理有关。

3. 足正象

将下肢与躯干顺向并列对置(可称为**足躯顺对**),则有如下对应:即大腿对应胸(背)脘,膝对应脐腰,小腿对应下腹(腰骶),足对应阴部。如胸背有病可针大腿,下腹有病可针小腿,反之大腿及小腿有病,亦可在胸腹施治。

临床常以大腿部位的奇穴驷马穴治肺、伏兔穴治疗心脏;我也常以门金治痛经,大敦、隐白治崩漏,用复溜治腰骶痛,三阴交治下腹病等,运用依据皆与此一原理相合。由于膝对应肚脐,则奇穴通肾紧贴膝部,正在膝上,亦如同水分穴正紧邻脐上,水分为治疗水肿病要穴,通肾亦为治疗水肿病要穴。

4. 足倒象

将下肢与躯干呈逆向排列(可称为**足躯逆对**),可有下列对应关系:即足对应头、踝对应颈项、小腿对应胸(背)脘、膝对应脐(腰)、大腿对应下腹(腰骶)。

例如董师奇穴之正筋、正宗在踝部,故能治颈项不适,由于膝对应肚脐,则天皇(阴陵泉)穴紧贴膝部,正在膝上,亦如同水分穴正在脐上,水分为治疗水肿病要穴,天皇(阴陵泉)穴亦为治疗水肿病要穴。

将上述对应方法列表,则如下表(表1):

表1　手(足)躯对应表

对应部位	头	胸脘(背)	脐	下腹(腰)	阴部
手躯顺对	肩	上臂	肘	前臂	手
手躯逆对	手	前臂	肘	上臂	肩
足躯顺对	髋	大腿	膝	小腿	足
足躯逆对	足	小腿	膝	大腿	髋

5. 手足顺对

将上肢与下肢顺向并列为**手足顺对**，以肘、膝为中心对应，可有下列对应：即肩对髋、上臂对大腿、肘对膝、前臂对小腿、手对脚。如髋有病可取肩部穴位（如肩中穴）施治；膝部有病可取心门。

6. 手足逆对

将上肢与下肢呈逆向排列为**手足逆对**，可有如下对应：即肩对应足、上臂对应小腿、肘对应膝、前臂对应大腿、手对应髋。如足踝部有病可取肩部穴位治疗，大腿有病可取前臂穴位治疗（反之，肩部有病可取足部穴位施治，前臂有病也可取大腿穴施治），董师常取手上灵骨、腕顺、中白等穴治疗坐骨神经痛。

将此 5、6 两项手足对应列表如下（表2）：

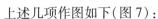

表2　手足对应表

手足顺对	肩	上臂	肘	前臂	手
	髋	大腿	膝	小腿	足
手足逆对	肩	上臂	肘	前臂	手
	足	小腿	膝	大腿	髋

上述几项作图如下（图7）：

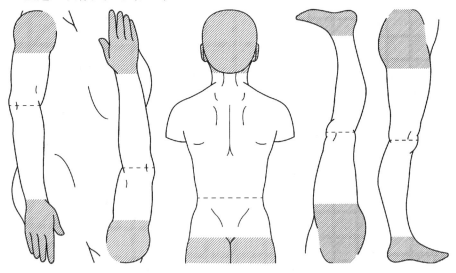

图7　大太极的手足躯六种对应

二、中 太 极

中太极是以腕踝为太极(中心点),其上至于手指、脚趾,其下至于前臂及小腿中段,即以腕踝仍然对应于肚脐腰部,也有顺对及逆对(表3、表4)。

表3　手足顺对表

对应部位	头	胸脘(背)	脐	下腹(腰)	阴部
手	指	掌	腕	前臂(前段)	前臂(中段)
足	趾	跗	踝	小腿(下段)	小腿(中段)

表4　手足逆对表

对应部位	头	胸脘(背)	脐	下腹(腰)	阴部
手	前臂中段)	前臂(前段)	腕	掌	指
足	小腿(中段)	小腿(下段)	踝	跗	趾

这里我们也可以做一个结论,即:①**指趾**可治头及阴部;②**掌跗**可治胸脘(背)及下腹(下腰);③**腕踝**能治脐腹腰;④**前臂**(前段)**小腿**(下段)可治下腹(下腰)及胸脘(背)。

这种应用在古法针灸(见常用针灸歌诀)的治疗取穴可谓极多,虽不自觉,但其中甚多与此相符。奇穴也有这种对应,举例列表及作图如下(表5,图8、图9):

表5　中太极奇穴穴位与腕踝部手足躯顺逆对应

(指趾)叉三	← 耳 →	六完
(指趾)木穴	← 眼 →	火硬
(掌跗)大白	← 咽 →	火主
(掌跗)手解	← 心胸 →	涌泉
(掌跗)土水	← 胃 →	火菊
(腕踝)腕顺二	← 腰脐 →	水相
前臂(前段)内关	← 小腹 →	小腿(下段)人皇
前臂(中段)火串	← 肛门 →	小腿(中段)搏球

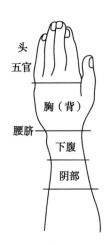

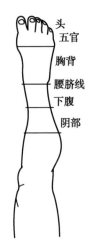

图 8　腕部之中太极手躯顺逆对应　　　　图 9　踝部之中太极足躯顺逆对应

上述"中太极"奇穴对应的用例甚多,例如水相(太溪穴)相当于肾之部位,因此常用于治肾病,个人常用于治肾绞痛;支沟穴及搏球穴皆相应于尾骶,故皆能治便秘及尾骶痛。

三、小　太　极

小太极又称局部太极,可以说每个部位都可有一个太极。若将面部及手臂足腿每一部分再予区分,每一部分仍能各自治疗全身疾病,此一事实充分反映了人身整体相关,按现代生物全息论,人体任一肢节,包括头部,都是整体的缩影,都有与整体相应的穴位。关于部位的划分,每个局部都可分为上、中、下三部分,上部诊治头部及心肺疾病,中部诊治脾胃、肝胆疾病,下部诊治肾与膀胱下肢疾病。每一部亦皆有倒象,变为上部诊治肾与膀胱下肢疾病,中部诊治脾胃、肝胆疾病,下部诊治头部及心肺疾病。

(一)头面

这里来看看头面部的太极对应(图 10),头部太极早在《灵枢·五色》即有论述,《内经》的太极对应顺对法,大体是以鼻准为头面太极(中心),中央一行主内脏,两旁主腑。两眉中间主肺;稍上主咽;两目之中主心;鼻柱正中主肝;鼻准(鼻头)主脾;鼻翼主胃;肝之左右主胆;颧骨之下主小肠;颧骨以下至颊部主大肠(眼角直下,图之 9 处),由颧向颊部之处主肾(同鼻子下缘平行)。董氏奇穴部分应用可以此说明,或者说是相符。

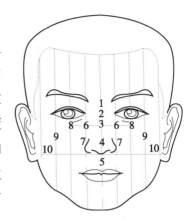

根据这一对应,临床可以从此观察疾病及施针治疗,例如两眉中间之印堂主肺;两目之中主心;这一带发红,常可诊为心肺有热。心胸虚烦、懊忱失眠等,常以印堂皮下针针刺治疗。董氏奇穴之镇定穴(印堂当心肺之处)治失眠仿如栀子豉汤,亦如间谷穴。鼻柱正中山根部位主肝,常见肝病者山根有断纹。山根左右眼角下主胆,胆固醇偏高者常见此处隆起有睑黄瘤。鼻准(鼻头)主脾;鼻翼主胃。脾胃有湿热则鼻头发红,所谓酒渣鼻即是脾胃有湿热,针灸此处鼻翼穴能健脾去湿热,消除疲劳。颧骨之下本

图 10　头面部的正象太极对应

1. 肺　2. 心　3. 肝　4. 脾
5. 膀胱、子宫　6. 胆　7. 胃　8. 小肠　9. 大肠　10. 肾

即小肠经所过,此处之面肌震颤,针小肠经穴位后溪或董氏奇穴腕顺甚效。由颧向颊部之处主肾(同鼻子下缘平行),此线之下的人中穴为腰脐线(图 11、图 12)。

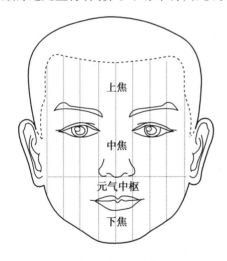

图 11　面部正象

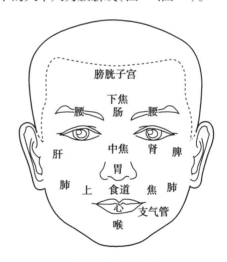

图 12　面部倒象

余之头面部太极是以元气中枢人中穴为太极点,亦可区分为为上中下焦。人中穴介于吸天气之鼻与食地气之口的中间,为面部元气中枢。

顺象则人中线亦即腰脐线,在此一线的穴位皆治疗腰病。腰脐上的位置为肾,所以奇穴马金水治疗肾结石、肾绞痛。以巨髎(与肾俞对应)治疗腰病;稍上贴骨

为马金水治肾,再下膀胱,再下尿道口,肾上稍外为肝胆,所以木枝穴治疗胆结石。

眉为上中焦分界,等于横膈,因此攒竹穴能治打嗝。

倒象则人中线为横膈线,打嗝时掐人中有效。横膈线以下为上焦。口为心,口唇反映心脏,心脏有病常唇色改变,血虚则色白,血瘀则发紫;口下承浆应喉部,其水平亦应颈部,所以常以承浆穴治疗口渴及颈部病(如强硬、落枕、疼痛等)。承浆稍斜上两侧(水通、水金穴区域),即口角下两边应支气管;两腮应肺,肺结核、肺阴虚、肺热均能见及两颧下腮部位发红。气喘时则水金、水通部位(即对应支气管部位)会发青,刺水金穴、水通穴向两腮皮下斜刺,即从支气管刺到肺,因此治咳喘甚效。人中应食道,鼻头部位反映胃,酒渣鼻即是胃有湿热。两颧反映肝脾,左颧对应脾,右颧对应肝,肝脾有湿及肝脾不和,则易有黄褐斑,谓之肝斑。

两眉(印堂)为腰脐线,针刺睛明及攒竹能治腰痛。腰脐线(两眉下)(实则为上)为肾,眼胞(眼眶周围)反映肾,肾虚则眼圈发乌,肾炎则眼皮浮肿。此腰脐线稍下即为肠,所以眉上之奇穴四府一二能治小腹胀、肠病。额顶应膀胱、子宫,所以神庭穴能治膀胱病。

这些除经络外也可以说与全息有关。

(二)四肢

四肢亦有局部太极,关于部位的划分,每个局部都有太极,例如前臂、上臂、大腿、小腿都有小太极,也就是都可以以中段之中央为太极,对应于中焦脐腹,治疗脾胃、肝胆疾病,上段治疗头部及心肺疾病,下部治疗肾与膀胱下肢疾病。如前臂前部之火串穴治疗气短心悸,前臂中部肝门治疗中焦病肝炎,前臂后部之心门治疗下焦病膝痛及尾椎痛。其他部位如手掌、上臂、小腿、大腿、面部也是如此。董氏奇穴大腿及小腿部位(大腿、小腿则从股至脚为正象)常三针齐下,就有上中下三焦一起治疗的意思,如驷马上中下、天黄明黄其黄、下三皇等。这个在三才章节中还会进一步说明。

同大中太极一样,小太极也有正象、倒象。但为了应用方便,我个人一般将每个部分仅分为三等份,分别对应上中下焦。详见本书三才一章。

(三)手部及掌部

整个手掌或者面部都可算是一个太极,从三间至后溪穴作一连线,为腰脐线,这是手掌的活动中枢线,位于这条线的穴位皆能治疗腰痛,大白、腕顺皆治腰痛。

正象则此区域以上至指缝间为心胸部,主上焦;指缝至指尖间治五官病;指尖治疗头部及神志病;此区域(腰脐线)以下至掌根间为小腹少腹部,掌根为阴部。如木穴、三叉三皆治五官病;少府、劳宫治胃病,掌根治子宫病、坐骨神经痛等(图13)。

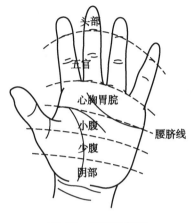

图 13　手掌正象图

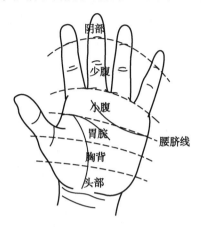

图 14　手掌倒象图

同样,手掌也有倒象,在此就不多赘。掌根为头部。腰脐线以下至掌根间为心胸部。腰脐线(方亭区)以上至指缝间为小腹部,指缝至指尖间治少腹部病;指尖治阴部病。例如五间穴治疝气、尿道炎、前列腺炎;掌根大陵穴治疗口腔炎、口臭;重子、重仙治疗颈肩背特效等(图14)。

四、微　太　极

许多小部位亦有其太极,谓之微太极。

若将手臂足腿每一部分再予区分,每一部分仍能各自治疗全身疾病,此一事实充分反映了人身整体相关,按生物全息论,人体任一肢节,包括头部,都是整体的缩影,都有与整体相应的穴位。

例如张颖清研究的第二掌骨侧,也可分别对应于头、颈、上肢、肺、肝、胃、十二指肠、肾、腰、下腹、腿、足等各部位穴位,第五掌骨侧也有这样的对应。一般分为十一个定位(图15)。

这样的划分似乎过细了一点,我个人应用时简单

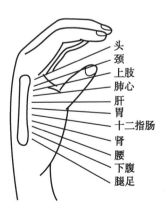

图 15　第二掌骨侧微太极与全身整体对应的穴位

地以三焦划分即可。也就是说部位的划分,每个局部都可只分为上、中、下三部分。

董氏奇穴,除众所周知的小倒马有这种现象外,其他一些小倒马也有这种现象,例如土水穴、五虎穴、后溪、腕顺一二、腕骨穴也有此种现象。

每个局部不但有纵三焦的微太极,也有横三焦的微太极,多年来我在讲座及学校授课早就有过讲授,例如大白至灵骨是一个微太极,有三焦,两穴深针又透过掌部之上中下焦,疗效更大更广,这个在我的相关书籍都有介绍。手掌有三焦的观念,早在1978年《杨维杰中医诊所学报》第一期颜戊邨中医师写的杨氏掌诊学(34~35页)里就有叙述,也是我更早期发现小节穴的由来。

可以说几乎每个地方都如此,大指有微太极纵三焦,例如五虎穴、土水穴都可以按排列分为三焦主治。也有横三焦,如拇指第一节阳面的三个穴止涎穴在桡侧骨旁,治上焦多涎,制污穴在中间偏于脾主肉,妇科穴在尺部骨侧治下焦。但这种排列最主要还是按开阖枢来的,止涎穴与脾有关,属阴开,五虎穴与脾主四肢有关,紧临止涎旁边,妇科与膀胱经有关,主阳开,在偏小指侧,制污与脾(主肉)肺(主皮)有关,就介于两者之间,或说与中焦脾胃皆有关,所以在中间。其他手指亦如此,在我的文章及课堂都讲过,这里就不再多举了。

五、小　结

太极针法的综合应用,可以使穴位发挥更大作用。例如前臂前部的火串穴治疗气虚心悸,倒象又能治便秘等。前臂中部肝门治疗中焦病肝炎,手足对应(中太极)则能治小腿抽筋、小腿酸痛。前臂后部的心门治疗下焦病膝痛及尾椎痛,倒象则能治心悸、心肌炎、心脏病等。如此一个穴仅就大中小太极的对应施治,就能治疗许多病,如再结合经络,五体(皮脉肉筋骨)所在,又能治更多的病,可以把一个穴的应用发挥到极致,这就是一针疗法。但基础却在太极的对应。掌握太极观还能发现新的穴位,四十年前我即从土水穴及五虎穴的微太极观念中发现了治疗脚踝扭伤的特效穴小节穴。

这种以活动中枢、元气中枢为主的太极观,在每一活动中枢及元气中枢附近又衍生出局部丹田,例如:董氏奇穴之总枢穴、水愈穴、失音穴治疗发音无力,皆在活动中枢颈部、肩部、膝部附近,实与局部丹田有关。十四经的灵道穴、通里穴治疗音瘖,也在活动中枢手腕之后,亦可说与局部丹田有关。

第四节 杨维杰阴阳思路对
董氏奇穴的诠解及应用

《内经》理论体系的形成和发展,受到易学哲学思想的深厚影响,医家们运用阴阳对立统一运动的观点,来认识、分析人体生理、病理的运动变化规律,及其与自然界的关系,并以之用于治疗,因而成为中医学理论体系的重要组成部分。

中医学说中,每味中药都有阴阳五行,即所谓的四气五味,酸苦甘辛咸对应于五行,寒热温凉对应于阴阳。人身为小宇宙,每个穴位也有阴阳五行,这就是我个人在针灸的阴阳思路,而不是只有经络才有阴阳,十四经穴及董氏奇穴每个穴都有阴阳五行。所谓穴位的阴阳,与穴位所在的位置有关,与凹下突起有关,与阴经阳经有关,与五行属性亦有关。

一、穴位凸凹与阴阳

穴位有阴阳,肌肉鼓出来的部位为阳,能调阳、调气,并且有推动、温煦、防御、固摄、气化等作用,其气向上、向外,如**驷马**、**手三里**、**肩中**等穴,故能治气病、阳病、皮肤病,并能治白带、多尿、易倦等;肌肉凹陷的地方为阴,多以调血为主,其气向下、向内,如**火主**等穴,故善治血分、阴分病。

穴位凹凸与阴阳有关,但这只是基本,还要整体综合来看,也就是配合所属经络的阴阳,五行属性的阴阳共同合参,则就不只理气或理血,例如:**曲陵穴**(尺泽)在凹陷中,虽为刺血要穴,但为肺(金)经合穴,也善于理气治喘咳。

此外,又因为所属阳经阴经之不同,则又有阴中之阴、阴中之阳、阳中之阳、阳中之阴等。这就形成了穴位作用的升降出入离合,使穴位的应用极其灵活。

面部穴阳气较盛,以温阳及理气为多。面部为诸阳之会,鼻为面部最突出部位,可谓阳中之阳,理气兴阳作用极强,因此**鼻翼穴**能治疗气虚阳虚之疲劳,盖为阳中之阳也。

二、体位左右与阴阳

左右阴阳牵涉体用,牵涉缪刺,也与预后有关。更牵涉左右升降及针序与疗效。一般人认为左为阴、右为阳,但根据《内经》及《易经》,应为左为阳、右为阴。

（一）关于左为阳、右为阴

《素问·阴阳应象大论》说:"天不足西北,故**西北方阴也**,而人右耳目不如左耳目明也(这里不足者为**阴**,指**右耳**);地不满东南,**故东南方阳也**,而人左手足不如右手足强也(这里不足者为**阳**,指**左手**)……故天地阴阳所不能全也。"这是人体与天地的天人相应,明确地指出了"**左为阳,右为阴**"。这个由来与先后天八卦有关:先天八卦图左边之三卦,兑离震为阳仪,右边之巽坎艮卦为阴仪,所以有左为阳、右为阴之说(图16)。

后天八卦之方位,左为东,右为西。西北即右上,东南即左下。因此左为阳、右为阴应是综合以"先天八卦为体""后天八卦为用"而来。

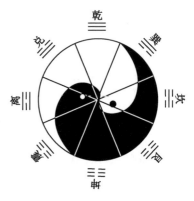

图 16　先天八卦图

（二）男左女右与阴阳

既然说左为阳、右为阴,而一般区分男女之阴阳时,男人为阳,女人为阴,所以针刺治疗有男左女右之说。两侧有病针刺精简时,一般以男左女右为主,只针一侧即可。

（三）小结

阴阳与用针的次序及针对侧还是同侧关系甚大,也就决定了效果的高下。按照阴升阳降的原则,如右侧五十肩,可针同侧腿部穴位,而左侧五十肩,针同侧则效果不如针对侧腿部穴位。

三、手足经络与阴阳

经络有阴经及阳经,手足各有三条阴经及阳经,阴经与脏相连,阳经与腑相连。阴经分布于阴面,阳经分布于阳面,这是基本常识。经络有阴升阳降的特性,一些穴位合并体位之凸凹,再结合穴位之阴经阳经,如此一些穴位则或降多升少,或升多降少,或有升有降。如**天皇**在骨下凹陷中,本来向下向内,然穴在阴经脾经又有上升之力(脾经本主升津),则天皇可升可降,能利水通尿,又能升清,治头面、肩颈病。

四、穴位表里与阴阳

十二经脉中,每条经脉都有与其互为表里的经脉,具体表里关系为:足阳明太阴为表里,少阳厥阴为表里,太阳少阴为表里,是谓足之阴阳也。手阳明太阴为表里,少阳厥阴为表里,太阳少阴为表里,是谓手之阴阳也。盖人身五脏六腑,脏为阴经,腑为阳经,脏气行于内为里,腑气达于皮为表。

表里经取穴法在十四经应用很多,在董氏奇穴应用亦多,仅举一一部位几个穴为例:如食指上的小间穴能治属肺的支气管炎、吐黄痰、支气管扩张。指驷马穴能治皮肤病,这都是大肠与肺相表里的应用。又如小指小肠经上的火膝穴能治痰迷心窍之精神病,是心与小肠相表里的应用。

五、穴位功能与阴阳

董氏奇穴手掌部位,每一手指阴阳两面都有穴位,这一点与十四经分部不同,我个人据阴阳分析主要是与功能有关,例如肺经和大肠经有阴阳关系,所以病症上也密切相关。如喉痹(扁桃体炎)、鼻衄(鼻出血)均系肺部气管上的病,皆可以肺经主之。但在阳明大肠经中亦有多穴可治(如商阳点刺),可以知道这些病多是属于阳病的。所以位于食指阳面的指五金、指驷马能治疗在上的病(皮肤病)及阳腑大肠的病,位于食指阴面的五间(大小外浮中间)穴治疗脏腑别通在下的肝脏病变。其余穴位排列皆与功能有关。董氏奇穴在五指阴面与阳面皆有穴位,其他几个手指阴面与阳面穴位的主治及作用,皆是依功能划分。

这样的分析方法,也可以用于十四经穴的分析及应用。

又,在功能方面,属阳的穴位主通利,属阴的穴位主收敛。例如止汗穴止汗,同样位于腕太极对应的三个穴位,肠门治疗腹泻,支沟(火串)、其门皆主治便秘。按照左阳右阴,阴为收敛抑制作用,左侧为排泄、通利、促进作用,所以止汗时,选右侧止汗穴为好。治疗急性腹泻,我常用右侧肠门穴,通便则选左侧火串为好。

六、穴位对应与阴阳

穴位的对应,有左右、前后、上下,及体位的对应。详见对应篇章。

七、针灸治疗与阴阳

"交经缪刺,左有病而右畔取;泻络远针,头有有病而脚上针。"这句《标幽赋》的名句脍炙人口,上为阳、下为阴,左为阳、右为阴,以上治下、以下治上,以右治左、以左治右,就是以阴治阳、以阳治阴,这样有着阴阳平衡的意义,以上治下、以下治上,还有交济的意义。左上治右下,右上治左下,左下治右上,右下治左上,还有交济与平衡并用的意味,疗效甚好,例如右坐骨神经痛针左灵骨、大白,左肩痛针右肾关或右阳陵,等等。

八、小　结

阴阳是中医学的基础,药物有阴阳,穴位亦有阴阳,众所周知的经络阴阳,只是叙述整条经络的阴阳,而每个穴位所在的位置凹凸,井荥输经合、皮脉肉筋骨所在,都与阴阳有关。穴位分部在阳面及阴面,也决定了穴位的作用,掌握穴位的阴阳属性,应用时,包括选穴及配伍都能更准确地对应病性病情,有助于提高疗效。

第五节　杨维杰对应平衡观诠解及应用董氏奇穴

《说卦》言先天八卦:"天地(乾坤)定位,山泽(艮兑)通气,雷风相薄(震巽),水火(坎离)不相射。"简言之就是:"天地(乾坤)相对,山泽(艮兑)相对,雷风相对,水火相对"。

意思是说,乾卦象征天,坤卦象征地,先将乾坤两卦位置确定。天地定位,一上一下;山泽通气,一高一低;雷风相薄,互相迫击;水火不相入,互不相容,说明它们是互相对立的。但是,天与地、山与泽、雷与风、水与火,它们又交错于宇宙之中,说明它们又不是孤立的,而是彼此联系的。

试将脏腑与先天八卦对应并配置于先天八卦中,由于乾为老阳(阳中之阳),为阳之极,故统诸阳之主督脉。坤为老阴(阴中之阴),为阴之极,故统诸阴之主任脉。其余脏腑,根据其属性配于各卦之内(表6)。兑卦属金,肺大肠亦属金,故配置于兑卦;离卦为火,心及小肠亦属火,故配置于离卦;巽卦属木,主风,肝胆亦属木,故配置于巽卦;坎卦属水,肾与膀胱亦属水,故配置于坎卦;艮属土,脾胃亦属土,故配置于艮卦。多余之心包与三焦则配置于震卦中,盖震为龙雷之火,心包三焦为相火。这样左边三卦,兑离震为阳仪,全主手之经络,右边巽坎艮为阴仪,全主足之经络,如此则合于《说卦》之"天地定位,山泽通气,雷风相薄,水火不相射(实应系相射)"。如此构成:①肺、大肠(兑泽)与脾胃(艮山)对应;**②心、小肠(离火)与肾、膀胱(坎水)相对应;③心包、三焦(震雷)与肝胆(巽风)相对应;④督脉(乾天)与任脉(坤地)对应。**这也是十四经络大循环中的四个小循环。将其内容展开,则如下表所示(表6)。

表6 脏腑与先天八卦对应

☱(泽) 兑(金) 肺、大肠	☰(天) 乾(金) 督	☴(风) 巽(木) 胆、肝
☲(火) 离(火) 心、小肠		☵(水) 坎(水) 膀胱、肾
☳(雷) 震(木) 心包、三焦	☷(地) 坤(金) 任	☶(山) 艮(土) 胃、脾

卦象左上与右下相对,右上与左下相对,人在走路时出左手则抬右脚,出右手则抬左脚,以保持平衡,这种对应平衡经常用在针灸上。例如左手有病针右脚,右手有病针左脚等,就是对应取穴法。

对应取穴法是一种取穴简单,效果卓著的针灸疗法,我在应用针灸治疗时,不论十四经穴或董氏奇穴,这种针法应用得很多,这里整理个人的经验,以及针法,略作叙述。

对应取穴法为何效果显著?这是因为阴阳学说认为:在自然现象中,一切事物都存在着对立统一的形式,总是分为阴阳两种属性,并保持着动态的平衡状态,人体各部都有阴阳对立面的存在,例如上为阳,下为阴,胸腹在内为阴,背腰在外为阳。经络也分为手足(上、下)阴阳两大类,分布于人身,并如环无端,运行全身,保持着身体的动态平衡。而人身左右两侧经脉的经气也是互相影响的,前面也提到,人在行走时必是左右手足交叉配合活动,而不是以同侧的形式运动,这样又维持着上下左右交叉的大平衡。古人即以此采用巨刺、缪刺等针法,广泛治疗多种疾病。

一、对应方法(九大对应)

对应取穴法之对应,我将其分为九大法,即等高对应、手足顺对、手足逆对、手躯顺对、手躯逆对、足躯顺对、足躯逆对、上下对应、前后对应等九种,关于**手足顺对、逆对,手躯顺对、逆对,足躯顺对、逆对等,在太极思路篇中已有详述**,这里再予提要,并将其他对应法简述如下:

(一)等高对应法

等高对应法,即在痛点对侧相等部位针灸,左侧病痛可取右侧等高点,右侧病痛也可取左侧等高点,例如左曲池穴点痛可针右曲池,左合谷穴痛可取右合谷等。这种针法在没有经络或穴位之痛点对侧亦可施针,极为方便。又如,我临床常遇见病患跌倒时腕骨撑地,起来后腕骨极为疼痛,针其对侧腕骨部位,可立见疼痛减轻。

(二)手足顺对法

将上肢与下肢顺向并列对置,以肘与膝为对应中心点,可有下列对应,即肩与髋、上臂与大腿、肘与膝、前臂与小腿、手与脚。应用在太极一节有更详细介绍,可参考之(图17)。

(三)手足逆对法

将上肢与下肢呈逆向排列,可有如下对应,即肩与足、上臂与小腿、肘与膝、前臂与大腿、手与髋对应。应用在太极有详细介绍,可参考之。

(四)手躯顺对法

上肢除与下肢有对应关系外,与躯干亦有对应关系,将上肢自然下垂,与躯

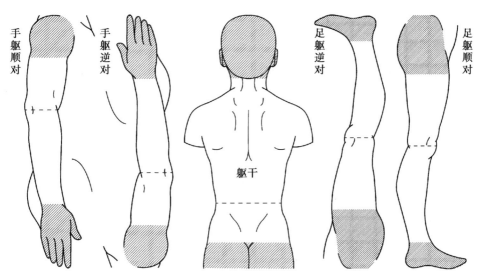

图 17　大太极的手足躯六种对应

干呈顺向并列对置,则有如下对应,即上臂与胸(或背)脘,肘与脐(腰),前臂与下腹(腰骶),手与阴部。应用在太极篇有详细介绍,可参考之。

(五)手躯逆对法

将上肢与躯干呈逆向并列,可有下列对应关系,即手(腕)与头(颈),前臂与胸(背)脘,肘与(腰)上臂与下腹(或腰骶),肩与阴部对应。应用在太极篇有详细介绍,可参考之。

(六)足躯顺对法

下肢除与上肢有对应关系外,与躯干亦有对应关系,将下肢与躯干顺向并列对置,则有如下对应,即大腿与胸脘(背),膝与脐(腰),小腿与下腹(腰骶),足与阴部对应。应用在太极篇有详细介绍,可参考之。

(七)足躯逆对法

将下肢与躯干呈逆向排列,可有下列对应关系,即足与头、踝与颈项、小腿与胸(背)脘、膝与脐(腰)、大腿与下腹(腰骶)对应。

上述对应方法之应用,在太极篇有详细介绍,可参考之。

(八)上下对应法

除了手与脚及手脚与躯干的对应外,还有头部的上下对应(当然头与脚也是上下对应）。这又可分为：

1. 头部自身上下对应

头与喉对应，正会（百会）能治喉部病。

2. 头与尾骶对应

例如临床以骶部长强治癫狂、脑病，以头部百会治疗脱肛就是常见的例子，以头部董氏奇穴后会治疗尾椎痛，以在尾椎的董氏奇穴冲霄穴治头痛，也是此原理之发挥运用。

3. 头脚对应

头顶对应于脚底，常以涌泉穴治头顶痛，也可用百会治脚底痛，董氏奇穴足底的上瘤穴可治疗脑部病变及脑瘤，也是此一对应。

（九）前后对应法

人身前后胸腹及腰背也有着阴阳对应，临床上有俞募穴的应用，此为人所共详，而腰背胸腹局部之间也相互对应，例如腰部疼痛，可在其对应之腹部位置针刺，取得平衡调和，即可达到止痛目的，比如腰部肾俞部位痛，肾俞距腰脊命门穴一寸半，可以在腹部天枢穴（距肚脐两寸，肚脐与命门穴相对）内开五分针刺。

此外头部也有前后对应，例如我最常以口唇下的承浆穴治疗颈部强硬及疼痛；古人以颈部的哑门治疗口喉不能发声，我则以董氏奇穴的总枢穴（介于风府、哑门之间）治疗发音无力、吞咽困难、呕吐等前面口部之病，疗效良好，这就是前后对应的发挥。

二、针 法

上述各种对应法的取穴，一般先辨知病痛点属于哪一经络，然后选一对应法在其对应部施针。取穴以同名经为主，例如肩痛患处在手阳明及手太阳经部位，若以"手脚逆对法"取穴，则可取足踝部足阳明及足太阳穴位施治。又如鼠蹊部痛，痛点为足阳明经所过，若按"手足顺对法"可取肩部手阳明经穴施治（肩髃穴有效）；若按"手足逆对法"则可取手掌部手阳明经穴位施治（灵骨穴有特效）。

若对应部位无十四经穴位可取，则可在对应部位找压痛反应点针治，或按比例找部位施治，或取最邻近之穴位施治，都能收到疗效。例如承山穴痛，可在前臂部太阳经中点，即奇穴肝门针治。

上述各种取穴,按经验以"左病取右,右病取左"为佳,至于任督脉之病痛,则以任脉取少阴经,督脉取太阳经为主(因少阴夹任,太阳夹脊)。

三、部位五行对应

对应方法以前述九大部位之对应最为常用。另外,个人认为手脚的五行也有对应。从手足穴位的五行排列对应中找到了**部位五行对应**,借**部位**五行对应的原理,对于一些没有穴位的地方,补充了个人发现的新穴位,并确定了其作用与治疗项目,也为原来已有穴位增补了治疗项目。

以这一思路当钥匙来探索董氏奇穴,可以发现董氏奇穴足部穴位是按照三焦顺序,从大趾往小趾横向排列,其间五行关系如同开阖枢及脏腑布列次序一样。例如,大趾内侧为泻火之穴(火菊、火连、火散);一二趾间为壮火之穴(火主、火硬);二三趾间为土金之穴(门金);三四趾间为调木之穴(木斗、木留);四五趾间为补水之穴(六完、水曲),所谓六完者,天一生水,地六成之,亦为水穴也,所以能止血者,因为水灭火也,水色黑,止血药物多为黑色或炒成炭色,黑者,水之象也。水性寒,所以哮喘、肺病、痰多、体弱不宜也。仔细看看这些穴竟呈上中下三焦(火金土木水)次序的排列,与足底的花骨一二三四有异曲同工之妙。

根据脚上五行的排列,我在手上做了补充,而有次白穴的发现。使手上部位穴位的分部也与足部呈一样的对应,如:大指内侧为泻火之穴(土水穴);大二指间为壮火之穴(大白、灵骨为木火之穴);二三指间为土金之穴(上白);三四指间为调木之穴(次白)善治腿抽筋;四五指间为补水之穴(中白、下白)。我根据易理思路认为手脚都是按照三焦从上至下排列,这其实还是一个太极,这是横太极,在太极部分也有提过。作表如下(表7):

表7 部位五行手足对应

	大趾(指)内侧	一二趾(指)间	二三趾(指)间	三四趾(指)间	四五趾(指)间
五行	泻火	壮火	金土	调木	补水
足部	火菊、火连、火散	火主、火硬	门金	木斗、木留	六完、水曲
手部	土水	大白、灵骨	上白	次白(维杰补充新穴)	中白、下白

四、体位对应

穴位有皮脉肉筋骨的体位对应,治疗时可根据疼痛部位,而选择位于皮脉肉筋骨的穴位治疗。这在我的体应针法中有详细说明,此处不再多赘。

第六节　杨维杰三才思维诠解及应用董氏奇穴

三才思维模式作为中国传统文化和思维方式的一部分,源于《周易》。《易传·系辞下》说:"《易》之为书也,广大悉备,有天道焉,有人道焉,有地道焉。兼三才而两之,故六。六者非它也,三材之道也。"

这种思维方法,之后被《内经》吸收融汇成为其理论体系的一部分,《内经》的"人与天地相参"通过天(上)、人(中)、地(下)的分位与联系,引导人们随时把宇宙万物看作一个整体,由此去观察分析宇宙万物的运动、变化和发展。这一思维方法用于中医的许多方面,必须因地、因人、因时而异,从整体到部分系统地认识生理、病理,从而达到正确完善的治疗。

维杰个人思路之三才思维,不论运用于十四经穴或董氏奇穴,皆极为实用而有效。这里谈谈个人应用三才思路解析及发挥董氏奇穴的方法。

一、部位分三才,分治上中下三焦病变

每个局部都可分为上、中、下三部分,上部诊治头部及心肺疾病,中部诊治脾胃、肝胆疾病,下部诊治肾与膀胱、下肢疾病。每一部亦皆有倒象,便成为上部诊治肾与膀胱下肢疾病,中部诊治脾胃、肝胆疾病,下部诊治头部及心肺疾病。这些在太极篇章已经详细介绍过,这里再加以补充说明。

(一)头面

头面部的三才划分,一般是以两眼以上至额头主上焦;两眼以下至鼻准为中焦,主肝胆脾胃;鼻准以下至下巴为下焦。

根据每一部位皆有正象及倒象,头部也有倒象,则承浆之下以应喉部;口应

心脏;人中应食道,鼻应胃;眼周应肾;额部应肠;额顶应膀胱、子宫。这些与太极思路有交集,在太极思路篇已经有过介绍了。

(二)四肢

四肢也可分为上、中、下三部分。例如将手抬高举起,前臂部从腕至肩为**正象**,则前臂之前部治上焦头面心肺病,中部治中焦脾胃、肝胆疾病,下部治疗下焦肾与膀胱下肢疾病。如前臂前部之内关穴治疗心悸,前臂中部肝门治疗中焦病肝炎,前臂下部之心门治疗下焦病膝痛及尾椎痛。

四肢部位也有倒象,将手自然下垂,则可谓之为**倒象**。从倒象来看,则手臂之前部能治下焦肾与膀胱下肢疾病,中部治中焦脾胃、肝胆疾病,下部治疗上焦头面心肺病。例如支沟穴能治疗便秘甚效,心门治疗心脏病甚效即是显例。其他部位如手掌、上臂、小腿、大腿部也是如此(图18)。

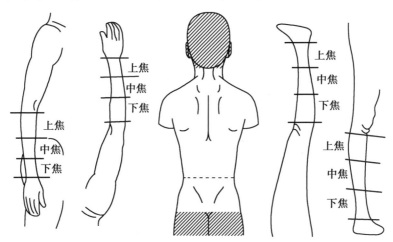

图18 部位三才与四肢正象倒象对应

(三)手部及掌部

整个手掌从三间至后溪穴作一连线,为腰脐线(即智慧线与感情线之方亭区域)主中焦,位于这条线的穴位皆能治疗腰痛。正象则此区域以上主上焦;此区域以下主下焦。同样手掌也有倒象,则为此腰脐线(方亭区)以上对应下焦及阴部;腰脐线以下至掌根间对应上焦头面。

第二掌骨侧也可分三才,即分为三焦。从掌指关节(头穴)开始,到腕掌关节(足穴)止,只分上、中、下三部分,上部治头部及心肺疾病,中部治脾胃、肝胆疾病,下部治肾与膀胱下肢疾病。余常用大白治头面病,灵骨治坐骨痛、脚痛等,合谷治腰腹病,大白与合谷中间的大合穴治心胸烦闷、失眠等。

二、穴位分三才,合治上中下三焦病

在董氏奇穴中,有许多穴位是按天地人三才命名及排列的。例如前臂有天士、地士、人士三穴;上臂有天宗、人宗、地宗三穴;小腿有天皇、人皇、地皇三穴。有些穴位虽然不是以三才命名,但穴位呈上中下排列,亦可谓为三才。

上述穴位皆以穴组形式成穴,亦即所谓的倒马针,也就是三个穴为一组穴位,治疗的疾病也以群组为主,例如驷马上中下治疗肺脏疾病,包括呼吸系统之咳喘,肺脏象所主之鼻病、皮肤病,常一起三穴并用。又如天黄、明黄、其黄治疗肝脏疾病,包括肝病肝炎,血液病及动风之病如头晕震颤等,也常是三穴一起同用。

三穴分别对应上中下三焦,三穴一起同用,就有全身病一起同治的意义在。

此外,在手掌上有纵三焦与横三焦,例如针大白或灵骨穴深针则穿过食指上焦、中指中焦、无名指下焦而三焦皆治,针三叉三穴深针则穿过感情线上焦、智慧线中焦而抵达下焦,亦三焦皆治。

三、针深分天地人,治远近之病

一般来说,浅刺治近部病,深刺治远部病。我在临床时更多重视三分法,也就是刺入穴位之深度分天人地三部。针刺分三部有另一种意义,针刺至浅部(**天部**),多治局部之病。尤其是新病,因多只有阳气损伤,刺之泻阳邪就不必深刺。针刺至中部(**人部**)治疗稍远处病,针刺至深部(**地部**)治疗更远处。例如,在四肢取穴刺至中部(人部)多可治躯干病,刺至地部多可治远处四肢病或较深的内脏病或久病。以足三里(四花上穴)为例,足三里可以治疗全身许多疾病,针刺多深能治什么病并未见数据记载,一般而言,刺足三里针五分至一寸在天部,可治腿痛腿病,针至人部约一点五寸,可治肠胃中焦之病。足三里深刺久留是治疗心脏疾病及气喘非常有效的穴位,这就要针到地部约二寸。我常用足三里治口眼歪斜,非常有效,一般至少针入二寸,针尖向上斜刺效果尤佳。董氏奇穴的灵骨可治疗多种疾病,作用及疗效与深浅有关,治疗近部病只要针至天部,治疗躯干腰部病则宜针至人部,治疗坐骨神经痛则宜针至地部深度,疗效较佳。

四、手法分天地人,泻实补虚

进针深度分天地人(浅中深)三部,其治疗作用意义,在于效果达到地方的远近,而手法也分天地人(浅中深)三部,其治疗作用则有补虚泻实的意义,这种三刺法也可以说是三才刺,就是说一个穴可分为天地人三部,也就是分浅中深三部,然后在浅中深三部运用手法。

《灵枢·官针》说:"所谓三刺……先浅刺绝皮,以出阳邪,再刺则阴邪出者,少益深绝皮,致肌肉,未入分肉间;已入分肉之间,则谷气出,故刺法曰:始刺浅之,以逐邪气,而来血气,后刺深之,以致阴气之邪,最后刺极深之,以下谷气。此之谓也。"这是说,所谓三刺有浅中深三种不同的刺法,首先是浅刺到皮肤,可疏泄卫分浅表的阳邪;再刺较深可以疏泄营分的阴邪,最后刺入极深度,较皮肤的浅层略深一些,刺进肌肉而不到分肉之间,就可以通导谷气,达到补虚泻实之效。《灵枢·终始》也说:"一刺则阳邪出,再刺则阴邪出,三刺则谷气至,谷气至而止。"

几十年来我最常以此手法治病,不论十四经穴或董氏奇穴,皆以此法针之,进针看似一次刺入,实则分为三阶段,进入到天部稍作捻转,再继续深入至人部,再稍作捻转,最后再深入至地部,再稍作捻转后留针,只是动作很快看似一刺完成,虽说不用补泻,然已寓补泻于其中。这样三阶段的进针法,病人不会感觉刺激太重,就不会有惧怕及不良反应。只会有好的效果。由于董氏奇穴以"应""象"为主体,本身即能达到平衡,不谈补泻,而此种针法不刻意的针对补泻,却在平补平泻中达到了先泻后补的作用,最后得到平衡,补足了董师没有补泻手法的不足。

五、深浅留针三因制宜

针刺深浅必须适当,才能祛邪治病,针刺手法因人因时因地制宜,因人则系根据体质胖瘦,因时则系根据时令季节之夏冬而不同,因地在此可以不必当作地点,而可当作病位、穴位、主治远近定针刺深浅。

留针长短亦可根据三因——因人、因时、因地制宜,因人则系根据年龄及体质,因时则系根据季节之夏冬不同及新病久病而定,因地则以病位、穴位、主治远近定留针久暂。

关于董氏奇穴留针原则,另见本书第四章第五节"杨维杰留针思路解析董氏奇穴之留针"。

六、小　结

三才穴法的综合应用,可以使穴位发挥到极致,例如前臂前部的支沟穴治疗气虚心悸,倒象又能治便秘等。前臂中部肝门治疗中焦病肝炎,手足对应则能治小腿抽筋、酸痛。前臂后部的心门治疗下焦病膝痛及尾椎痛,倒象则能治心悸、心肌炎、心脏病等。如此,一个穴位仅就正象及倒象三才三焦的对应施治,就能治疗许多病。又,一个穴位因为针刺深度的浅中深不同,又能治疗远近不同的部位病变;还能因在浅中深不同部位留针施术,而有补虚泻实的治疗作用。如再结合经络、太极、五体(皮脉肉筋骨)所在,又能治更多的病,可以把一个穴的应用发挥到极致。

总之,善用三才方法于针灸,有助于活用经穴,也有一定的启发作用,可以使经穴的运用及效果发挥得更广。

第七节　杨维杰五行思维在 董氏奇穴的应用

五行思维在中医不论针药,皆是非常重要的观念及方法。五行一词的正式提出,首见于《尚书·洪范》。到了《内经》成书年代,基本成熟。《内经》明确地提出五行为宇宙间普遍规律,认为世界上任何事物都按照五行的法则运动变化。运用五行学说归类、阐述脏腑之间的联系、人与自然的关系。

司马迁说:"《易》着天地、阴阳、四时、五行,故长于变。"太极生两仪为阴阳,进而生四象,再形成八卦。其中最重要的是水火坎离的既济概念,五行源于阴阳,阴阳的根本存在形式是既济。在五行中,水火是最重要的两行。五行推演、归纳众多事物,主要在于从物质的对立统一中,透过升降的形式揭示物质的往复循环规律。升降主要是以水升火降中产生,此谓之水火既济,也就是阴阳既济,这个源于《周易》六十四卦中的既济卦(▤)。

在针灸方面,五行思想及观念的应用,最实际、最直接、最灵活的就是五输穴。

《灵枢·九针十二原》:"二十七气所行皆在五输也。"就是说:十二经脉,十五络脉在人身的循行流注出入皆与五输穴有关。指出了五输穴与全身的整体关系。《灵枢·官能》说:"明于五输徐疾所在屈伸出入,皆有条理。"意思是了解五输穴的道理才能做好临床。两者都说明五输穴在整体应用的重要性。

五输穴与全身各部的联系及五输穴的五行配置,使其成为一个完整的五行子系统,从而与其他脏腑器官组织等五行子系统相互联系并发生作用,建构成五输穴的全息观,每条经络的五输穴就是该经络的全息点,每条经络皆可透过五输穴的不同五行,而与隶属该经的脏腑组织器官联系并发生作用。

我个人有独特的五行针灸思路,就是**五输穴五行的自然观**,包括五行**时间观、空间观、象数观**等。自然观即是五输穴与时间空间的联系,五输穴流注由浅至深的层次及分布的位置决定了空间性,例如井穴对应于头、荥穴对应于面;输穴对应于颈或腰(大太极或中太极);经穴属火金对应于肺心;合穴属土水对应于脾肾。又凡属木的穴位皆对应于肝胆,本脏或本腑疾病与肝胆相关时即可针刺,又凡属火的穴位皆对应于心小肠,本脏或本腑有疾病与心小肠相关时即可针刺,其他各行依此类推。其对应性也可包括皮脉肉筋骨等五体:属木的穴位可治筋,属火的穴位可治血脉等。五输穴的时间性孕育着天人合一的自然思想,穴位的时间应用有急性(如井穴)、慢性(如经穴及合穴)、时间时甚(如输穴)、四季分刺、四时分刺、子午流注、灵龟八法等。

五输穴五行的象数观,包括同气相求、交济等用法,前述之木穴治疗肝胆病及筋病,火穴治疗心小肠病及血脉病,可以说就是象数观的应用,例如震颤、抽痛、如风般一阵突来的病,都可列入风病的范畴,就都可用五行属木的穴位来治。这方面的应用机会更多更广,才是五输穴应用的最大内容。在这方面下功夫,治病便能更灵活,效用也就更高。

我个人独特的五行针灸思路,应用于十四经穴极为灵活,对于董氏奇穴,我也用五行思维进行了灵活多样的变化加以发挥,下面就从各方面谈一谈:

一、董氏奇穴穴位命名与五行

研究穴位之五行命名,往往可以较迅速地切入穴位的位置或作用。打开董氏奇穴针灸学,可以发现五行几乎无所不在。董氏奇穴以五行命名的穴位极多,超过五十个。仅是一一手指部位,直接用五行命名的穴位就有木穴、木炎穴、木火穴、指五金穴、指千金穴等。其次以藏象命名的穴位也多与五行有关,二二部位的大白、中白、上白、下白、土水穴都直接与五行有关。其他,如手脚足膝以下、肘臂以下的穴位都与五输(行)穴有密切关系。

董氏奇穴以五行命名者大致可分为以下几类:

1. 直观

如木穴,一看即知与木、肝、风有关,其所治之眼病、鼻病即与其命名有关。又如木火穴治疗半身不遂,也是与穴名有关,而且木火穴位于木穴与火穴之间,位置也就知道了。

2. 藏象

大白、上白、下白,这些穴位皆白字,白与肺金相应,皆有理气作用,这些穴都位于小太极的活动中枢中轴线,理气有其道理,然后再考虑其经络易卦所在,就不难对其应用及主治加以发挥。

3. 作用

火膝、火主、火硬等穴,一看就知道能强心,火膝还能治疗膝痛。火主,意为火之主治,火硬,意为使火强硬,都是治疗心脏病的主针。

4. 卦象

土水穴治疗之病与脾胃寒湿(土水)有关,本穴位于手掌土(艮)卦与水(坎)卦上,位置也由五行标明了。水金穴位于坎水卦与乾金卦部位,坎卦属水,乾卦属金,因此本穴名为水金,可治金水不通(肺不肃降,肾不受纳)之病。

5. 河洛

二角明穴之二,二者火也,地二生火,天七成之。角者,木音也,穴在中指井(属木)、荥穴(属火)之间,即木火穴之间,穴性亦含木火,为了与木火穴区别,乃有此木火通明之穴名。至于六完穴,有止血的作用,从易理方面来看,天一生水,地六成之,六完穴亦为水穴也,所以能止血者,因为水灭火也,水色黑,止血药物多为黑色或炒成炭色。

从直观、藏象、作用命名,较易理解,根据卦象、河洛命名,则必须从易理解构,才能理解。

其他凡以五行命名者,皆与其对应之五脏及藏象相应,可依此类推。

二、董氏奇穴与五输穴之五行属性

在十四经穴中,只有五输穴有五行属性,但这些五行属性也影响着许多穴位的五行属性。五输穴的五行属性,阴经与阳经的配合次序是不同的,其和临床应用的关系很大,必须熟记,《难经·六十六难》说:"阴井木,阳井金,阴荥火,阳荥水,阴输土,阳输木,阴经金,阳经火,阴合水,阳合土。"就是说阴经井木,依次为荥火、输土、经金、合水;阳经井金,依次为荥水、输木、经火、合土。

五输穴的五行属性对董氏奇穴的穴位定性取名很有影响,例如木火穴是治疗半身不遂的一个要穴,其所以命名为木火,并定位在中指,而不在其他手指上,根据五行思路,我个人认为其理由如下:本穴在火经(心包经)上,接近井木穴,此为其取名木火道理之一。本穴介于本经之井(属木)穴与荥(属火)穴之间,故属木火,此为名之木火穴道理之二。食指、无名指只能有金水穴(阳经井穴为金,荥穴为水,阳经井荥穴之间的穴只可能属金水),小指则有小肠经及心经两条经,一阴一阳,因此唯有中指能有单纯有力的木火穴。又中风与风(木)痰(火)关系最密切,肝(木)心(火)两阴经皆上行至头(其他阴经皆不上头面),肝风与痰火为引起中风主因,木火穴在手厥阴心包经,与足厥阴肝经手足同名经相通,木火兼治。本穴善于治疗中风后遗症,对其他治疗此病的各针亦有加强作用,此为取名木火穴道理之三。在有些人的董氏奇穴书中,木火穴竟有四个之多,其他每个手指皆有木火穴,从此而论,应是错误的。只有中指能兼治木(风)火(痰),因此不论从五行、经络、病机、主治来看,木火穴只能定位在中指上,而绝对不可能有其他手指的木火穴。

认识十四经五输穴的属性及位置,有助于探索董氏奇穴的五行属性,以便发挥扩展董氏奇穴的应用,详见本章第十节"杨维杰五行思路在董氏奇穴的扩展应用"。

第八节　杨维杰五输穴空间观
与董氏奇穴应用

很多人认为董氏奇穴只是奇穴,与中医或十四经穴没有关系,如果抱持此一观念,那么他就只能学到董氏奇穴的皮毛。要学好高级董氏奇穴,就要如同学好十四经穴一样,把《内经》《难经》《甲乙经》《针灸大成》等书及其理论学好,能再学点儿《易经》更有帮助。十四经的特定穴也要学好,尤其是五输穴。

五输穴是针灸临床中最常用的特殊要穴,用针少而疗效高。个人认为五输穴的应用有空间性及时间性,掌握时空用法,就能把五输穴发挥得更好,一针能治多病,可以说五输穴就是一针疗法的基础。**董氏奇穴位于肘膝以下的穴位与五输穴有密切关系。董氏奇穴在大腿的穴位与合穴也有一定的联系。掌握五输穴应用的空间及时间思路,才能将董氏奇穴应用得更好。**这里就来看一看五输穴的空间观在十四经的应用,进而发挥在董氏奇穴方面。

一、根据《内经》《难经》发挥

五输主治所在及应用纲要,维杰认为最主要的为《灵枢·顺气一日分为四时》所说:"病在脏者取之井,病变于色者取之荥,病时间时甚者取之俞,病变于音者取之经,经满而血者病在胃,及饮食不节得病者取之于合",《灵枢经·邪气脏腑病形》说的"荥俞治外经,合治内府",以及《难经·六十八难》说的"井主心下满,荥主身热,俞主体重节痛,经主喘咳寒热,合主逆气而泄,此五脏六腑井荥俞经合所主病也"。根据上述几条可以对其时间应用归类分析如下:

1.“病在脏者取之井”,这里的脏病主要是指神志病而言,从大太极部位对应之手躯逆对及足躯逆对两法来看,手指尖及足趾尖可对应于头顶,是以井穴能治神志病变及头部病症,例如脾井隐白,配胃井厉兑能安神治梦魇不宁。肾经井穴涌泉善治各种厥逆,及各种病症,小儿惊风等。

又井穴能开窍祛寒,善治“窍病”,从部位对应之手躯顺对及足躯顺对两法来看,手指及足趾可对应于阴部,如肝井大敦能治阳痿;隐白(脾统血)配肝井大敦(肝藏血)能治崩漏急症。

"井主心下满",井穴能治"心下满",即中脘痞满。临床以脾井隐白配胃俞、天枢治腹胀效果很好。

从上述来看,**井穴对应于:①头顶;②阴窍;③心下**。也就是说能治疗这些部位的病变,因而善治神志病、阴窍病、心下满。据此井穴空间观,董氏奇穴之火膝穴在小指井穴旁,治疗痰迷心窍之精神病甚效。大间、小间、外间、浮间接近井穴,治疗疝气及尿道疾病有效,都与此有关。

2."病变于色者取之荥","荥主身热","荥俞治外经"。这里的外经与经络有关,与外邪也有关,从太极对应来看,荥穴对应于五官面目鼻喉,感冒最常侵袭这些部位。维杰常用三焦经的液门穴配手太阴肺经的荥穴鱼际治疗感冒特效。

从上述来看,**荥穴对应于:①五官面目鼻喉;②外经**。也就是说能治疗这些部位的病变,而善治外感病、五官病。个人增订之董氏奇穴的三叉三为感冒及五官病效穴;手解治晕针(病变于色者取之荥,晕针时脸色惨白)及身痒;眼黄穴治眼黄;木穴治眼鼻病及手皮肤病(外经病)都与此有关。

3."输主体重节痛","荥俞治外经"。身体沉重多与湿有关,关节痛多与风或湿有关。盖输穴非属土(阴经输穴)即属木(阳经输穴),木主风,土主湿,又木应筋,土应肉,木应肝,土应脾,疼痛也常因情绪不安、肝脾不和而加重。因此,以各相关之输穴治疗颇为有效。个人临床常用输穴治疗本经疼痛极为有效。例如用束骨治后头痛、巅顶痛、腰痛、颈痛,以及太阳经走向之坐骨神经痛(奇穴正筋亦有此作用)。陷谷治前头痛(奇穴门金亦有此效)。临泣治偏头痛、腰侧痛等少阳经疼痛,效果很好,这些都是输穴。

另外,输穴位于五输穴中间,井荥所治偏于外经病,经合所治偏于缓病或脏腑病,输穴位置不啻位于表里之间,所治多为半表半里之病,因此对于一些不算太浅也不算太深的病都能运用,治疗作用及范围都可说是很大的。

从上述来看,**输穴对应于:①五官;②身体关节;③半表半里**(少阳阳明合病或兼病)。也就是说能治疗这些部位的病变,据此输穴空间观思路,而将董氏奇穴的大白用治头痛、面痛、肩痛、坐骨神经痛;中白治偏头痛、肩痛、腰痛;火主治鼻病、喉痛、膝痛;门金治头痛、鼻塞等,都是此一理论的发挥。

4."病变于音者取之经","经主喘咳寒热",经穴的五行属性在脏属金,金与发音有关,与肺相应,与风寒有关。喘咳亦为有声音之病变。经穴能疏散风寒,对于病变导致声音失常的症状,皆有疗效。《针灸大成》记载刺脾经经穴商丘,能治舌本强痛,此外,心经经穴通里善治暴瘖(见《医宗金鉴·刺灸心法》),经穴主治皆系与发音有关的器官及部位,主要是肺及喉舌口齿。

从上述来看,**经穴对应于:发音有关的器官及部位,主要是肺及喉舌口齿。**也就是说能治疗这些部位的病变,据此经穴空间观,董氏奇穴的手五金、手千金、足五金、足千金位置,皆在经穴之上,合穴之下,是以皆能治喉咙病。

5.“合主逆气而泄”,“经满而血者病在胃,及饮食不节得病者取之于合”,每一脏腑皆有其逆气之病,如肝气逆则肝阳上亢、肺气逆则气喘咳嗽等,皆可取该经合穴治疗。临床常用尺泽治气喘(《灵光赋》);阴陵泉(脾经合穴)治心腹胸胁之满(《席弘赋》《医宗金鉴》)。

“饮食不节得病者取之于合”,也是合穴临床的常见用法,例如与肠胃有关的消化病,多取足三里、曲池、阴陵泉等合穴。

又“经满而血者”取之于合,委中、尺泽、曲泽、足三里等合穴都是刺血常用穴位。

《灵枢·四时气》说:“邪在腑,取之合。”《素问·咳论》说:“治脏者,治其俞,治腑者,治其合。”《灵枢·邪气脏腑病形》曰:“治内腑奈何……岐伯曰:取之于合”,“荥俞治外经,合治内腑”。说明六腑的疾病,临床可取合穴予以治疗。

“合治内府”,是说合穴适于治疗体内各自所属六腑的疾病。其时也包括了脏病。合治内腑,其原因一则系合穴较深,一则系合穴属性属土(阳经合穴)或水(阴经合穴),土与脾胃相应为后天之本,水与肾相应为先天之本,针合穴有调先天肾(阴经合水穴)或后天脾(阳经合土穴)的作用。因此善治脏腑病。

从上述来看,**合穴对应于:①脏腑;②肠胃消化之病;③瘀血之病。**例子已如上述。

总结临床经验;经合穴所在,肌肉较丰,皆能治疗脏腑病,随其位置所在之对应及五行所属,**经穴或属火或属金,能治心肺病,重点在上焦,所以董氏奇穴足五金、足千金、侧三里,侧下三里皆治上焦病。合穴或属土或属水,能治脾肾病,重点在下焦。不过合穴反过来也能治头面上焦病。**

二、同气相求

"同气相求"疗法是维杰对五输穴最重要、最实用的用法思路,五输穴通过五行与脏腑有着相应的治疗关系,这就是所谓的"同气相求"。

同气相求法也称为"交应疗法",又可分为相生、相克、相应、相通及真五行等五类。但就单穴一针疗法而言,最重要的是"相应",下面针对"相应"加以说明。

相应是同气相求疗法的中心用法,应用时以本经病为主经,旁及他经病变则在本经找与其相应之穴,换言之以本经病为主,寓有他脏病机参与者,可取本经之五行相应穴。

由于五行属性的关系,穴性属木者,都能治疗该经与肝、风、筋有关的疾病。穴属火,都能治疗该经与心、火有关的疾病。穴属土,都能治疗该经与脾、湿、肉有关的疾病。其他依此类推,例如:

属木之穴:**门金**(紧邻陷谷)为土经木穴,个人常用于木土不和(肝脾不和)之病,对于泄泻腹痛,偏正头痛,月经疼痛均极有效;**腕顺一**(紧邻后溪穴)为太阳经输木穴,木主筋,因此对于太阳经所行有关"筋"的病变皆能治之,例如颈项强硬、弯腰不便、腿弯难伸等皆有疗效;**大白**(紧邻三间)为大肠木穴,腹泻、肩胁痛均可用。

属土之穴:**水相**(太溪)为肾经土穴,对于肾病而有脾胃症状如呕吐、泄泻等均有效,**火主**(紧邻太冲)为木之土穴,亦为调理肝脾要穴。

属水之穴:**天皇**(阴陵泉)为土经水穴,补土制水作用极强,所以能利尿,治水湿肿满;董师用二间治腰痛,**二间**为金(大肠)之水穴,水与肾相应,也有同气相求的关系。**曲陵**(尺泽)为金之水穴,能治本经火热病,如扁桃体炎、咽喉炎有效;由于金能克木,水能润木,木主筋,所以也是理筋要穴,临床例子真是多不胜举。五输穴可以说就是经络的全息点,五行反映五脏,因此才能以之治疗五脏病变。与五输相符或相邻的董氏奇穴,也有着相同的作用。

三、手足奇穴穴位与五输(五行)穴

董氏奇穴与五输穴的位置关系可以按照下面来分类:

1. 井穴。例如火膝穴。

2. 井荥间穴。以一一部位最多。

3. 荥穴。

4. 荥输间穴。

5. 输穴。

6. 输经间穴。以三三及七七部位最多。

7. 经穴。

8. 经合间穴。以三三及七七部位最多。

9. 合穴。

以上可以从原书原文中轻易找出,此地从简,就不再一一举例。

四、董氏奇穴手臂及大腿穴位与五行空间观的关系

《灵枢·四时气》:"邪在腑,取之合。"《素问·咳论》:"治脏者,治其俞,治腑者,治其合。"说明六腑的疾病,临床可取合穴予以治疗。《灵枢·邪气脏腑病形》:"治内腑奈何……岐伯曰:取之于合","荥俞治外经,合治内腑。"这是从五输穴的分布来确定其治疗范围的。大意是说荥穴、输穴适于治疗各经所过的体表和所属经脉病变,合穴则适于治疗体内各自所属六腑的疾病。荥穴和输穴在肢体远程,部位较浅,经气表浅,所以善治体表(在外之经脉病)及所属五官的病证;而合穴所在部位较荥输接近躯干,合穴皆在肘膝关节附近,经气最后汇集,如百川汇合入海(合,有汇合注入之意),故称合,合穴附近肌肉筋束较厚,脉气深大,神经干较为敏感,较易得气。经气较盛,能深入脏腑,故善治脏腑病证。

由于在肘膝关节附近的合穴,肌肉筋束较厚,脉气深大,较荥输接近躯干,所以善治脏腑病证。因而董氏奇穴中几个治疗脏腑病的穴组,如驷马上中下治肺,通关、通山、通天治心,通肾、通胃、通背治肾,天黄、明黄、其黄治肝等,皆在合穴之上大腿部位取穴,这些穴位皆属肌肉丰厚之处,脉气深大较易得气,且接近躯干,善治脏腑病证,因此取其治疗脏腑疾病。

至于主治脾胃脏腑病之下三皇则在小腿,又与消化器官胃大小肠之下合穴在小腿较低位置有关,而且所在小腿阴面肌肉丰厚,气血俱多。

五、手掌脚掌穴位分布之上下五行对应

董氏奇穴足部穴位分布的五行排列有对应关系,善于在其间应用即足以调治全身。这个在本书"杨维杰对应平衡观诠解及应用董氏奇穴"中已有详细说明,可自行参考。

六、五输穴与横向手足奇穴的功能关系

由于各经五输穴的位置基本上都处于同一个水平,所以同一水平的井穴作用就类似,都能治神志病,都有急救作用;荥穴都能治身热,治颜色改变之病变;其他输穴、经穴、合穴皆是如此,只是经络有异,治疗仅稍有不同而已。董氏奇穴在不同经络但同一水平的穴位,也因此有类似的作用及功效。例如大白、中白皆在输穴的同一水平,皆能治腰痛;灵骨、下白、腕顺二穴皆在同一水平,皆治下腰痛、坐骨神经痛。同一水平穴位从太极及三才的对应来看,治疗部位也会类同。如此扩及上臂、大腿,纵然不属于五输穴,治疗亦类似。例如上臂的富顶、后枝与落通、下曲在同一水平,皆能治血压高、头晕。其他这样的例子在董氏奇穴中很多。

第九节　杨维杰五输穴时间观
与董氏奇穴应用

五输穴的应用有空间性,也有时间性,掌握了其空间观,再掌握其时间用法,可以把五输穴发挥得更好。这里就来看一看五输穴的时间观在十四经的应用,进而发挥在董氏奇穴方面。

一、根据《内经》《难经》发挥

仍然从《灵枢·顺气一日分为四时》所说"病在脏者取之井,病变于色者取之荥,病时间时甚者取之俞,病变于音者取之经,经满而血者病在胃,及饮食不节得病者取之于合",《灵枢·邪气脏腑病形》篇所说的"荥俞治外经,合治内府",

以及《难经·六十八难》说的"井主心下满,荥主身热,俞主体重节痛,经主喘咳寒热,合主逆气而泄,此五脏六腑井荥俞经合所主病也"来看。

根据前述所言,可以对其时间应用归类分析如下:

1. 井穴治病最急

"病在脏者取之井",在中风昏厥时,常有神志改变症状。井穴能醒脑开窍、宁神泄热及泻实祛邪。而常用于发现神志突变之急救。井穴皆在指趾末端,为十二经交接点,能接通阴阳,急救必用,善治中风及各种急症。

2. 荥穴治病次急

荥穴善于治疗外感症,外感症虽不急如中风昏迷,但风者善行而数变,常突如其来,亦属急症,只是较中风昏厥略缓而已。再则荥穴位置在井穴之后,所治较井穴为缓,我常用三焦经的液门穴作为起手针治疗感冒特效,用手太阴肺经的荥穴鱼际治疗感冒喉痛,并能退热镇咳平喘,治肺炎甚效(多因外感引起)。"病变于色者取之荥",如荨麻疹突如其来,极为瘙痒,皮肤发红疹,亦可说是病变于色之急症,根据"诸痛痒疮,皆属于心",取心经荥穴少府(即董氏奇穴手解)可立刻止痒。

董氏奇穴三叉三穴治感冒,木穴治感冒,皆在荥穴附近,皆系新得之病,虽急,但较中风等神志病为次急之证。一般不留久,董氏奇穴木火穴在井穴与荥穴之间,治中风后遗症一般也不留久。

3. 输穴治疗阵发性病变,治缓急之间的病变

"病时间时甚者取之俞",所谓"时间时甚"就是有时间歇(停止),有时严重。这种状况的病变在临床最为常见,输穴对于阵发性的神经痛及间歇性的发热有效,还有疟疾、癫痫也是有间歇性的发作,这些都是输穴主治的范围。

再则,输穴位于五输穴中间(介于井荥与经合之间),井荥所治偏于急病,经合所治偏于缓病,则输穴位置不啻位于表里之间,所治多为半表半里之病及有时间性的病变,因此对于一些不算太急也不算太缓的病都能运用,都有治疗作用。

本穴主治"阵发性"及"急缓之间"病,此类病最为常见,因此输穴在临床应用最多,并不限于疼痛。董氏奇穴大白、腕顺一、中白、火主、门金等穴位置皆与输穴有关,穴性类同。

4. 经穴主治之病仍以慢性居多

从经穴位置来看,经穴在输穴及合穴之间,络穴也在这个范围内,四个络穴

紧临经穴之前,八个络穴紧临经穴之后,络穴的主治除联络表里外,也善治络病,所谓"久病入络",因此经穴所治之时间性与络穴有相近之处。经穴主治病以慢性居多,董氏奇穴在经穴与合穴范围内的穴位甚多,如手上的三门穴、三其穴、四火穴、三士穴、二金穴;小腿的四花穴群、三重穴、下三皇等。

5. 合穴主治以慢性病为主

尤其是脏腑一切慢性病。合穴虽亦治急性肠胃病及脏腑逆气病变,但治疗以慢性病居多,"经满而血者"取之于合,是说经脉有瘀血者可在合穴刺血,久病多瘀,久病易致瘀,委中、尺泽、曲泽、足三里等合穴,都是临床治疗瘀血的刺血常用穴位。

合穴主治以脏腑病为主,多为慢性病,对于慢性病一般以久留针为主,经脉有瘀血者可在合穴刺血。

二、四时分刺法

《灵枢·本输》曾说:"春取络脉诸荥大经分肉之间,甚者深取之,间者浅取之。夏取诸俞孙络肌肉皮肤之上。秋取诸合,余如春法。冬取诸井诸俞之分,欲深而留之。"又《灵枢·顺气一日分为四时》也曾提出:"藏主冬,冬刺井;色主春,春刺荥;时主夏,夏刺俞;音主长夏,长夏刺经;味主秋,秋刺合。"这些都说明自然界气候的变化与人体的脏腑及五输穴,有联系相关的作用,认为从彼此相应的关系上,可作为针刺取穴的准则。

这种方法的应用非常简便,取穴少、效果好,只要根据病发脏腑或经络,再配合季节,选取该发病经络的五输穴针治,即可取得疗效。

应用董氏奇穴在面对全身泛发性的疾病时,可在与主旺的脏腑有关经穴施针,春日针三黄;夏季针通关、通山;秋天针驷马;冬天针下三皇等,都在临床常见。对于病久体虚病患,又常配合季节,针其母经有关穴位,以收补虚之功。临床治疗痹证,掌握季节与症状的关联性,对临床很有帮助。

三、五输穴思路与董氏奇穴之留针

40年前随董师学习,每见其留针一般皆为45分钟。又看到老师对于一些特别的穴位治疗特别的病,有特别的留针时间,一般人很难理解为什么这样,其实从我个人的五输穴及区位思路来思考就不难理解。关于留针有两个问题,一是老师为什么大部分都留针 45 分钟,二是有些穴位指出特别留针时间。看起来是两回事,其实两者是相关的,都与五输穴区位有关。详见本书之手法思路篇。

四、小 结

五输穴的空间观及时间观,是我个人在五输穴方面极独特的思路。空间观反映了穴位主治由浅入深的空间层次。时间观反映了穴位主治由急到慢的时间阶段。掌握其用法并发挥至极致,不论十四经穴或董氏奇穴,都能"多病取一针","一针治多病",这就是针灸之道。

第十节 杨维杰五行思路在董氏奇穴的扩展应用

五行的应用变化多端,在针灸应用也极为灵活,若好好发挥,可治之病极多。可惜一般书籍记载甚少,我个人在此方面累积了丰富经验,除前述几章介绍的之外,五输穴以外穴位的五行应用也略有心得,认为所谓"一穴一太极,一穴一阴阳,一穴一三才",当然也就有"一穴一五行",了解这些就能扩大五行的应用,下面是一些个人心得。

一、五输穴夹穴发挥

五行的应用当然以五输穴为首选,但有些穴并不属五输穴,在一般人看来就没有五行属性。这样对于穴位的应用及发挥就缩小了范围,殊为可惜。个人根据数十年经验得出验证,事实上穴位与哪些五输穴相邻相近,就有该穴之性,这就是我特殊的五行思路。以心包经的内关穴为例,前面是输穴大陵属土,后面是经穴属金,既然五行的属性是依次相生的,就不会突然地由土变金了,中间是有一个生化的过程,而内关适在这个范围,岂不有由土变金之性,也就是说内关有土金之性,当然内关的土性不会比大陵纯,金性也不会比间使纯。但因内关含有两性,也就能治两性之病,临床就常用内关治疗胃病及气喘。

此一例证说明双穴所夹则有双穴之性,也就能治两种属性之病,或两穴之部分病。例如木火之间有木火之性(与心肝相应,偏血而温阳上升)。火土之间有火土之性,土金之间有土金之性,金水之间有金水之性(与肺肾相应,偏气而滋阴沉降),也就能治五行所属之病。例如,内关穴在大陵穴(属土)及间使(属金)之间,即有土金之性,这也是内关能理气调理脾胃,及治疗胸闷气短的原因。又如,**灵骨穴**在木火之间,即有补木生火作用,而有温阳之性。肾关穴在脾经之经(属金)穴与合(属水)穴之间,即有金水之性,有补金生水作用。这是我个人扩展应用十四经穴及董氏奇穴常用的思路方法。

二、经络五行属性发挥

除了与五输穴相关五行之性外,应用时还要考虑该穴所属经络的五行。这样应用起来才能更全面。奇穴肾关穴在金水之间,能治金水之病,但因在脾土经上,还要考虑脾经属性,则肾关穴土金水皆治。下三皇基本上位于脾经之经金穴商丘及合水穴阴陵泉之间,因此有金水之性。因在土经上,则土金水皆治。

奇穴土水穴有土水之性,因在肺(金)经上,就有土金水三性(但因属肺经荥穴,又有火性);水通、水金有金水二性,但与胃经经络相关,还有土性,因此也有土金水三性。肾关、土水、水金等穴因为皆有土金水三性,气逆气喘与肺脾肾关系密切,所以这三穴治疗咳喘皆甚效,糖尿病与肺脾肾关系密切,此三穴治疗糖尿病也甚效。

三、五体之五行发挥

我认为五行应用除了与五输穴的关系为优先考虑外,穴位所在之五体亦为重要考虑因素,贴筋有木性(筋属木);贴骨有水性(骨属肾);刺肉有土性(肉属土);贴皮有金性(皮属金);贴脉有火性(脉属火)。举奇穴门金为例,此穴紧邻陷谷穴后贴骨,本有陷谷穴土木之性,又因贴骨,所以还有水性(主寒,主久病入肾)在内。本穴称门金,此"金"与"肺、大肠"及"气"有关。本穴在胃经上,为胃(土)之木穴。本穴为治肠胃炎(与肠胃有关)之特效要穴。不论何种腹泻,针之皆有特效。急性腹泻多有疼痛,本穴能疏肝(本)理脾胃(土),治之甚效,慢性腹泻多兼肾虚,本穴贴骨应肾,尤能治长期腹泻。本穴治太阳穴偏头痛甚效(输主体重节痛,治本经疼痛甚效)。本穴治鼻塞及腹胀(配灵骨尚可治腹痛)极效,盖与肺、大肠(金)及胃(经络)有关。本穴治痛经亦极特效,盖与疏肝理脾调木土有关。

其他穴位亦皆仿此。

又如火主穴紧邻太冲穴后贴骨,有太冲穴土木之性,又贴骨因此还有水性(主寒,主久病入肾)在内,因下有太冲脉经过,因此还有火性在内。因此治心血管病作用甚强,能治心脏麻痹,有强心复苏之效。木主筋主风,土主肉主湿,本穴贴骨又能通肾治寒,因此治风湿病常用。本穴治膝痛极为有效。本穴治胃病,尤其是对木土不和之胃病更有效。本穴系治喉痛要穴(因肝经上入颃颡,经过喉咙),效果更胜一筹(因贴骨兼入肾也)。本穴因贴骨故治颞颌关节张口不灵效果亦佳,其他可治之病还多,这都是与其五行关系分不开的。

四、腰背腧穴五行发挥

背部虽没有五输穴,但背部的穴位与脏腑相近,就有该脏腑的五行属性,例如肺俞即有金性,心俞即有火性,肝俞即有木性,肾俞即有水性,脾俞即有土性等,其周边附近的穴亦皆有相同的属性。董氏奇穴在背部的奇穴很多,基本上涵盖了所有背及下腰的十四经穴,每个穴都有五行属性,诸如五岭、双凤、九猴、三金、精枝、金林、顶柱、后心等穴皆明确标示出穴位五行。例如:从火云穴至火门穴属心;从土月穴至土克穴属脾;从火金穴以上属心肺;从火金穴以下,左边属肺,右边属肝;从金神穴以上属肺;从金神穴以下,左边属肺脾,右边属肝肺。这主要是以其邻近的脏腑而定的,其属性与功用有关,其中之属性即可作为临床使用参考。从背部每个穴位都有五行属性,推而广之,全身每个穴都有五行属性。与五输穴、经络、五体及邻近脏腑有关。

五、治法五行观

辨病选穴结合五行病理取穴效果更佳。例如治疗五十肩,若是肩臂不能伸,寒主收引,不能伸为寒,为水病也;沉重不能抬举属土湿,土主沉重,为湿病也,这是寒湿(土水),即可选与土水有关的穴位,可选天皇穴,即阴陵泉穴,此穴为土经水穴。若为肩不能往后转,能伸不能收,属木筋之病,这是风湿(木土),可针介于少阳(木)阳明(土)之间的足五金、足千金,盖其名五、千金亦主沉重也。或针阳陵泉亦甚效,盖阳陵泉为木经土穴也,而且阳陵泉主筋,《灵枢·九针十二原》亦说:"疾高而外者,取之阳之陵泉。"又五十肩泻尺泽亦甚效,泻尺泽即泻金(尺泽为金之水穴,为子穴,所谓泻则泻其子),使金不克木,木得松弛,则肩能抬举。

六、小　结

其他应用五行学说治病的案例还很多,原则在于对五行关系及五输穴穴性的了解,了解越深,应用越活,然后才能进一步从其他方法或原则发挥穴位的五行应用。

第十一节　杨维杰体应针法对董氏奇穴的发挥

体应针法包含"体与体之对应""体与脏之对应"及"体与象之对应"。体应针法即:以骨治骨,以筋治筋,以脉治脉,以肉治肉,以皮治皮。又可以以五体治五脏,是解说董氏奇穴穴位分布,体表五体(皮脉肉筋骨)应用的最佳原理法则及工具,也是我个人为了解说董氏奇穴应用,建构的核心思维体系之一。

体应针法我个人应用甚多,董师奇穴应用亦颇多,现略述如下:

早年最先在《黄帝内经》中找到其刺法渊源,后来看到有文章称其为"刺五体法"者,目前虽也能看到些零星的应用经验,但整体性、全面性的论述并不得见。我受《内经》启发,综合个人经验,根据自己思路将理论与临床进行了研究及创新,将其称为"五体体应针法",简称为"体应针法",运用于发挥董氏奇穴,极为实用。虽说受《内经》启发,但有自己的特色,与《内经》刺法有显著不同,而更为实用。

《内经》的"刺五体法"重点在层次及深浅,按人体组织浅深的不同,从表到里分别为皮、脉、肉、筋、骨五个层次,而且是局部刺,也就是《灵枢·官针》说的:"半刺者,浅内而疾发针,无针伤肉,如拔毛状,以取皮气,此肺之应也。"这种刺法刺浅而快速进针,约针半分,不能深刺,刺至皮分治皮,"合谷刺者,左右鸡足,针于分肉之间,以取肌痹,此脾之应也。"此种刺法,达于肌肉之间,刺得较深,然后提到浅层,再向左右(或上下)各斜刺一针,成"个"字或竹叶形。合谷之意,乃指"肉之大会处"而言,并非指合谷穴。"输刺者,直入直出,深内之至骨,以取骨痹,此肾之应也。"此种刺法,比关刺深,直刺达骨或骨的深度,可缓解骨及骨间深部疾患压迫所引起的疼痛、麻木、痿痹等证,适用于骨刺、软骨炎等。

我个人早先应用的体应针法,包含上述《灵枢·官针》的五刺,但内容更丰富,以皮治皮治肺,除半刺外尚有毛刺;以脉治脉治心,除豹纹刺外尚有络刺、赞刺;以筋治筋治肝,除关刺外尚有恢刺;以肉治肉治脾,除合谷刺外尚有浮刺、分刺;以骨治骨,除输刺外尚有短刺。也就是说不仅包括五刺,还包括九刺及十二刺。除《灵枢·官针》外,还包括《素问·刺齐论》及《素问·调经论》的内容。

在应用五刺、九刺、十二刺的基础上,我又研创出了具有个人特色的"体应针法",重点则在部位应用,即以骨治骨、以筋治筋、以脉治脉、以肉治肉、以皮治皮。而非浅层、中层、深层之层次深浅的相应刺法。更特殊的是,一般人应用"以骨治骨、以筋治筋、以脉治脉、以肉治肉、以皮治皮",多仅限于局部。如刺皮法刺患处的皮内,治疗皮肤麻木疼痛等症;刺筋法在肌腱上针刺;刺骨法治疗足跟骨刺,针照海、水泉、申脉等穴;网球肘刺肘髎穴,颈椎病刺天窗穴等;皆是在局部患处针刺。而我则是采用远处针刺,除董氏奇穴远处刺针,我也以此法则用十四经穴远处刺,效果极佳。

五体体应针法也可以说是五行的应用,还可以说是取象的应用,简单说就是,①以体治体(体体对应):即以骨治骨,以筋治筋,以脉治脉,以肉治肉,以皮治皮。②以体治脏(体脏对应):可以五体治五脏,即《灵枢·官针》中的:"凡刺有五,以应五脏。"但亦很少见人提出具体全面的应用。③以体治象(体象对应):这是本人扩大其对应治疗范围,以五体对应五行之象的扩大应用,例如以筋治风、以骨治寒、以肉治湿等,则范围更大。以体治体及以体治脏在董氏奇穴中有许多用法虽与此相合,不过老师并未对此加以叙述,一般人也只知其然,不知其所以然。对于十四经穴及奇穴,我皆以此法广泛应用,进而使之成为一完整实用的系统理论,并将此法称为体应针法。

基于区位疗法的作用关系与原则,我对几个董氏奇穴的位置略微作了调整,使其贴筋贴骨,在不失原有作用之下,在贴筋贴骨后发挥了更多的作用。

一般应用及发挥

（一）以体治体

1. 以骨治骨

以骨治骨的刺骨法，要则有二，一是进针抵骨，此法相当于《内经》之"输刺法"。《灵枢·官针》说："输刺者，直入直出，深内之至骨，以取骨痹。"二是贴骨进针，此法相当于《内经》之"短刺"，《灵枢·官针》说："短刺者，刺骨痹，稍摇而深之，致针骨所，以上下摩骨也。"董氏奇穴贴骨进针的穴位甚多，进针抵骨的穴位也不少。清代周孔四先生在《周氏经络大全》说："凡病在内而上下行者，经脉也；左右行者，络气也。其为穴也，经行至此而为之凝，故穴必附于骨。"近代研究有"骨膜传导"之说，骨膜富含神经及血管，针刺抵骨或贴骨，透过骨膜传导，治疗一些骨关节的疾病，效果甚佳。例如灵骨贴骨治坐骨神经痛特效（配大白贴骨更佳）；灵骨贴骨治疗脚跟骨刺甚效，加取束骨穴贴骨牵引更佳。曲池穴往后贴骨进针治肱骨外上髁炎（网球肘）（针对侧而非同侧）；火主穴往后贴骨治手脚痛，尤其是治疗膝痛更有效。心门贴骨治疗膝关节骨刺甚效。

2. 以筋治筋

以筋治筋的刺筋法，要则有二，一是刺在筋上，此法相当于《内经》之"关刺法"，《灵枢·官针》说："关刺者，直刺左右尽筋上，以取筋痹，慎无出血。"一是刺在筋旁，此法相当于《内经》之"恢刺法"，《灵枢·官针》说："恢刺者，直刺傍之，举之前后，恢筋急，以治筋痹也。"

这两种刺法，对于治疗筋病效果均甚佳，包括身体的拘挛、强直、抽掣、弛缓皆有疗效。例如董氏奇穴的正筋穴在跟腱的大筋上，刺入筋中，治疗颈项强直及疼痛甚效，治疗腰扭伤效果亦佳。再如曲陵穴（尺泽穴贴筋）位于大筋旁，贴筋针刺，可治全身拘急挛缩的病变，治疗五十肩之肩臂强硬不举，手掌挛缩不伸，都甚为有效，治半身不遂也极为常用。十四经穴如承山、阳陵能治筋病，也都可以说是此一刺法及理论的应用。

3. 以脉治脉

以脉治脉的刺脉法，亦有两种，一种是刺络出血，即刺血疗法；《灵枢·官针》中的络刺、豹文刺、赞刺可说均属此法范畴。《灵枢·官针》:"络刺者,刺小络之血脉也","豹文刺者,左右前后针之,中脉故也,以取经络之血者","赞刺者,直入直出,数发针而浅之出血,是谓治痈肿也。"另一种刺法,则是刺入至大血管(动脉)旁,不伤血管不出血,紧贴血管以治血管之病,亦当属刺脉法。此种针法在古书未见记载,可以解释董氏奇穴多个穴位的主治及作用。

刺络法临床极为常用,对于难病及痼疾有特殊疗效,对于急性大病及热病也常有极好疗效。因临床应用实在太多,不在此一一列述,仅举出数例,便足以了解此法应用之广泛及实用。如:在十二井穴刺出血可治中风昏厥、高热、咽喉肿痛等;在委中刺血可治后头痛、颈项腰背痛、坐骨神经痛、腰扭伤、小腿痛、痔疮、疮痈、霍乱、急性吐泻等;在肘弯点刺出血可治五十肩、手臂痛、气喘、心脏病、霍乱等;在耳背、耳尖刺血可治眼病、口歪眼斜、皮肤病、失眠、多汗等。

董师的刺血合乎古法之"泻络远针",在背部刺血治脚痛、膝痛,在下腰刺血治上臂痛,在小腿的四花中、外穴刺血治躯干内脏病甚效,都是很平常的用例。特殊的是,董师奇穴采取贴脉治脉法,此法对一般人并不陌生,如各书所载"脉会太渊",以太渊穴治疗各种血脉之病,早就为针灸医师所熟悉,董师的奇穴更将此法发挥,应用范围更广,例如地宗穴,贴近动脉,主治"能使阳症起死回生,心脏病及血管硬化"。又如火硬穴及火主穴下有太冲脉经过,亦常以此穴治心脏血管病。

4. 以肉治肉

以肉治肉的刺肉法。《灵枢·官针》中的浮刺、分刺、合谷刺可以说都属刺肉法。《灵枢·官针》:"浮刺者,旁入而浮之,以治肌急而寒者也","分刺,次分肉之间也","合谷刺,左右鸡足,针于分肉之间,以取肌痹。"浮刺为刺浅层的肌肉,亦可采取斜刺或横刺,治肌急而寒就是治肌肉怕冷及挛缩拘急等。分刺则是刺较深层的肌肉,治疗肌肉痛、麻木不仁或萎缩。合谷刺则是直刺至一定深度后,将针提至皮下,再向左右或前后各斜刺一针,形同鸡足般的"个"字,治疗感受风寒湿所致的肌痹证。

例如,临床常以大腿上的驷马穴等肉多处治疗肌肉萎缩,甚为有效,虽说"痿症独取阳明",又怎能说不是以肉治肉的疗效使然呢?这些穴位治疗肌肉挛缩拘急或末梢神经炎亦有效。肩中在肌肉较多处,治肌肉病亦甚效。

5. 以皮治皮

以皮治皮的刺皮法。《灵枢·官针》中的毛刺、半刺即是刺皮法。《灵枢·官针》："毛刺者,刺浮痹皮肤也","半刺者,浅内而疾发针,无针伤肉,如拔毛状,以取皮气"。毛刺叙述刺浅,恰如毫毛之浮浅细微,手法轻虚;半刺则指浅刺,浅内疾发亦如拔毛状,也可说类同毛刺,只是较毛刺略深,只浅刺皮肤,不伤肌肉,相当于近代皮肤针(梅花针)的叩打刺激法。毛刺多用于局部麻木不仁的浮痹证和一些皮肤病。相当于半刺之梅花针刺法,其治疗以微充血或微出血为度,治疗皮肤感觉异常、神经性皮炎、斑秃、脱发、酒渣鼻都有很好疗效,也可用三棱针浅刺散刺代替。但《灵枢·官针》曾说"肤白勿取",可以了解本法镵针(浅刺出血)原系为阳盛而设,肤色变赤有血热者较宜,例如皮肤病皮肤色赤、丹毒、多发性疖肿或带状疱疹色赤等均可以此法治之,上述治法多在病变局部施治。

董氏奇穴的刺皮法多在肌肉肥厚处针治皮肤病,此有补土生金之意,也有以皮治皮之应。前面阴阳章节曾指出:"穴位有阴阳,肌肉鼓出来的部位为阳,能调阳、调气,并且有推动、温煦、防御、固摄、气化等作用,其气向上、向外,如驷马、火腑海穴、肩中穴等穴,故能治气病、阳病、皮肤病。"如驷马穴治皮肤病极效,此处为阳明经所过,多气多血,调理气血作用甚好,但不宜深刺,以应皮毛。或以泻营法刺之,即先针至地部,然后再提至人部,施以强捻泻针后,再提至天部,然后留针,此即《难经》所说:"当泻之时,从营取气。"此种针法对肤色变赤的皮肤病尤为有效。曲池穴治皮肤病亦同此理此法。

（二）以体治脏（体脏对应）

五体刺法,除能以体治体外,还能透过肾主骨,肝主筋,脾主肉,心主脉,肺主皮,而以骨治肾,以筋治肝,以肉治脾,以脉治心,以皮治肺,达到体脏对应的治疗效果。《灵枢·官针》:"半刺者……以取皮气,此肺之应也","豹文刺……以取经络之血者,此心之应也","关刺者……以取筋痹,慎无出血,此肝之应也","合谷刺……针于分肉之间,以取肌痹,此脾之应也","输刺者……深内至骨,以取骨痹,此肾之应也"。这就说明了五体刺法与五脏的相应。以下即简单举述一些治例略作发挥。

1. 刺皮应肺

临床治疗咳嗽气喘等肺病,针水金或水通穴,采皮下横针施治,在少商、商阳浅刺点刺治肺热喉痛或发热,又如浅针食指木穴治鼻病等,皆系浅刺或横针(及下针),采用皮与肺相应的刺法。

2. 刺肉应脾

刺肌肉能应脾,肉厚之处有补气理气效用,合谷、太冲在手指及脚趾之间肌肉较丰厚处,理气作用甚强,虽说因系"原穴"之故,但脾(气)肉相应也有关系。针驷马穴能治皮肤病,也能健脾补气。董氏奇穴如治肺的驷马,治心的通关、通山、通天,治肾的通肾、通胃、通背,治肝的天黄、明黄、其黄,以及镇痛要穴风市都在肌肉丰厚的大腿处,实亦健脾、重视脾胃学说之故。

3. 以脉治心

刺血治疗心脏病最为有效。笔者以肘弯、四花中外(条口、丰隆附近)刺血治愈多例严重心脏病患。刺脉如地宗穴能使阳症起死回生(强心),能治心脏病及血管硬化;又如火硬、火主夹太冲穴,本身下面有动脉应手,针此能强心,并治心脏麻痹。太冲穴下有太冲脉亦有强心作用,曾以太冲治疗昏厥,经针人中、百会未效,而太冲即效者数例。

4. 以筋治肝

阳陵泉为治筋病要穴,也是治肝胆病的要穴,以正筋、承山治疗颈紧腰紧有特效,治疗脚挛急、抽筋有效,治疗胃痉挛痛、痛经也有效,这些也都与肝有关。

5. 刺骨应肾

灵骨穴贴骨进针治腰痛,亦能补肾治足跟痛及肾亏各病。妇科穴、还巢穴皆宜贴骨进针,较易达到补肾治肾,治不孕的效果。腕顺穴所治各症与肾有关,针刺时贴骨疗效较佳,三阴交穴贴骨进针补肾作用更强。

某些穴位透过筋骨或筋肉的对应关系,能与多脏对应,治疗病症更多,例如火腑海刺在筋上,曲池穴贴骨进针治疗肱骨外上髁炎及手肘肌腱病变甚效。此即由于筋骨皆治,肝肾并补之故。又如,手千金穴在太阳经及少阳经中间,在筋下骨前,能筋骨并治通于肝肾。所治各病与筋骨肝肾有关。再如,个人最常用的三叉三穴,在筋下贴骨进针,进至中白(中渚)及下白肉多处,如此则与脾肝肾皆相关,脾肝肾之病皆能治,主治之病既多而有效,为个人常用十大要穴之一。

第十二节　杨维杰易卦河洛思维诠解
及应用董氏奇穴

以易理活用及发挥针灸,不论十四经穴或董氏奇穴皆一样,除**前述的太极、阴阳、三才、五行之外**,还包括了卦象河洛的应用。

一、穴位与易经卦象

在十四经中有不少穴位取名与易卦有关,例如人中、兑端等。人中穴在鼻口之间,鼻吸天气,口食地气,人中位于天地之中,故谓之人中,而且人中以上,鼻耳眼皆双孔共六窍,象征地卦之六断,人中以下口及前后阴共三窍,象征天卦之三连,如此形成地天交泰之卦,又兑端与口紧连,口为兑卦,故名兑端。董氏奇穴除了一些直接用五行命名的穴以外,也有借用卦象命名的,例如**土水穴及水金穴**即是以卦象命名的。为何取名土水穴,一方面是从其功能作用来考虑,更重要的是它位于手掌艮卦、坎卦之间,艮卦属土,坎卦属水,因此本穴名为土水穴,本穴位于肺经,因此实为土金水穴。为何取名为水金穴,一方面是从其功能作用来考虑,一方面也是从易理卦象来考虑,水金穴位于面部乾卦、坎卦之间,坎卦属水,乾卦属金,因此本穴名为水金穴。本穴有大肠经及胃经循行经过,大肠经属金,胃经属土,因此实际亦为土金水穴。两穴皆为土金水穴,皆有极佳的理气作用,都是治疗咳喘的特效要穴。

有些穴位的应用与卦象有关,例如手掌的腕顺一穴言明"女人用之效更大",这是什么意思呢? 因为本穴所在部位正当坤卦及兑卦之间,两卦皆为阴卦,坤主老女,兑主少女。而女人的小指对于肾亏诊断有一定意义,因此本穴用于女人效果更大。

手掌上的八卦部位对主治作用也有一定影响,一般是以后天八卦为用,但先天八卦有时也要参考,如**大指的穴位与艮卦脾胃有关**,所以大指上的穴位除考虑本经经过外,多半与脾胃有一定关联,如奇穴五虎穴治疗四肢痛系基于脾主四肢,制污穴治疗肉不收口与脾主肌肉有关,止涎穴治疗小儿流口水,土水穴治疗胃病等。**食指的穴位除与大肠经有关外,与巽卦肝胆有关**,如大间、小间、外间、浮间、木穴等穴的作用皆与木病、风病或肝病有关。**中指的穴位与离卦心脏及乾卦督脉有关**，如中指阴面穴心常、脾肿主治心脏病，阳面穴位胆穴、心膝主治与心有关，二角明、肺心、木火治与督脉、头有关的疾病等。再把脏腑别通加进去，就可绝大部分解决董氏奇穴的主治来由，也能发挥治疗更多疾病（图19、图20）。

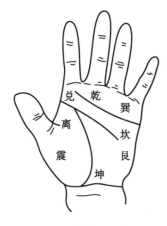

图19　手掌先天八卦图

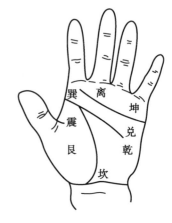

图20　手掌后天八卦图

头面亦有卦象，可比拟手掌卦象进行了解。例如，后天八卦上离火，下坎水，右艮土，左乾金。因此针水通或水金，必须两边皆针，则为土金水并治，对应肺脾肾，理气作用甚强，故理气治咳喘、打嗝（噫膈）、腹部发胀、呕吐。

二、穴位与河图洛书

《河图》之数"一六居下，二七居上，三八居左，四九居右，五十居中"。奇数用白点○表示，偶数用黑点●表示，这里已经可以见到阴阳学说的原始模样了（图21）。

《系辞传上》说："天一地二，天三地四，天五地六，天七地八，天九地十。天数五，地数五，五位相得而各有合。天数二十有五，地数三十。凡天地之数，五十有五，此所以成变化而行鬼

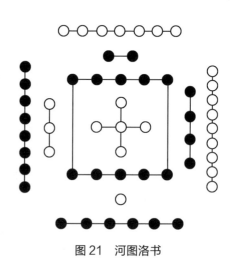

图21　河图洛书

神也。"

《河图》中揭示了数字有奇数与偶数,奇数属阳,偶数属阴。天为阳,地为阴。一、三、五、七、九代表天数;二、四、六、八、十代表地数。

五个代表天的奇数与五个代表地的偶数,可分别相合成五组。即一与六、二与七、三与八、四与九、五与十。古谓之"一六共宗,二七为朋,三八成友,四九同道,五五相守"。

以上一至十的几个数字,易学称为"天地数"。这些数字代表生数与成数,一至五为生数,象征事物的发生;六至十为成数,象征事物的形成。

张景岳在《医易义》中说:"天一生水,地六成之;地二生火,天七成之;天三生木,地八成之;地四生金,天九成之;天五生土,地十成之。"此为河图五行生成数。《河图》代入五行(木、火、土、金、水),则"下北为天一生水,地六成之。上南为地二生火,天七成之。左东为天三生木,地八成之。右西为地四生金,天九成之。中央为天五生土,地十成之。"

《素问·金匮真言论》说:"东方青色,入通于肝……其数八;南方赤色,入通于心……其数七;中央黄色,入通于脾……其数五;西方白色,入通于肺……其数九;北方黑色,入通于肾……其数六。"就将"藏象"与《河洛》的成数作了结合。

董氏奇穴与《河洛》成数的结合,这里举两个例子说明。就以二角明及六完穴来看,**二角明穴**之二,二者火也,地二生火,天七成之。角者木音也,穴在中指井(属木)荥穴(属火)之间,即木火穴之间,穴性亦含木火,为了与木火穴区别,乃有此木火通明之名。

至于**六完穴**,有止血的作用,因为可以入血分,则注意气分的病就不宜用。但从生成数来看,天一生水,地六成之,六完穴之"六"即取其为水穴之意也,所以能止血者,因为水灭火也,水色黑,止血药物多为黑色或炒成炭色,黑者水之象也。水性寒,所以哮喘、肺病、痰多、体弱不宜也。

此外,经络穴位的排列与开阖枢有关,开阖枢的由来则与易卦有关。这在我的其他著作中也有详细的解说(下一节还会讲),其他与《易经》有关的理论与穴例还有很多,这里就不再多谈。

第十三节 杨维杰开阖枢思路与董氏奇穴定穴

六经气化功能的作用规律,也就是经气升降出入的规律,古人将其概括为"开阖枢"。"开阖枢"之名始见于《素问·阴阳离合论》及《灵枢·根结》,原文说:"三阳之离合也,太阳为开,阳明为阖,少阳为枢……三阴之离合也,太阴为开,厥阴为阖,少阴为枢。"《针灸甲乙经·经脉根结》也有同样的记载。

前面章节提出了个人从后天八卦探索其与开阖枢及脏腑别通的关系。这里从开阖枢来探索经络与开阖枢的关系,进而联系董氏奇穴的分布与开阖枢的关系。

十四经的排列与开阖枢的内外排列有关,开阖枢怎样影响决定经络?试将手掌半握(图22),便可发现开阖枢两两相连。先看少商与少泽,一为太阴,一为太阳,即是开;关冲为少阳经,少冲为少阴经为枢;中冲为厥阴经,商阳为阳明经,中冲与商阳为阖,这就构成了开阖枢的规律。将拳头伸开则开阖枢的关系即为图23所示。

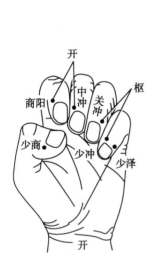

图22 手掌半握,手三阴三阳经井穴开阖枢关系

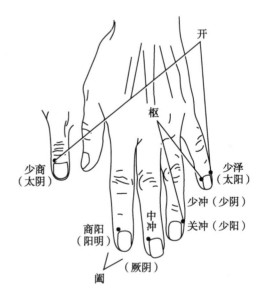

图23 拳头伸开,手三阴三阳经井穴开阖枢关系

　　若将脚掌弯卷起来,亦成太阳太阴紧邻排列,厥阴阳明紧邻排列。至于涌泉,日本人赤羽幸兵卫作"知热感度测验"时,以至阴与窍阴间的内至阴代替,这样亦成为少阳少阴紧邻排列的状况,说明了开阖枢有一定的排列次序(图24)。

　　试将手掌握成一个圆形如太极(图25),依此圆形从最外的太阳向内运行(传经),依次为少阳,最后为阳明,阳尽则阴,依次为太阴、少阴,最后为厥阴。此一开阖枢握拳之图以顺时针方向旋转,也甚合《伤寒论》太阳传少阳,传阳明,传太阴、少阴、厥阴的六经传变次序。

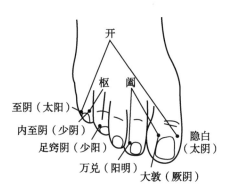

图24　脚掌太极开阖枢排列次序

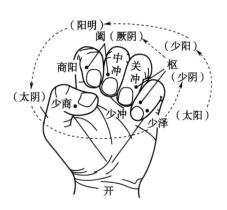

图25　手掌太极开阖枢与六经传变次序

　　此种位置与《素问·阴阳离合论》所说"太阴之前,名曰阳明","太阴之后,名曰少阴……少阴之前,名曰厥阴"相符。《内经》据此而确定经络循行部位,三阳在阳面,三阴在阴面,然后根据阳仪(兑离震由太阳少阴而来),故肺、大肠(兑),心、小肠(离),心包、三焦(震)走手上,阴仪(巽坎艮由太阴少阳而来),故肝、胆(巽),肾、膀胱(坎),脾、胃(艮)走脚上。又据阴升阳降,或到指端止,或从指端起,例如太阳经从小指走在阳面最外,少阳沿无名指走在阳面中间,其他以此类推。

　　十四经络的排列与开阖枢有关,董氏奇穴的排列亦如此,如治疗内脏病要穴驷马三穴、通关三穴、通肾三穴,其纵横排列与开阖枢有密切关系;驷马三穴主肺太阴病为"开"在最外,通关三穴主心少阴病为"枢",通肾三穴主肾少阴病为"枢"皆在中(图26),三黄三穴主治肝病为"阖"在内(图27)。

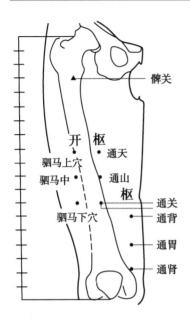

图 26 董氏奇穴大腿穴组排列与
开阖枢的关系（1）

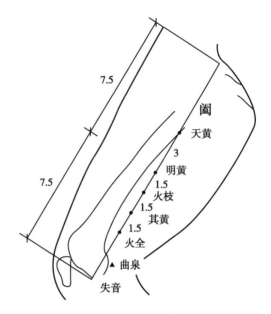

图 27 董氏奇穴大腿穴组排列与
开阖枢的关系（2）

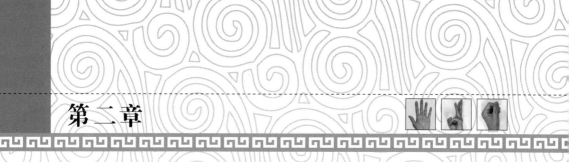

第二章

杨维杰经络思路在董氏奇穴的应用

第一节　循经取穴思路与董氏奇穴

董氏奇穴虽名为"奇穴",但董老师常说其奇穴为"正经奇穴",其原著亦称《董氏针灸正经奇穴学》,我认为书中的"正经"即是十四经。若非对十四经穴有极为深刻的认识,董氏断难发现如此多与十四经相关的奇穴。十四经与脏腑有密不可分的关系,解说奇穴首先当然是应用十四经思路,十四经穴中循经取穴是针灸辨证取穴的最基本原则与方法。而运用董氏奇穴大致也不例外。

加入个人研究的易理思路,如太极、阴阳、三才等,就更容易理解其应用之理,并进而发挥更多治疗效用。循经取穴可分为本经与表里经,这里举例略加说明:

～ 一、本经取穴

有些人对董师在十四经穴的成就懵然不知,这的确是一件可惜的事。殊不知董师因为对十四经穴的深入与扩大,才有数百奇穴的发明,而董师在十四经穴的应用方面确有许多发前人所未发之处,例如以髀关治感冒,以伏兔治心悸、心脏病,犊鼻治唇生疮,公孙治腰痛、手麻,三阴交治腰痛、落枕,阴陵泉治前头痛,腕骨治眼病,肩外俞治小腿痛,膏肓三棱针点刺治膝痛,承扶治瘰疬,风市治肩痛、胁痛、半身不遂,陷谷治偏头痛、腹泻,风府点刺治呕吐,等等,董师在其原著《董氏针灸正经奇穴学》后亦附有"董氏对十四经穴主治病症之修订"可资参考。

根据十四经循环,本经有病老师也常在本经取穴,例如常用董氏奇穴肝门穴治肝病,中医认为肝病多湿,小肠为分水之官,小肠的原穴腕骨即为治黄要穴(《通玄指要赋》《玉龙歌》《玉龙赋》),肝门穴位于手臂小肠经中央,既合经络,又合太极全息治中焦肝病之理,其效显著,自无疑义。又如正筋、正宗治疗颈项,既合于太极对应(详见《董氏奇穴穴位诠解》七七部位正筋穴说明),又与膀胱经有关,治疗颈项病当然有奇效。再如搏球(在膀胱经上)治背痛,其门、其正、其角(在大肠经上)治痔疮,天黄、明黄、其黄(在肝经上)治肝病,下三皇(在脾经上,其中人皇为三阴交,系脾肝肾交会)治泌尿、脾胃、妇科病,人士、地士、天士及曲陵穴(在肺经上)等治气喘感冒,门金(在胃经上)治肠胃病变,皆与经络循行有关,这些皆足以说明董氏奇穴是以十二正经为基础来运用的,唯不同者,董氏奇穴多在远处取穴,而非患处局部取穴。并且,董氏奇穴又兼顾对应全息,因此效果更为突出。

二、表里经取穴法

十二经脉中,每条经脉都有与其互为表里的经脉。十二经脉表里相配是根据脏腑生理病及相互关系而配的,在生理有经络的联系,在病理上也有一定的关系,例如肺气虚能引起大肠肃降不顺,大肠秘滞也会引起肺气上逆。表里经之间的联系途径,在体腔有络属关系,在四肢有脉气交接关系。

表里经取穴法在古法针灸中经常应用,如《百症赋》中就有很多例子:"阴郄、后溪治盗汗之过多",后溪在小肠经,阴郄在心经,两经互为表里。又如"梦魇不宁,取厉兑隐白",厉兑在胃经,隐白在脾经,两经互为表里。

此外,《玉龙赋》也有"肘挛疼兮,尺泽合于曲池",也是表里经互用,这些都是很显著的例子。

董氏奇穴的表里经取穴法基本上就是:本经有病,常取互为表里经的穴位。例如取在手阳明大肠经的奇穴指五金、指千金、木穴治疗肺所主之皮肤病甚效。又如小间穴在食指大肠经边上,能治肠炎,由于大肠与肺相表里,故能治支气管炎、吐黄痰、胸部发闷,还能治支气管扩张。

木穴董师原书主治只写"肝火旺,脾气燥",但我发挥以之治疗手掌皲裂,手皮肤病尤具特效,治疗鼻涕多很有效,治感冒流涕可止于顷刻。之所以治鼻病甚效,其原理即是根据经络思路,该穴在大肠经食指,与肺经相表里亦有关。

此外,以脾经火菊治疗前头(阳明头痛),在胃经之四花中、四花外、丰隆点刺出血治疗痰(脾聚痰湿)瘀阻滞之病亦是。

我个人更是将十四经证治法则与董氏奇穴融会贯通,扩大了奇穴的应用。人体的各组织器官,是一个统一的有机整体。因此透过经络可以治疗人体内外之病。以循经疗法为主要思路,结合奇穴与十四经穴,并与脏腑功能结合,临床非常实用。

三、十四经循经法则应用

根据经络及藏象治疗思路,运用董氏奇穴,治疗作用甚多,疗效甚好,这里选取四条经络加以介绍,其运用方法如下:

(一)手太阴肺经

肺主皮毛(皮肤),与表证、汗症有关,能治感冒及汗症,奇穴土水穴能治疗感冒及汗症与此有关。制污穴治疗皮肤溃破久不收口,与主表、主皮毛有关。

肺朝百脉,脉伏不出亦取治于肺,**肺为水之上源**,透过肺与膀胱通,能开上窍、利下窍,通利小便,也能治疗膀胱经病变:如尿多尿涩可针曲陵(尺泽)、列缺。如重子、重仙治疗背痛,小节治疗踝痛。

肺经中的经穴,用于呼吸系统的最多,其次用于**心脏病**,董氏奇穴中许多穴位能治疗呼吸病,也能治疗心脏病,这是因为心经"其直者,复从心系却上肺"(语译:它的直行经脉,又从心脏的脉络上行于肺部),这就是董氏奇穴中许多穴能治疗呼吸病也能治疗心脏病的原因,如人士、地士、天士、曲陵皆治肺病,也治心脏病。本经在临床上不仅对肺重要,**对胃及肠**亦有很深的关系。本经也关系着脾胃消化系统,因为肺经循行经过胃肠,土水穴可治腹泻、胃痛。

宣肺解表、止咳平喘常用以下诸穴:土水(鱼际)、曲陵(尺泽)。土水(鱼际)穴主身热,治疗支气管哮喘,甚为有效,还能发汗止汗。曲陵(尺泽)用于逆气泄泻,在痢疾严重时取用。地士(孔最)是郄穴,用于病况症状较急之时,如吐血、肋膜炎和肺炎等寒热剧烈之场合。针刺地士(孔最),治疗支气管哮喘,其缓解率在八成以上。地士(孔最)对痔病亦有特效。

有些穴能清热止血,如咯血可取地士(孔最)、土水(鱼际)、曲陵(尺泽);鼻血可刺少商(刺血)。少商、土水(鱼际)、地士(孔最)、曲陵(尺泽)等穴可治咽肿痛。

本经的特点:不论在呼吸系统病、心脏病或肺经之病,均系浅针有效,针刺不可过深。此即所谓以皮治肺。戒烟针列缺透阳溪,皮下横针,亦治肺也。

又本经和大肠经有着阴阳关系,所以病症上也密切相关,在临床上不能不重视。喉痹(扁桃体炎)、鼻衄(鼻出血)均系肺部气管上的病,皆可以肺经主之。但在阳明大肠经中亦有多穴可治(如商阳点刺),可以知道这些病多是属于阳病的。

董氏奇穴在大指上有阴面阳面之别,主要是与功能有关,**大指**阳面的止涎及制污皆治外流之病;妇科穴在阳面治疗子宫病;阴面的五虎治全身骨肿,则与脾主四肢有关。立掌,五虎穴在最上,治最外面病;止涎在上,亦治上面之口涎病;制污在中治肺脾,主皮肤、肌肉之病;妇科穴在下,治疗子宫病。

(二)手阳明大肠经

综观大肠经各穴的主治症,**从它的循行可以知道多见效于鼻、齿、咽喉等病症**,如木穴及大白治疗鼻、眼病,都是此理。奇穴浮间、外间治疗牙痛亦有效。大白治疗三叉神经痛甚效。灵骨、大白治头痛亦甚效。通鼻止塞取木穴;感冒取大白、木穴。

本经穴位**善治肛门病变**,温溜(其正、其角夹之)能治大便脱肛、痔疮痛。

调治皮肤亦常用本经穴位,这是因为阳明经多气多血,又大肠与肺相表里,肺主皮肤之故,木穴、指五金、指千金、指驷马皆能治皮肤病变。肩中穴亦能治疗荨麻疹。

由于大肠与肺相表里,本经某些穴亦**能治感冒及通鼻**(大肠经上至面部夹鼻,亦治鼻病),木穴治疗感冒及鼻病极为常用。

从古书的观点来看,大肠经**最有应用价值的是身热症**,阳明经上于头面,多气多血,多实证、火证,因此常以阳明经穴位泻上窍之火热证及表热,从肺主皮毛的关系上来看,其腑为大肠,主身体的表部,邪气在表部发热,即在初期疾患发热时很有功效。肘以下的要穴，主治发汗，降热极有效。治疗时从二间到其正、其角，不论哪一个穴，实际均可应用，尤其是小孩的高热，最好在二间（大肠荥穴）**或董氏奇穴大白用三棱针刺血，主治小儿气喘，发高烧及急性肺炎甚效。**曲池退热也有效。

其门、其正皮下横针**治疗痔疮，**盖肛门又称魄门，肺主魄也；本经所过之水金、水通治肺病，亦**皮下横针浅针**也。

透过**脏腑别通**之大肠与肝通，许多穴能治肝经病变，在食指阴面的五间穴皆能治疝气，木穴能治肝经所过鼻腔及眼睛病。灵骨及大白、合谷皆能治肝经所过之经络痛，如鼠蹊部痛等。大白、灵骨、曲池皆善治肝经之头晕，曲池治晕尤效。

董氏奇穴在食指的阴阳面排列，亦与功能有关，位于食指上在阳面的指五金、指驷马能治疗在上的病（皮肤病）及阳腑大肠的病，在阴面的五间（大小外浮中间）穴治疗脏腑别通在下的肝脏病变。

（三）足阳明胃经

足阳明胃经与脾经相表里，胃与大肠皆属阳明，手足阳明经相通，故本经最常用于治肠胃病。又手太阳小肠经与手阳明大肠经的下合穴——下巨虚与上巨虚，皆位于足阳明经。故**足阳明经与胃、小肠、大肠，乃至整个消化系统有密切关系。**

胃及十二指肠溃疡、胃剧痛时取解穴（本穴和胃经郄穴梁丘邻近），加门金（调和木土）更佳。腹痛也可取解穴、门金（陷谷）、上巨虚、四花上（足三里）。常用腹部各穴，取足部各穴尤佳。腹泻针门金（陷谷）最特效；痢疾针门金（陷谷）、天枢、四花上（足三里）；便秘取上巨虚、天枢、四花上（足三里）；食滞针四花上（足三里）、天枢、门金（陷谷）。

脾胃为后天之本，胃经和脾经都是有关消化系统的。本经穴位常用于调补虚证。身体营养缺乏时，可取本经经穴医治。尤其是呼吸系统疾病，可以用本经经穴。补益强壮，最常用足三里（四花上），足三里为土经土穴，土性最强。

又阳明经**多气多血，常用于调理气血，**治疗皮肤病亦极效，驷马位于胃经即系此一道理，解穴善于调理气血，治疗气血错乱及解晕针。

阳明经气血皆多，故多实证。常用于本经泻火，尤其是火上炎之头面、神经症状最为常用。口眼歪斜针上巨虚、四花上（足三里）甚效。牙痛针内庭、厉兑、四花上(足三里)。前头疼痛针门金、内庭。偏头(太阳穴)痛针陷谷甚效,门金更效。因为胃经通过乳头,对于乳腺炎可取梁丘(或解穴亦可)、门金,亦效。

又脾胃为生痰之源,本经穴位亦**常用于化痰**。丰隆(四花外)为痰会,理气化痰最常取丰隆(四花中)、四花上(足三里)。平降血压针丰隆(四花外)、内庭(门金)。痰饮所致眩晕可针丰隆(四花外)、解溪、四花上(足三里)。因丰隆(四花外)为痰会,在此穴刺血可痰瘀并治,治疗各种疑难杂症。

本经**可降升火**,应用于晕针(如解穴、四花上)。又中风之足部麻痹症,多系来自外侧,故可与胆经经穴并用,或针三重穴少阳阳明并治。

自古认为**发狂**是由于阳明之热,故精神病与胃有着密切的关系。患精神病的人,消化能力大都异常亢进,如调整胃经的实证,狂性便可以减轻。癫狂取丰隆(四花外)、厉兑有效。相对的,对精神衰弱症,如补胃经的虚,使身体营养和精神改善,则往往可以治愈。神经衰弱可针厉兑、四花上(足三里)、丰隆(四花外),包括噩梦连连。

阳明胃经属土,针之尚能通络除湿,如治疗**肩臂不举**常取条口、上巨虚。**肩背疼痛**针髀关甚效。

(四)足太阴脾经

足太阴脾经除与消化系统、生殖系统及胸部有关外,其支更别注于心中,影响精神作用。

脾胃相表里,脾经和胃经是现代主治胃肠消化系统疾病有效的经络。本经常用于调理脾胃及治疗消化不良。胃及十二指肠溃疡患者,针刺公孙穴(火散,络穴)后出现蠕动减弱。细菌性痢疾常于人皇、地皇、天皇(阴陵泉,合穴)等穴附近触到过敏点,并针此过敏点治疗急性菌痢,可迅速治愈。

治疗腹痛常取火散(公孙)。治**腹泻**常用天皇(阴陵泉)、人皇(三阴交)。针刺三阴交治疗便秘颇有效。治消化不良,公孙(火散)、三阴交(人皇)皆有效。

脾经的特征是能治疗**生殖系统疾患**,下三皇即是治疗生殖系统疾患的效穴。

脾经和身体倦怠、神经衰弱也有很深的关系。如呼吸系统疾患、妇科病,多因脾肾虚弱所致,亦可取下三皇穴治疗。

脾统血,亦常用于治疗贫血、出血、崩漏之证,可取下三皇、通胃、通肾。

妇科疾病,多由脾虚而来,三阴交(人皇穴)有"妇人三里"之称,和阴陵泉一样是用途很广的。子宫出血、月经异常等,凡与血有关之病,人皇(三阴交)穴皆能治疗,与肾关倒马更佳。

脾主湿,脾属土,土能制水,常用本经穴位治水肿及痰湿、寒湿之病。健脾制水,治疗水肿常取天皇(阴陵泉)、人皇(三阴交)。遗尿可针人皇(三阴交)、天皇副(肾关)。小便不利针天皇(阴陵泉)、人皇(三阴交)。健脾除湿,治疗痰湿头痛,火散(公孙)、天皇(阴陵泉)、人皇(三阴交)皆有效。

又脾主运化,身体沉重、无力亦可针本经,脾为后天之本,身体衰弱,机能不足亦可针本经穴位。眼肌无力针火散(公孙)、天皇(阴陵)。治疗糖尿病以下三皇倒马效果更佳。

敛降上亢外浮之虚火,董师用火连、火菊降火,维杰解为火连(太白)为脾之土穴,火菊(公孙)为脾之络穴,皆土厚也。此即"厚土敛火"。

(五)其他经络

其他经络循经法则应用,可按前述四条经络方法配合藏象发挥。

第二节 经络病(是动病、是主所生病) 思维与董氏奇穴

"是动则病"与"是主某所生病者"原出于《灵枢·经脉》篇,是中医最早的症状学,为针灸辨证论治开创了先河,是学习及临床应用针灸治疗的基础。

"是主所生病"是有别于藏象病的另一种治疗系统,扩大了治疗视野。一般六条阳经的"是主所生病"在临床较为常用。六阳经并不是简单的主六腑所生病,用一个意义较广的字来概括有关病症。**根据我用《内经》思路分析,用其中"是主某所生病者"作为思路,解说及阐述董氏奇穴的应用,极为合拍**,而且能发挥得很好。以下就用此思路来看看"是主所生病"与董氏奇穴的应用关系。至于"是动则病"与"是主某所生病者"的详细意义,这里不再做分析,参见我的有关著作,这里只就这方面在董氏奇穴的应用加以解说。

一、足太阳主"筋"所生病

足太阳经行身后,所经部位筋肉分布最广,从项、背、腰、尻至下肢,其筋肉皆

极为突出,足太阳经所出现的病症也是以筋病为主。如"项如拔,脊痛,腰似折,髀不可以曲,腘如结,腨如裂"等。

临床应用,膀胱经的委中、承山、束骨等穴,及奇穴**正筋**、**正宗**都有舒腰腿、缓筋急的远道作用。其他各部穴位也都有治疗邻近筋肉的作用。

杨上善及张景岳都用水生木来解释太阳主筋,但经络所过部位特点即是,着眼于此即可。

二、足少阳经主"骨"所生病

也应当从本经的循行部位去理解。足少阳经循行人身侧面,所循经部位之骨节较为显著。从头角而下以至胸胁、髀枢、股、外辅骨、绝骨等。本经可用表示其部位特点的"骨"字来概括其所主病症。杨上善注:"足少阳脉主骨,络于诸节,故病诸节痛也。"张隐庵注说:"主骨所生病者,为头痛、颔痛、缺盆、腋下、胸、胁、髀、膝外、胫、踝皆痛,乃足少阳经脉所循之部分而为痛也。"张景岳注说:"骨为干,其质刚,胆为中正之官,其气亦刚,胆病则失其刚,故病及于骨,凡惊伤胆者,骨必软,即其明证。"

《灵枢·根结》说:"少阳为枢……枢折则骨繇而不安于地,故骨繇者取之少阳。"根据这一理论,坐骨神经痛可用柴胡桂枝汤加减治疗,对于骨节纵缓且摇动不安的病症,可采用少阳方药柴胡龙骨牡蛎汤加减,取得良好疗效。

悬钟为骨会,即位于少阳经上,悬钟亦能治疗多种骨痛。九里(风市)穴能治疗全身骨痛,而我个人最常用九里(风市)穴治疗颈椎、腰椎骨刺甚效,这都是少阳主骨的应用。董师治疗骨刺常用上三黄,其中央之明黄位置恰与风市相对,是取表里经作用。

三、手阳明大肠经主"津"所生病

"津"是指向外分泌的液体,包括汗液、涕唾等。而"液"则主要停留于内部骨节、脑髓、孔窍等处,起润滑及滋养作用。

手阳明大肠经主"津"所生病,所述病症有齿痛、颈肿、目黄、口干、鼽衄、喉痹等,其涉及部位为口齿、鼻、眼、咽喉,这些都是手阳明经循行所过,皆为"津"所敷布之处。张景岳注说:"大肠与肺为表里,肺主气,而津液由于气化,故凡大肠之或泄或秘,皆津液所生之病,而主在大肠也。"张隐庵注说:"大肠传导水谷,变化精微,故主所生津液,病则津液竭而火热盛,故为目黄、口干、衄衄、喉痹诸症。"董氏奇穴木穴治疗目干、目多泪、鼻干、鼻多涕,皆是大肠主津的应用。大肠经的合谷穴能发汗止汗,亦是手阳明大肠经主津之应用。

四、手太阳经主"液"所生病

《灵枢·经脉》所述病症有耳聋、目黄、颊肿、颈、颔、肩、臑、肘臂外后廉痛等。《灵枢·口问》说:"液者,所以灌精濡空窍者也。"耳、目、关节的病症与"液"的不能"灌精濡空窍"有关,也可说是"液竭"所致。病症所涉部位即为手太阳经循行所至。这些病非小肠腑证,因此不能说成主"小肠"所生病,而以主"液"所生病较为合理。"液"怎样与小肠联系呢?张景岳注说:"小肠主泌别清浊,病则水谷不分而流衍无制,是主液所生病也。"张隐庵注说:"小肠为受盛之官,化水谷之精微,故主液所生病。"皆从"腑"立论,但本经并未及小肠腑病,此解并不合原意。而杨上善编注的《太素》从经脉部位去解释比较能抓住要点:"两大骨相接之处,有谷精汁,补益脑髓,皮肤润泽,谓之为液,于太阳主之。邪气病液,遂循脉生诸病也。"位于小肠经上的几个董氏奇穴,如:眼黄穴治目黄;腕顺二及肠门、肝门皆治肝病(包括眼黄),腕顺一、二也是治耳鸣要穴。维杰最常用董氏奇穴心门穴治疗退化性关节炎,治疗膝盖因滑囊液不足所致之疼痛甚效。

五、手少阳经主"气"所生病

其所主病中同样是有经病而无腑病,因而不说主"三焦"所生病,而说成主"气"所生病。这里的"气"主要是指与经脉相关的"气",尤其是上部的"气",所谓"上焦开发,宣五谷味"的"气"。

其外经病,包括耳聋、嗌肿、喉痹、汗出、目锐眦痛等。张景岳注说:"三焦出气,以温分肉,充皮肤,故为汗出。其他诸病,皆本经之脉所及。"也就是说除出汗为手少阳三焦经之功能病外,其他皆为经络病,行于上肢及头侧部。前述临床上有"气脱者目不明"之说,而多数耳鸣、耳聋更是气虚或气闭所致,余常用益气聪明汤治疗耳鸣甚效,用针刺治疗则多运用三焦经的穴位治疗耳鸣、耳聋,如十四经的中渚及奇穴中白、下白均为治疗耳鸣、耳聋的要穴,在三焦井穴关冲点刺治疗嗌肿、喉痹皆甚效。支沟（火串）穴里气通便，也都是主"气"所生病的应用。

六、足阳明胃经主"血"所生病

这可以从以下几个方面来理解：

1. 从脏腑理论看，"胃"与"血"的形成有直接关系。《灵枢·决气》说："中焦受气取汁，变化而赤，是谓血。"指的就是脾胃。脾胃与血的化生有密切联系。《灵枢·经脉》说："谷入于胃，脉道以通，血气乃行"。都在说明"胃"与"血"的产生有直接关系。"胃为水谷之海"，能受纳腐熟水谷，水谷之精微变化而为血。

2. 从循行所过看，本经脉循行所过部位，从上至下，动脉分布较为明显。尤其是颈部人迎及足部跌阳，其他还有大迎、气冲等，分别是面动脉、颈动脉、股动脉、足背动脉所在处。阳明经除多气外亦多血，所谓"多血多气"，即与这些部位的特点有关。

3. 从病症特征看，胃经病症"甚则欲上高而歌，弃衣而走"，"狂、疟、温淫、汗出、鼽衄"等多为热入血分的阳证。《素问·阳明脉解篇》解释说："其脉血气盛，邪客之则热，热甚则恶火"，"阳盛则四肢实，实则能登高"，"热盛于身，故弃衣欲走"，"阳盛则使人妄言骂詈，不避亲疏"等，都在说明阳明经脉病为"热盛""阳盛"之证。皆属阳明脉"血气盛"的表现。这些病症皆为阳明经穴所主治，因此说胃主"血"所生病。而胃经穴多能治疗热症，如内庭穴常用治热病，胃经上的足三里、四花上、四花中、四花外皆为刺血治血热病要穴。

第三节　同名经相通思路与十四经及董氏奇穴

手足同名经的运用也可以说与开阖枢有关。手足太阳经皆主开，有着统一的运动规律及同类性质，手足少阳经皆主枢，彼此有着统一的运动规律及同类性质，其他，如手足阳明、手足太阴、手足少阴、手足厥阴同名经之间，亦都有着同类的运动规律及性质，因此其作用彼此相通，可以称作同名经相通。

手足同名经应用甚多，在本人《针灸宝典》及《董氏奇穴讲座治疗学》中皆有较详细论述，**这里只简单介绍个人思路、经验，与董氏奇穴结合应用的方法**，主要分为对应应用及延伸应用，**对应应用即手足同名经互相对治（交用）；延伸应用**

即手足同名经能互相配治(并用)、手足同名经能互相取代治疗(代用)。下面就来看看详细内容。

(一)对应应用

手足同名经互相对治(交用):

一般以四肢对侧相应部位最佳,采用巨刺法配以动气,效果尤其速捷。亦即四肢疾病较为适用,即以左上治右下、右上治左下、左下治右上、右下治左上。其他各经皆可依此类推。现在我们来看一些例子,手足太阴经相通,手太阴部位有病针足太阴脾经,例如手太阴井穴少商有病,针足太阴井穴隐白;反之,足太阴井穴隐白痛,亦可针手太阴井穴少商。鱼际部位痛可针太白,反之太白痛亦可针鱼际;太渊痛针商丘,反之商丘痛亦可针太渊;尺泽有病可针阴陵泉,阴陵泉有病也可针尺泽。手阳明与足阳明经络之病亦如此,陷谷部位痛可针合谷,阳溪部位痛可针解溪,手三里与足三里之病也可对治。手少阴心经与足少阴肾经也是一样,手少阴荥穴少府有病痛,可针足少阴荥穴照海,通里部位痛可以针太溪,反之太溪部位痛也可针通里。太阳经也一样,后溪痛可以针束骨,束骨痛可以针后溪,如此对应的部位可以互相对治。

余利用董氏奇穴在同名经相通的应用也很多,例如:手太阳的腕顺一二治足太阳膀胱经腰痛。位于手太阴的土水穴治足太阴脾虚泄泻。手厥阴的胆穴治足厥阴肝气之病,如心悸、胆怯,也可治夜哭等胆虚之证。我用肺经五虎穴治疗脚趾痛,也是基于肺与脾手足太阴同名经相通,脾主四肢,手指脚趾对应。用小节穴治疗脚踝痛,也是基于肺与脾手足太阴同名经相通,再加上脏腑别通,肺与膀胱通,治疗外踝痛,如此则内外踝皆治。

(二)延伸应用

1. 手足同名经能互相配治(并用)

同名经配合应用在古歌诀中时常见及,此种用法,即一处有病可以两个同名经穴并用,即同名经上下互用,效果亦佳。

这种方法在董氏奇穴不常用,余应用此法甚多,如手太阳输穴后溪与足太阳输穴束骨同用,治疗颈项及腰痛甚效;手少阳输穴中渚配足少阳输穴临泣同用,治侧面所有少阳之病甚效;手阳明输穴三间配足阳明输穴陷谷同用,治人体前身各种病痛皆效。这足以说明同名经相通配用确实是一种常用针法。

这里另举几个自己常用的示例。例如，右肘三焦经处（少阳经）痛，可针左脚接近少阳胆经的奇穴侧三里、侧下三里，再取同侧手少阳经输穴中渚，效果甚佳。左肩阳明部位痛，可针右阳明经穴位（依经验条口穴甚效），再针同侧手阳明经输穴三间，可立止疼痛；也可用奇穴四花中贴骨，再配大白穴，同样是手足阳明经相通，但疗效更佳。这种针法，在同名经两处远程取穴，两穴皆为治疗针，同侧较近之远程穴又有牵引作用，所以疗效甚为突出。

2. 手足同名经能互相取代治疗（代用）

相对应的部位在太极对应上处于相对应的位置，因此有同质作用，而常常互相取代应用。例如公孙穴可治脾胃虚寒，消化不良，相对应的鱼际亦可治疗脾胃虚寒，消化不良。悬钟能治落枕，相对应的外关也可治落枕。足太阳束骨能治疗颈项及腰痛，相应的手太阳后溪也可治疗颈项及腰痛，足小趾端的至阴穴可治妇科胎位不正，手小指端的少泽也能治妇科病产后少乳。

运用此思路，找出董氏奇穴也有这样的性质及作用，例如足大趾内侧为泻火之穴（火菊、火连、火散）能清火，手大指内侧为之土水穴亦能泻火；足一二趾间的火主、火硬穴能壮火；手大二指间的大白、灵骨穴亦为壮火之穴；其他，如手二三指间与足二三趾间，手三四指间与足三四趾间，手四五指间与足四五趾间的对称穴位皆有类同作用。因为足部少阳经四五趾间的临泣穴，为奇经八脉带脉的交会穴，能治环腰一带疼痛，我常用手部少阳经四五指间的中渚穴或奇穴中白穴代替，取穴方便，效果不差。

第四节　十二经别在董氏奇穴的运用

十二经别是十二正经离合出入的别行部分，为加强脏腑联系的通路。与别络之"别"有所不同，故称为"经别"。经别的主要作用，是加强十二经脉表里脏腑之间的相互关系，它是十二经脉中某些循行较长和脉气较大的支脉。因此，十二经别本身没有病候的载列。但是，由于十二经别的别出循行，扩大了十二经腧穴的主治范围。

脏腑别通有不少是透过经别相通的，在我的高级讲座中已讲述得很清楚，这里再简单提出来看看，为什么用脏腑别通可以解释董氏奇穴穴用的缘由。

1. 肝与大肠通

（1）大肠经治咽喉：例如指五金、指千金、商阳治疗咽喉肿痛。指五金、指千金在食指上，与大肠经有关，商阳穴属大肠经，治疗外感及实证咽喉肿痛效果甚佳，但大肠经脉并未与咽喉发生直接联系，一般认为主治机制主要是因肺与大肠相表里，表里互治之故。事实上手阳明经别"上循喉咙"，这就说明大肠经经别与咽喉有直接联系，用经别学说解释少商治疗咽喉肿痛的作用机制更为直接。

（2）大肠经治乳痈及头晕：灵骨穴治疗头晕，灵骨穴位于大肠经；曲池治疗乳痈，曲池属于阳明大肠经，大肠经并不与乳房发生直接联系。曲池用为治疗乳痈的主穴之一，是因为阳明经为多气多血之经，曲池穴有清热解毒的作用。或说大肠与肝别通，乳头属肝所主，但这只是作用机制的一方面。从经别来看，手阳明经别"循膺乳"，说明经别与乳房有直接联系，这样，以曲池穴治疗乳痈有着经络所过、主治所及的意义。

2. 胃与包络通

胃经治心脏病：我常用足三里、四花上来治疗心脏病，疗效极为突出，足三里属足阳明胃经，该经不与心发生联系，但其经别则"上通于心"，所以可直接作用于心，用足三里可调心气而治疗心脏病。

3. 心与胆通

风市治疗心悸及痒症（心与胆通）：九里穴即风市穴，虽然胆经与心没有直接联系，但其经别"上贯心"，风市属胆经，因此治疗心悸、痒症是通过胆经经别与心通的关系而实现的。

其他别通可以依此找出，这里就不多述。

又十二经别皆在肘膝以上入走内脏，与五输穴脉气衔接，因此董氏奇穴设在肘膝以上肌肉筋束较厚的大腿部位，与经别也有一定关系。

第五节　经筋在董氏奇穴的运用

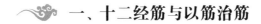 一、十二经筋与以筋治筋

《灵枢·经筋》全面记载了十二经筋的分布及其症候。古人在医疗实践中观察

到人体的筋肉等组织是互相联系的,当其发生病变时所出现的抽痛、转筋等现象,往往与十二经脉分布的路线相一致。十二经筋,是指为十二经脉所联系的筋肉系统。"筋",就是现在所称的"肌肉",旧称"筋肉";其附着于骨的部分则称"腱"。经筋,就是筋肉的生理功能和病理现象,这是古人对经络系统与筋肉等关系的具体论述。

由于经筋是由筋肉组成,主要对关节屈伸和肢体运动起作用,因此其表现的症候,主要表现在运动方面。

(一)经筋病常见症候

经筋所表现出的症候,多属筋肉组织疾病,临床上常见的经筋病,多见于以下诸方面的疾患。

1. 肌肉、关节疾患

因经筋结于关节,联于肌肉,故各类经筋疾患最为常见。临床特点是各经筋所过处转筋疼痛、屈伸不利、俯仰维艰等。例如足太阳主筋,与颈背腰腿肌肉关节关系密切,又如《灵枢·经筋》提到手阳明经筋病候:"其病当所过者支痛及转筋,肩不举,颈不可左右视。"表现出手阳明经脉本身循行所过部位的筋肉病症。此可针三间(大肠经)及重子(表里肺经)甚效。

2. 神经系统疾患

(1)口眼歪斜。

(2)瘫痪及痉:这是一组症状,常见于"惊风"一类病变。

3. 内脏疾患

包含息贲及伏梁。

4. 经筋病的辨证要点

(1)转筋痛:即经筋转动而痛。

(2)局部牵引痛:见于四肢关节、阴器、脐、胸等部牵引痛,古称"纽痛",经筋局部痉挛拘急所致。

(3)功能障碍:表现为目不能开合(足少阳、足阳明经筋病),可针水曲、门金或三叉三穴;舌卷(手少阳经筋病)、阳痿不举(手少阳、足厥阴经筋病),可针大敦穴;肩不能举、颈部强直左右不可转动(手阳明经筋病),可针条口透承山,等等。

总之,临床上常见的软组织劳损、肌肉风湿痛以及运动神经疾病所引起的肌肉痉挛或瘫痪,如三叉神经痛、面肌痉挛、周围性面神经炎、脊髓压迫症(脊柱炎症、增生、椎间盘突出、椎管狭窄等）、急性脊髓炎等，以及脑部疾病如中风后遗症等，都属于经筋病的范畴。

5. 关于筋急症及筋纵证

《灵枢·经筋》曰：“经筋之病，寒则筋急，热则筋弛纵不收，阴痿不用。”说明经筋的病理变化总不外筋急与筋纵两个方面。

（1）筋急证：主要表现为肌筋疼痛及运动障碍。凡人体筋肉组织发生病变，以疼痛及运动障碍为主症者，皆可辨为筋急证。多以肌筋的疼痛、肿胀、扭转、拘挛、引掣、强直及关节活动不利等为表现症状。从针灸临床看，筋急证涉及的病种可谓非常广泛，如腱鞘炎、网球肘、落枕、肩周炎、肋间神经痛、腰肌劳损、脊间韧带损伤、坐骨神经痛、梨状肌综合征、臀上皮神经损伤、腓肠肌痉挛及腕踝关节扭伤等。今天来说就是不松则痛。

（2）筋纵证：筋纵主要表现为肌筋松弛乏力不收、痿废不用等。《灵枢·经筋》所论十二经筋病候大多是有关筋急者，仅在足阳明、足厥阴经筋病候中对筋纵有所论及。其临床特点为：①肌筋弛纵不收：筋纵虽然有眼睑下垂（可针门金）、口角歪斜（可泻火主或太冲）、阳痿（可针大敦）、肢体瘫痪等多种临床表现，但总以肌筋松弛纵缓、乏力不收为其主要的病理特征。②肢体痿废不用：如足不能步、掌不能握、指不能摄等。临床所见眼睑下垂、面部弛缓性瘫痪、阳痿、各种周围神经损伤、重症肌无力、周期性麻痹、多发性神经根神经炎（四肢对称性软瘫），以及小儿麻痹后遗症（肢体不对称无规则的弛缓性瘫痪）、偏瘫（一侧上下肢偏废不用、软瘫无力）、截瘫（两下肢弛缓性瘫痪）等症中肢体呈弛缓性瘫痪者，均属于“筋纵”范畴。

6. 筋结

在筋骨连结的地方，常因气血阻滞，而产生结节，有一定的硬度，类似软骨，这就是所谓的筋结。例如“扳机指”就常会在该指节后的手掌上摸到一个硬结，这就是筋结。

（二）经筋病的治疗特点

经筋病的治疗，有如下几个特点：

1. 以筋治筋

经筋病的治疗特点，一般人多“以痛为输”，即在患部或压痛处取穴针灸。

《素问·调经论》指出："病在肉,调之分肉;病在筋,调之筋。"因此,**治疗筋病除了局部选穴外,还可按经络循行选用适当的远道穴**,或采用体应针法之以筋治筋,**效果较好**。关于针刺方法,可用《灵枢·官针》五刺中的"**关刺**"法(即刺关节附近的肌腱):"关刺者,直刺左右尽筋上,以取筋痹,慎无出血。"即刺在筋上,如刺入正筋、正宗穴便是;另十二刺中有"**恢刺**",《灵枢·官针》:"恢刺者,直刺傍之,举之前后,恢筋急,以治筋痹也。"即是刺在筋旁,如尺泽穴位于大筋旁,贴筋刺入尺泽穴(曲陵穴),可治全身拘急挛缩的病变,治疗五十肩之肩臂强硬不举,治疗手掌挛缩不伸,都甚为有效,治半身不遂也极为常用。

2. 巨刺为要

因经脉有交叉现象,经筋有"维筋相交",我们根据此理论,应用巨刺法,针刺左右交叉健侧相应的腧穴,治疗患侧痛,取得明显疗效。针刺时**令患者行动气针法,做动态疼痛的动作,维持最疼痛的姿势,寻找其痛点,加一该经腧穴作牵引,效果更佳**。

3. 补水润木法

补水润木法,又称"**滋水益阴**",这是《灵枢·经筋》治疗足厥阴肝筋病的方法。因肝主筋属木,如水气旺则木亦旺,若肝血不足,筋脉失养则易致经筋病,当按"虚则补其母"的治则,补水以益厥阴之气。故治疗上多采肝肾并治,或取属水、木的穴位。此法既常用于针治,亦常用于药治。例如,治疗内伤阴精的阳痿,针足少阴肾经(属水润木)合穴阴谷(属水润木)配合肝经(属木应筋)大敦(井穴属木应筋)治之。《伤寒论》治疗"脚挛急",用芍药甘草汤酸甘化阴以益阴血,濡养筋脉治疗抽筋、痉挛、疼痛等病变,疗效极好,亦属于此法。

4. 筋急证及筋纵证的治疗

(1)筋急证:治疗原则:舒筋缓急。①以痛为输;②治在燔针劫刺;③运用《灵枢·官针》的恢刺、合谷刺、关刺等法;④针阳陵泉穴。这些针法均详见经筋病的治疗。

(2)筋纵证:针灸治疗原则:①病变局部腧穴(对侧即健侧取穴甚佳);②阳明经穴;③阳陵泉、太冲穴。这些针法均详见经筋病的治疗。

5. 筋结的治疗

治疗此症,除针刺奇穴五虎穴外,加刺该指的井穴,点刺出血少许,可加快疗程。若能嘱咐病者时常按摩该指之筋结,就会好得更快。

二、"肌肉"及"筋"的区辨与应用意义

中医学将躯体的结构分为皮、肉、脉、筋、骨五种类别,合称"五体",并且与肺、脾、心、肝、肾五脏相对应,即肺主皮、脾主肌肉、心主脉、肝主筋、肾主骨。其中除了"脉"的位置有深有浅之外,皮、肉、筋、骨是按由浅到深排列,皮肤之下就是"肌肉",再下是"筋",最深是骨。

"筋"与"肉"关系极为密切,因此常把它们连在一起,统称为"筋肉",但是"筋肉"不等于经筋。古人所说的"肌肉"和"筋"的概念,与现今的理解并不完全相同,须作些分析区辨。

1. **筋是能产生力气的肉**。"筋",《说文》解释为"肉之力也",说明"筋"是肉中之力,因此从肉从力又从竹。对"肌"的解释是"肉也",竹是植物中最坚韧的,故用作比拟,另外竹也是一节一节的。筋,可以指整条肌肉,条状的肌肉可以称作为筋,而不只是指肌腱。《说文解字》说:"腱,筋之本也。"意指筋肉的根部附着于骨的部分为腱;《灵枢·官针》所说的"尽筋"即指此。筋包括腱而不等于腱。肘臂用力则火腑海、手五金、手千金穴皆呈条状,因此可治疗筋病。又如正筋、正宗等穴亦是条状的肉,是筋,能治筋病。

2. **肌是皮下脂肪,筋反而指肌肉**。

3. **肌肤紧密相接,肌肉常与皮肤并提互用**。

4. **分肉属筋是指有分理的肉**。

5. **筋是指特别隆起的肉**。䐃(音"窘")肉,就是指特别隆起的大肉,也就是块状的肌肉,如承山穴、肩中穴等。《灵枢·邪客》说:"地有聚邑,人有䐃肉。"可知"䐃"是以肉的聚集隆起为特点("䐃"字半边从"囷",即指囤聚稻禾的圆仓)。王冰《素问》注说:"䐃,肉之标……谓肘膝后肉如块者。"即如三角肌、三头肌、腓肠肌等块状肉都可称之。火府海穴在锐肉之端,在特别隆起的肉上,因此能以筋治筋。

6. **块状及条状的肉也属筋**。

再从症候来区分肉与筋病:肌肉、筋肉、分肉、䐃肉的区分已如前述。一般从外形来看多将分肉和䐃肉属于"肌",但从作用(有力)来分析则应属于"筋",这就为"脾主肌肉"与"肝主筋"做了基本的定义。最重要的是还必须从症候来分析,凡是痉挛、抽搐、拘急、震颤等症都属"肝主筋"的范畴;而虚浮、肿胀、消瘦、

饮食不为肌肤等症则属"脾主肌肉"的范畴。

结合上述描述，从筋看穴位之定位，如臂臑在"膈肉端"，即指三角肌下端；承山在"腨肠下分肉间"，即指腓肠肌腹肌下的凹陷处；火腑海、手五金、足五金皆在分肉之上，皆与筋有关。

根据体应针法思路，筋含分肉，手五金、火腑海、足五金、承山等皆在筋处，皆治抽筋之病，皆能治疗痉挛性病痛。

在十二经筋中，将全身之筋分属于手足六经，并与疾病治疗相联系，这是关于筋的集中论述，对于临床发挥以筋治筋有启发意义。

第六节　十二皮部与以皮治皮

皮部，是指体表按经络的分布部位分区。《素问·皮部论》说："皮有分部。"并提出了分部的依据："欲知皮部，以经脉为纪者，诸经皆然""凡十二经络脉者，皮之部也"。意思是：十二经脉及其所属络脉，在体表有一定的分布范围，相应就有十二皮部。皮部的分区以经络的分布为依据，其范围则较经络为广。如果把经脉比作线状分布，络脉为网状分布，皮部则是面的划分。在皮肤病中，皮疹的出现也有呈带状分布，这些现象被认为与经络皮部有关。

皮部理论不只是作为体表的分区，而且是具有诊断与治疗意义的。

1. 诊断方面

皮部是医者"审、切、循、扪、按"之所在。《灵枢·本脏》说："视其外应，以知其内脏，则知所病矣。"观察皮肤和皮肤表面浮络的色泽来诊断疾病，是中医望诊的一项重要内容。近代，这种对皮肤分部和内脏联系的认识，又发展为观察有关经络穴位上皮肤的改变，如丘疹、溃疡、色泽变化、电位或导电量的改变等来诊断疾病，称作"经络诊断法"，这是皮部理论的新应用，和皮部理论有关。

2. 治疗方面

皮部为"内病外治"和"外病内治"奠定了理论基础。内病外治，在针灸临床上应用很广。《灵枢·经脉》说："卫气先行皮肤，先充络脉。"因此，在皮部施治可充分调动卫气，增强抗病能力。关于针刺方法，可用《灵枢·官针》中的"半刺""毛刺"："毛刺者，刺浮痹皮肤也"，"半刺者，浅内而疾发针，无针伤肉，如拔毛状,以取皮气"。毛刺叙述刺浅恰如毫毛之浮浅细微,手法轻虚;半刺则指浅刺,浅内疾发亦如拔毛状,也可说类同毛刺,只是较毛刺略深,只浅刺皮肤,不伤肌肉,相当于近代皮肤针(梅花针)的叩打刺激法。毛刺多用于局部麻木不仁的浮痹证和一些皮肤病。

半刺则相当于梅花针刺法,其治疗以微充血或微出血为度,治疗皮肤感觉异常、神经性皮炎、斑秃、脱发、酒渣鼻都有很好的疗效,也可用三棱针浅刺散刺代替。

临床上还有利用皮肤吸收药物的作用,结合经络穴位理论,发展成为敷贴疗法(如三伏天在背部腧穴贴敷,治疗气喘、慢性支气管炎等)、艾灸、热熨等法,都是通过皮肤的一定部位对病变起影响作用。常用来治疗某些内脏疾患,如气管炎、哮喘,这些都是皮部理论在治疗方面的运用。

例如,针董氏奇穴**水金及水通**,皆沿皮刺,治疗咳喘等肺脏病甚效,就是以皮治肺的具体应用。浅部点刺,如董氏奇穴**制污穴**治疗皮肤疮口不合,一则以肺治皮肤,一则近井穴少商(此亦为刺血不针之理)又能退烧抗感染,则是以皮治皮及以皮治肺的双重应用。

第七节　标本、根结、气街与董氏奇穴

标本、根结、气街是针灸学基础理论的重要组成部分,在针灸临床应用中具有重要指导意义。窦汉卿《标幽赋》云:"更穷四根三结,依标本而刺无不痊。"揭示了根结、标本、气街理论的重要性。

根结、标本、气街理论在经络和气血的基础上,从不同角度进一步说明人体经络上下、内外的对应关系,阐述了经气在人体的循行、分布规律。经气在根结、标本处生发、聚结,又在气街部汇合、扩散,加强了人体上下、内外、前后、左右的联络。

一、标本、根结、气街理论的一般应用与配穴

1. 应用

(1)分布在根、本部特定穴的应用:从标本,根结、气街理论我们可以看到,特定穴中的五输穴、原穴、络穴、郄穴、八脉交会穴、下合穴皆在根部、本部及"胫

气有街"的位置,对治疗上下远隔部位及全身性疾病有显著疗效。尤其是五输穴的应用,《难经·六十八难》说:"井主心下满,荥主身热,俞主体重节痛,经主喘咳寒热,合主逆气而泄。"其主治的重点是头颈、躯干部疾病,此处正是十二经结、标部,即四街部位。例如井穴,即根结理论中根的部位。根为十二经阴阳经气交接生发之所,针刺井穴,可以接阴阳之气而达治疗厥证的目的。

原穴能治疗脏病,络穴能治疗表里两经的病证,郄穴能治疗内脏的急性病,八会穴能治疗脏腑、气、血、筋、脉、骨髓病,都可以从标本、根结、气街理论经气纵向和横向的紧密联系找到满意的答案。

(2)分布在胸气街、腹气街(结、标部)特定穴的应用:背俞穴、募穴、八会穴,任督的络穴及脾之大络,皆在标部、结部及"胸气有街""腹气有街"的部位,能横向前后治疗相关脏腑的疾病。可以治疗与其相应脏腑的病证,及与其脏腑相关的五官九窍、皮肉筋骨的病证。

2. 配穴

根据根结、标本、气街等理论,有几种配穴法。

(1)局部配穴法:这是"气街"理论的具体运用。"头气有街",头面部的疾病可以取头面部的穴位,以通调头之气街而达治疗目的。头部气街的论述为头部要穴百会、风府等治病范围给了理论说明。又《灵枢·邪气脏腑病形》曰:"十二经脉,三百六十五络,其血气皆上于面而走空窍。"近代发展起来的"耳针""头针"就是头部气街理论应用于临床的具体表现。"胸气有街",胸背部疾患可取背俞及胸部腧穴以疏导"气街"而达治疗目的。"腹气有街",腹部疾患可取背俞及腹部腧穴以疏通"气街"而取效。"胫气有街",四肢疾患局部取穴就更为普遍。

(2)三部(局部、邻部、远部)配穴法:这是根结、标本、气街理论的综合运用。如咳喘取水通、土水、肾关或丰隆,胃痛取中脘、内关、门金,就体现了疏调根结、标本、气街的经气而达治疗目的。

(3)前后配穴法:俞募配穴是最常用的前后配穴法,此一配穴与"胸气有街""腹气有街"关系密切。背俞穴是五脏六腑之气注于背部的特定穴,募穴是脏腑之气聚集于胸腹部的特定穴。临床上运用俞募穴治疗脏腑病,就是"气街"理论的具体运用。由于胸腹气街是胸腹部经气或邪气聚结通行之地,针灸俞募穴则可通过气街而疏导脏腑经络之气,从而达到治疗脏腑病的作用。

二、标本、根结、气街理论在董氏奇穴的应用

我个人应用董氏奇穴,根据标本、根结、气街也有发挥。例如肝经不与心直接联系,但肝经结于玉英,络于膻中。膻中为心脏所在之位。我常以太冲或奇穴火主治疗心脏病变,甚为有效。

从"胫气有街"理论能够发挥承山以下及踝部上下范围穴位的实用性。十四经穴足经之经穴、络穴多在此范围,"髓会悬钟"也在此处,奇经的阴跷脉、阳跷脉、阴维脉、阳维脉都起于此处,董氏奇穴甚多穴位,如正筋穴、正宗穴、水相穴、三重穴、足千金都在此范围,可治之疾病甚多。

三、小 结

综上所述,可见根结、标本、气街理论是经络学中的重要组成部分,对针灸临床有着重要的指导作用。学习根结、标本、气街理论,可增加对特定穴的认识,学习特定穴的内容、分布及应用,又可以加深对根结、标本、气街理论的理解。361个经穴中特定穴129个,其中分布在根、本部(四肢)100个,肘膝以下98个,分布在结、标部(胸、腹气街处)9个。根、本部腧穴不仅能治疗局部病证,还治疗头颈、躯干及全身疾病,可以说标本、根结、气街为"上病下愈,下病上取"这一针灸治则提供了理论依据。对针灸临床取穴有一定的指导意义。

"五输穴"的道理用《灵枢·经脉》十二经循环相接理论难以得到全面解释,但如用标本、根结向心循行流注理论则可得到较满意的解释。胸腹气街的论述为横行前后相对应的"俞募配穴"提供了理论基础。

第八节 奇经八脉与董氏奇穴

奇经八脉除任督两脉有自己的经穴外,其余六经则系借用十四经穴位,与十四经关系密切,有些与董氏奇穴也有关系。任脉行于胸腹正中线,督脉行于腰背正中线,董氏奇穴许多穴位与任督两脉位置相合,作用有同有异。以下就来谈谈奇经八脉与董氏奇穴的关系。

一、督　脉

其主治证可分为**功能作用及循经病变**两大类：

1. 功能作用

(1)温阳升阳,回阳救逆：常用正会(百会)治疗脱肛、子宫脱垂。

(2)镇定去风,镇静安神：常用总枢(风府)、正会(百会)、镇定穴。

2. 循经病变

(1)腰骶部：治男女生殖器疾患。奇穴三江穴的中线治生殖器疾患及妇科病。

(2)颈部：治脑脊髓神经系统疾患有特效。例如在总枢穴点刺治神经衰弱及各种初期精神病。

(3)头部：头部诸穴治脑神经系统疾患,正会(百会)就是其中的代表穴。

(4)鼻尖、唇、齿龈部：治疗神经症状及急救亦极常用。董氏奇穴**正本穴**亦有镇定作用。

仅举上述几条经络的循经原理,模拟推理其他各经循经取用董氏奇穴之理,即可明白,在高级奇穴课程已有讲解,这里不再多述。

督脉的病候还有脊柱强直、角弓反张等症(据《难经》)。并有自少腹上冲而痛,令人不得前后溲的"冲疝"症,以及痒、痔、遗尿、嗌干等;在女子方面,更可有不孕症(据《素问·骨空论》)。这些在应用时都要考虑进去。

二、任　脉

任脉应用可分为三部分：上部(胸骨上部),中部(脐以上之上腹部),下部(从会阴至脐之下腹部)。三部主治症大致如下：

1. 上部(胸骨上部)

能降气治咳喘,治食道疾病有效,心脏病亦可用。董氏奇穴**金五穴**在此部位,亦治气管及消化疾病。

2. 中部(脐以上之上腹部)

善于调理脾胃。主治消化系统疾病。董氏奇穴**胃毛七穴**在此部位,亦治胃病。

3. 下部(从会阴至脐之下腹部)

约当下腹部之穴位,与妇科经带关系密切,主治生殖系统疾患、妇人经带病及泌尿系统疾患,如**脐巢二十三穴肚脐直下的五个穴**,包含中极、关元等皆为常用穴。

任脉的病候还有:腹内有坚结急迫的紧张感;在男子易患七种疝症(厥疝、征疝、寒疝、气疝、盘疝、附疝、狼疝,据《巢氏病源》),在女子易患赤白带下,腹中结块凝聚不散,无有常处等症。这些在应用时都要考虑进去。

三、阴跻脉、阳跻脉

跻脉发起于跟踵,跟踵及申脉穴、照海穴、居髎穴正好都是举足行高、关节乔捷之处。上臂三角肌周围的巨骨、肩髃(董氏奇穴此处为**背面穴**,治全身疲劳,两腿发酸)、臑俞(董氏奇穴的**水愈**即此穴,治全身无力),此三穴为捷举手足之动点。此外,瞬目、煽动鼻翼与跻脉有关,奇穴**鼻翼**穴能治疲劳,亦可说与阳跻有关。

四、阴维脉、阳维脉

《难经》:"阴维,起于诸阴交也。"《奇经八脉考》:"阴维脉,起于诸阴之交,其脉发于足少阴筑宾穴……上循股内廉,上行入少腹……循胁肋,上胸膈,挟咽,与任脉会于天突、廉泉,上至顶前而终。"

对于"阴维起于诸阴交",滑寿说:"阴维之郄曰筑宾,与足太阴会于腹哀大横,又与足太阴厥阴会于府舍、期门,又与任脉会于天突、廉泉,此阴维起于诸阴之交也。"此说欠妥。因为从《难经》全句看,起于诸阴之交应为描述经脉循行的。

虽然《难经会通》《难经校释》等书亦指"诸阴会"是足少阴肾经的筑宾穴,以往各书亦皆以阴维脉的郄穴筑宾为本经的起始穴。但《内经》及《甲乙经》等书籍,皆未见筑宾穴为诸阴之会的记载。因此"阴维起于诸阴交"应是指阴维脉起于足太阴脾经的三阴交穴。《甲乙经》说,三阴交为"足太阴厥阴少阴之会",即三阴交穴为足三阴的交会穴,这种意义与"诸阴会"的意义恰好相符合。既然阴维脉起于诸阴会,三阴交当然就是阴维脉的起始穴。而且若定三阴交穴为起始穴,筑宾穴在三阴交的上方,与循行的规律相一致。因此,阴维脉以三阴交穴为起始穴较为恰当。如此一来,与三阴交相重位置的**人皇**,就要把阴维脉的病候考虑进来。

又,《难经》说:"阳维,起于诸阳会也。"《奇经八脉考》:"阳维脉,起于诸阳之会,其脉发于足太阳金门穴……循膝外廉,上髀厌,抵少腹侧……循胁肋,斜上肘上……过肩前……入肩后……上循耳后……下额……循头入耳，上至本神而止。"

《难经会通》《难经校释》都认为，诸阳会是指足太阳膀胱经金门穴。但《内经》及《甲乙经》等书籍皆未见金门穴为诸阳经交会穴的记载，所以这种解释欠妥。

"阳维起于诸阳会"，个人认为应是指阳维脉起始于足少阳胆经的悬钟穴。《甲乙经》说，悬钟穴为"足三阳络"。可以说悬钟穴是足三阳经的交会穴。悬钟穴的这一特性恰与"诸阳会"的意义相吻合。既然阳维脉"起于诸阳会"，悬钟穴当然应是阳维脉的起始处。如此则董氏奇穴的**一重穴**与悬钟穴相近，应用一重时还要把阳维脉的病候考虑进去。

这样，阴维脉起于内踝上三寸的三阴交穴，阳维脉起于外踝上三寸的悬钟穴，也才符合阴阳平衡之理。

五、带　　脉

带脉的循行是经肾俞、带脉、五枢、维道和气冲而回身一周。部位应是在肚脐上下二寸半至三寸的范围。交会穴有横骨、大赫、气穴、四满、中注、肓俞、商曲、石关、阴都、通谷、幽门，均属足少阴肾经。认识带脉循行有助于对奇经八脉交会穴临泣作用的理解，带脉病候，有腹中胀满，腰部无力而畏寒，有似坐水中之状。由于奇穴**水曲穴**与临泣相符（水曲之曲即为腰带弯曲，水则指肾经及水证），对于董氏奇穴水曲的作用也就能有更多的发挥。

六、冲　　脉

火菊穴与公孙相符，应用时要考虑冲脉的循行部位及症状，冲脉的循行据《奇经八脉考》："起于少腹之内胞中，其浮而外者，起于气街，并足阳明、少阴之间，循腹上行，至横骨，挟脐左右五分上行，历大赫……至胸中而散。"交会穴有：带脉、五枢、维道（均属足少阳胆经）。认识冲脉循行有助于对奇经八脉交会穴公孙作用的理解，冲脉病候，有气从少腹上冲咽喉，喘而不得平卧，以及腹中动气，胀急疼痛等症。董氏奇穴的**火菊**与公孙相符，将冲脉病候考虑进去，对于董氏奇穴火菊的作用也就能有更多发挥。

第九节 经络思路在奇穴的扩大应用

运用经络思路能够扩大奇穴之用,其在奇穴的扩大应用要点,主要就是在于一经治疗多经,这个可以从下面几点思考。

一、从流域思考

一般人学针灸只知经络之十二正经和奇经八脉,其他经筋、经别、皮部、络脉、孙脉、别通、根本、气街都未深入研究。除此之外,经络周围亦系影响所在,许多条文说道"散入""散在"。例如手太阴之络散入鱼际,故董氏奇穴的重子穴、土水穴与肺经鱼际穴治疗就有交集,手阳明经之络入耳合于宗脉而主聋,此即为合谷、灵骨能治耳鸣有效的原因。"散入""散在",这就表示经络是一个带。即以长江为例,长江沿岸还有许多小支流,而且河流可以看到流水的部分是本流,但其所影响的部位却远大于水流本身,长江的宽度也许平均只有几公里,但受其影响的所谓长江流域则可达几百万平方公里。若经络只是一条线,相信也不会是一条细线,否则请问有几个人能扎准?

二、从多经络思考

《标幽赋》说:"……取三经用一经而可正。"其原意是说针一条经络应顾及到左右的邻经,这样才不会针错。本人随董师学习,并融合古学加以发挥,定出"用一经必能治多经"之说,也就是说扎一经时应同时考虑能治到好几条经络,这样开阔视野,照顾整体,扩大应用范围,一针治疗多病。例如针大肠经穴位:①首先考虑**本经**;②其次要考虑到**表里经**的肺经;③再次要考虑到有**同名交经**关系的足阳明经,也就是所谓的手阳明通足阳明;④最后,**五脏别通**的大肠与肝通的肝经也要考虑进去。这样多方面的考虑,就可以将一条经络的取穴从多经入手,从而扩大了穴位的功能与应用。

例如取用董氏奇穴灵骨、大白,因为此两穴在大肠经上,当然可治大肠的病变,由于大肠与肺经相表里,因此也可补肺气,又因手足阳明同名经相通,治疗胃经的病也有效。而此穴组董老师最常用来治半身不遂,则又属肝与大肠通的脏腑别通的运用。

三、从"经夹"思考

此外还要考虑**经夹**,所谓经夹就是穴位在两经中间,被两经所夹,这些穴的功用就常与两经有关,例如:

(一)手部

手五金穴、**手千金穴**位于手太阳与手少阳中间,筋下骨前,因此筋骨并治而通于肝肾,治坐骨神经痛甚效,尤其常用治足太阳及足少阳经走向的坐骨神经痛,还能治疗牵涉足太阳及足少阳经经过的小腿胀痛酸麻。

(二)足部

木斗穴、**木留穴**位于足第三、四趾之间,胃经支脉行于此,阳明经多气多血,此穴调气血作用甚强。又因位于足阳明、少阳经之间,主治病以胃胆两经病,进而治疗肝脾两脏病为主,尤其是肝脾不和之病甚为有效。肝主血主筋,脾主气主肉,本穴尚能治气血及筋肉之病。故常用来主治脾肿大(硬块)、消化不良、肝病、疲劳、胆病、小儿麻痹等病。若以中趾尖为足厥阴井穴(有此一说及考究),则木斗穴可比拟为足厥阴之荣穴,木留则可比拟为足厥阴之输穴。亦可解说其治疗脾肿大、消化不良、肝病、疲劳、胆病之理,此皆属肝脾之病,本穴组亦常用治慢性肝炎、肝硬化。本穴组能调气血,治全身麻木亦甚效。本穴组基于相通及对应,治疗中指、无名指疼痛及伸屈不灵,还可治疗落枕及肩背痛。

又如位于足阳明少阳之间的**一重穴**、**二重穴**、**三重穴**、**侧三里穴**、**侧下三里穴**、**外三关穴**,善治足阳明少阳两经交集之病,又足阳明主痰,足少阳主风,所以这几穴亦皆善治风痰之病。

再来看看一重、二重、三重这三个穴:三重穴位于足阳明少阳之间,善治足阳明少阳两经交集及合并之病,足阳明主痰,足少阳主风,所以此三穴尤其善治风痰之病。本穴组有促进脑部血液循环及祛风化痰功效,治中风后遗症、脑震荡后遗症及脑性麻痹均有极大功效。本穴组治偏头痛、三叉神经痛、面神经麻痹、睡中咬牙及肩臂手腕痛亦有殊效,皆与祛风化痰有关。治颜面神经麻痹甚效。本穴组治肝脾之病,其原理与木斗、木留类同。

木留穴配三重穴还可治三叉神经痛,也与少阳阳明经络有关,又治耳痛、舌强言语困难等症。

再看看侧三里穴、侧下三里穴。穴在胆胃经之间,或说穴近少阳,刺向阳明,治少阳阳明两经及合经之病甚效,如面部麻痹及三叉神经痛等。此二穴治疗偏头痛、三叉神经痛,尤为特效。治疗手腕扭伤疼痛,效果亦极佳。此二穴治疗脚跟痛不能着地,效果亦佳。

(三)大腿部

大腿部位穴位夹于脾胃经中间的最多。这些穴的功用就常与脾胃两经有关。

1. 足阳明内线

通关穴、通山穴、通天穴善治火土之病。三穴主治:心脏病、心包络(心口)痛、心两侧痛、风湿性心脏病、头晕、眼花、心跳、胃病、四肢痛、脑贫血,为治疗心脏病及血液循环要穴,盖伏兔穴为脉络之会(见《针灸大成》),即为通关、通山两穴夹,经络(均隶属胃经)相同,部位毗邻,因此效果近似。董师还用以治疗心脏病,以及高血压、心脏病引起的头晕头痛、臂痛、失眠等症,其治心脏病之理与天皇穴类同。

在大腿上阳明内线者还有**内通关穴、内通山穴、内通天穴**,善治火土心脾之病;**解穴**亦能强心,解晕针,亦治火土之病。

2. 足阳明外线

驷马中穴、驷马上穴、驷马下穴紧邻胃经,善治土金肺脾之病。主治:肋痛、背痛、肺机能不够之坐骨神经痛及腰痛、肺弱、胸部被打击后而引起之胸背痛、肋膜炎、鼻炎、耳聋、耳鸣、耳炎、面部神经麻痹、眼发红、哮喘、乳房痛、半身不遂、牛皮癣、皮肤病。治下肢扭伤。本穴肉多属阳,为补气理气要穴,主治之症甚多,无非补气理气之故。本穴走上、走外、走表,善治皮肤病,治皮肤者上有指驷马(在食指)、木穴(在食指),下有足之驷马穴,皆在阳明经上,盖取其多气多血调气血也。曲池及肩中善治皮肤病,其理亦同。本穴组以肉治肉,尚能治肌萎缩。

金前下穴、金前上穴,主治胸骨外鼓、肺弱、羊狗疯、头痛、肝弱、皮肤敏感。亦以治土金之病为主,在膝上一寸之筋旁,故治肝风之病。

3. 足阳明、足太阴之间

姐妹一穴、姐妹二穴、姐妹三穴。穴在脾胃经之间,主治:子宫瘤、子宫炎、月经不调、经期不定、子宫瘁、肠痛、胃出血。善治妇科病,如三阴交。

4. 足少阳阳明之间

上九里穴在胆胃经之间,主治:心经之臂痛、眼痛、肾气不足之腹胀。

5. 足少阳太阳之间

下九里穴。主治背痛、腿痛。本穴距胆经的风市一寸半,介于太阳少阳两经之间,能治两经交集之病。

以上略举数例,即知董氏奇穴在两经之间治疗大要,若再配合太极、体应,则应用范围更大。

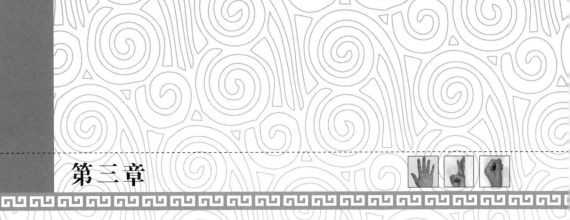

第三章

杨维杰取穴思路与董氏奇穴

第一节　杨维杰取穴思路与董氏奇穴取穴

董氏奇穴的取穴，在1973年版董氏奇穴原书里写得比较简单，以至于一些人看了仍然不会取穴，把一个好东西白白空置了许多年。1979年，维杰出版了第一本董氏奇穴专著，创建了几种取穴方法，并对一些穴位有了较明确的说明，董氏奇穴易找易用，走出了发展奇穴的第一步。

笔者的方法对于董氏奇穴取穴的便利性与准确性，有几项重大而实用的创举，方便寻找穴位，便于应用。总体来说有下列几点，即：①分线及比例分点取穴法；②以十四经穴辅助定位便于寻穴；③对于特殊穴位的取穴法进行特别说明；④点明指出董氏奇穴的精华——浮动取穴；⑤以易理太极观解说奇穴分布；⑥首先编著穴位照片，加速穴位正确的推广，以下略作分析。

一、分线及比例分点新定位取穴法（1973年首创）

"——董师原书部位"即手指董师原书部位，不论阴掌（掌心）及阳掌（掌背）皆属之，《董氏针灸正经奇穴学》原载二十七个穴名，其中有些穴位，又由好几个穴组成，因此总计有五十二个穴点之多。这些穴位与国内所传

"二十八手针点"的位置与功效皆不相同,董师能在手指上研究发现这些穴位确属不易。

这些穴位,皆有其独特疗效,然仅在手指部位即有半百穴道,着实令一般人及初学者不易寻找,而且原书所写穴位位置所用之语汇,一般人亦很难理解,因此不容易找到正确穴位。笔者经过多年临床,经实际印证、探索,找出了董老师原书——部位穴位分布规律,并将其规格化、格式化,定名为分点分穴法。经董老师首肯同意此种寻穴法,于1973年授课时开始以此法定位,已经四十多年,学习者无不认为此法简单而正确。

1. **阴掌五线**

阴掌指三阴经所经之掌心而言,靠大指侧称为"外侧",靠小指侧称为"内侧",以下不论阴阳掌皆如此称之,试以中央线为C线,外侧(近大指侧)赤白肉际为A线,A与C之中央线为B线,内侧(近小指侧)赤白肉际为E线,E与C之中央线为D线,了解此五线之分布位置,对于寻找阴掌手指董老师原书——或二二部位之穴位,关系甚为重要(图28)。

2. **阳掌三线**

手指阳掌董老师原书部位之奇穴分布较阴掌简单,仅呈三线分列,即外侧(近小指之骨侧,简称小侧,或称尺侧),内侧(近大指之掌侧,简称大侧,或称桡侧)及中央,内外两侧均贴靠骨缘下针,中央则刺以皮下针(图29)。

3. **四项分点**

依穴道之位置,不论阴阳掌,其分布不外下列四项:

(1)一穴(二分点法):在两指纹间仅有一穴者,概以中点(即1/2处)取穴(如中间穴)。

(2)二穴(三分点法):两指纹间若有二穴,则以两指节间距离之1/3处各取一穴(如木穴)(有少数例外,如大间、小间)。

(3)三穴(四分点法):两指节间若有三穴,则先就两指纹之中点取穴,再以此中点穴距两边之中点各取一穴(整体而言即两指间之四分之一处各取一穴)。

(4)五穴(六分点法):连续五穴之穴位不多,仅有"五虎穴",然"五虎穴"应用的机会则甚多,取穴法便很重要,取穴时先取上指纹与下指纹前骨头前缘之中点为五虎三穴,次就五虎三穴距上指纹及下指纹骨缘前各1/3处取一穴,计五穴

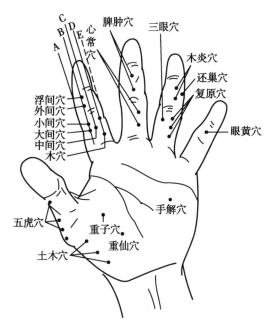

图 28　董氏奇穴手指阴掌部位综览图

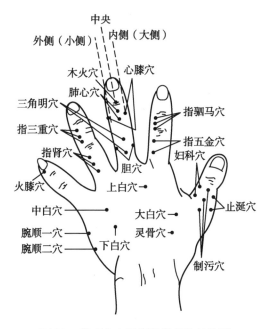

图 29　董氏奇穴手指阳掌部位综览图

（整体而言,即于其间六等分,每隔六分之一各取一穴）。按:**五虎穴取穴并非在二纹之间,已如前述,取穴宜特别注意。**

以上为手指部分董老师原书部位寻穴规律,是寻找董老师原书——部位穴道的主要原则,若能熟记上项原则,那么寻找手指董师原书部位的穴位,非但不会困难,而且是极为容易的。

这里就把——部位董老师原书部位所有穴位,根据董老师 1973 年版原书排列于下。先列出"**董师原书部位**",为董师的原述穴位,再列出杨维杰之新定位及取穴法,为"**杨维杰新定位及取穴**",这样就可知道经过笔者加以说明后,穴位甚为好找。

【大间穴】

董师原书部位:食指第一节正中央偏左外开三分。

杨维杰新定位及取穴:本穴位于食指阴掌第一节 B 线,在第一节第二指纹之正中央,与中间穴平行。针入一分至三分。

【小间穴】

董师原书部位:食指第一节外上方,距大间穴高二分。

杨维杰新定位及取穴:本穴位于阴掌食指第一节 B 线,取穴采四分点法,即以两指节距离之上 1/4 处取一穴。

【浮间穴】

董师原书部位:食指第二节中央外开二分,距第三节横纹三分三。

杨维杰新定位及取穴:本穴位于阴掌食指第二节之 B 线,取穴采三分点法,在两指距离之上三分之一为穴。

【外间穴】

董师原书部位:食指第二节正中央线外开二分,距第三节横纹六分六。

杨维杰新定位及取穴:浮间、外间两穴均在阴掌(掌心)食指第二节之 B 线,取穴采三分点法,下穴为外间,上穴为浮间。

【中间穴】

董师原书部位:食指第一节正中央。

杨维杰新定位及取穴:中间穴位于阴掌食指第一节正中央,即 C 线之中点。

【木穴】

董师原书部位：在掌面食指之内侧。

杨维杰新定位及取穴：本穴位于阴掌食指第一节 D 线，计有二穴，取穴采三分点法，维杰临床多半只取一穴，一般而言，以下穴为准。

【脾肿穴】

董师原书部位：在掌面中指第二节中央线。

杨维杰新定位及取穴：脾肿穴位于阴掌中指第二节 C 线，计有二穴，取穴采三分点法。

【心常穴】

董师原书部位：在掌面中指第一节之中线外开二分处。

杨维杰新定位及取穴：心常穴位于阴掌中指第一节 D 线，计有二穴，取穴采三分点法。

【三眼穴】

董师原书部位：在掌面无名指之内侧。

杨维杰新定位及取穴：三眼穴位于阴掌无名指 B 线，此穴仅一穴，但不采二分点取穴，该穴位于无名指第一节 B 线 1/3 处。

【复原穴】

董师原书部位：在掌面无名指之中线外开二分处。

杨维杰新定位及取穴：复原穴位于阴掌无名指第一节 D 线，计有三穴，采四分点法取穴。

【木炎穴】

董师原书部位：在掌面无名指第二节中央外开二分处。

杨维杰新定位及取穴：木炎穴位于阴掌无名指第二节 D 线，计二穴，取穴采三分点法。

【还巢穴】

董师原书部位：在无名指中节外侧（靠近小指之侧）正中央。

杨维杰新定位及取穴：还巢穴位于阴掌无名指第二节 E 线，仅一穴，取穴采二分点法，即无名指第二节靠近小指之侧赤白肉际中点。

【眼黄穴】

董师原书部位:在掌面小指第二节之中央点。

杨维杰新定位及取穴:眼黄穴位于阴掌小指第二节C线中央点上。

【火膝穴】

董师原书部位:在小指甲外侧角后二分。

杨维杰新定位及取穴:火膝穴在小肠经上,即少泽穴后一分。

【指肾穴】

董师原书部位:在无名指背第一节之外侧。

杨维杰新定位及取穴:指肾穴位于阳掌无名指第一节小侧,计有三穴,取穴采四分点法。

【指三重穴】

董师原书部位:在无名指中节之外侧。

杨维杰新定位及取穴:指三重位于阳掌无名指第二节小侧,计有三穴,取穴采四分点法。

【胆穴】

董师原书部位:在中指第一节两侧中点。

杨维杰新定位及取穴:胆穴位于阳掌中指第一节,大侧、小侧中点各一穴,取穴仍采二分点法。

【二角明穴】

董师原书部位:在中指背第一节中央线。

杨维杰新定位及取穴:二角明位于阳掌中指第一节中央线,计有二穴,取穴采三分点法。

【心膝穴】

董师原书部位:在中指背第二节中央两侧。

杨维杰新定位及取穴:心膝穴位于阳掌中指第二节大侧、小侧之中央各一穴,取穴采二分点法。

【肺心穴】

董师原书部位:在中指背第二节中央线。

杨维杰新定位及取穴:肺心穴位于中指背第二节中央线,计二穴,取穴采三分点法。

【木火穴】

董师原书部位:在中指背第三节横纹中央。

杨维杰新定位及取穴:木火穴位于中指背第三节横纹中央线之中央点上。

【指五金、指千金穴】

董师原书部位:食指背第二节中央外开二分直线上。

杨维杰新定位及取穴:指五金、指千金位于食指背第一节小侧(尺侧),计二穴,取穴三分点法,下穴为指五金,上穴为指千金。

【指驷马穴】

董师原书部位:在大指第一节之外侧。

杨维杰新定位及取穴:指驷马位于食指背第二节小侧(尺侧),计三穴,取穴采四分点法。

【妇科穴】

董师原书部位:在大指第一节之外侧。

杨维杰新定位及取穴:妇科穴位于大指背第一节小侧,计二穴,取穴采三分点法。

【制污穴】

董师原书部位:在大指背第一节中央线。

杨维杰新定位及取穴:制污穴位于大指背中央线,计三穴,取穴采四分点法。

【止涎穴】

董师原书部位:大指第一节之桡侧。

杨维杰新定位及取穴:止涎穴位于大指背第一节内侧,计二穴,取穴采三分点法。

【五虎穴】

董师原书部位:在大指掌面第一节之桡侧。

杨维杰新定位及取穴:五虎穴位于阴掌大指第一节 A 线,计五穴,取穴采六分点法,已如本节前言所述,自上而下,即自指尖向手掌顺数,依序为五虎一、五虎二、五虎三、五虎四、五虎五。

二、以十四经穴辅助说明定位便于寻穴（1973 年首创，
1979 年列于《董氏奇穴发挥》书中）

由于学习针灸多是先学十四经，因此学习董氏奇穴根据已知的十四经穴定位，有助于快速正确寻找董氏奇穴穴位。

除一一手指部位以线点分线分区外，其他部位多可根据十四经，先定位于经络之上，盖董老师的穴位称为"董氏针灸正经奇穴学"，当然与十四经有密切关系。

下面就以**二二部位（手掌）**及**六六部位（脚背）**之十四经穴定位的奇穴为例，加以说明：

大白：大白穴即大肠经三间穴。但紧贴骨缘下针，效果尤佳。

灵骨：本穴在合谷后，紧贴大指与食指掌骨接合处之骨前缘取穴。

中白：中白穴位于三焦经中渚穴后五分处。

腕顺一：腕顺一位于小肠经后溪穴后五分处。

手解穴：手解即心经少府穴。

火硬穴：位置在肝经行间穴后五分。

火主穴：位置在肝经太冲穴后之骨陷中。

门金穴：位置在胃经陷谷穴后骨前陷中。

六完穴：位置在胆经侠溪穴后五分，一说与侠溪相符。

水曲穴：位置与胆经临泣穴相符。

火连穴：与脾经太白穴位置相符，但贴骨进针，疗效尤佳。

火菊穴：与脾经公孙穴位置平行，而紧贴骨头，贴骨进针。

火散穴：与肾经然谷穴位置相符，亦以贴骨进针为主。

水相穴：与肾经太溪穴位置相符。

其他部位与十四经相近或相同者亦多，可参考我写的《董氏奇穴穴位诠解》，在此就不举例了。另外，其他穴位亦都指出在何经上，或在何经旁，或哪两条经所夹，便于寻找穴位。

三、以注解辅助详细说明，帮助正确寻找穴位

老师的一些穴位，书上说明极不清楚，我在注解上作了调整，我的著作都附

了原文,稍为对照比较就能知道。以——部位的五虎穴为例,《董氏针灸正经奇穴学》原书写为:"**部位**:在大指掌面第一节之桡侧。**主治**:治全身骨肿。**取穴**:当大指掌面第一节之外侧,每二分一穴,共五穴。"这种写法一般人根本找不到穴位,也不知怎样针、怎样用。我在书上指明"五虎穴位于阴掌大指第一节A线",在书上说明"大指侧赤白肉际为A线",贴骨进针。这就极易取穴。其他穴位在解说中如此详加说明,帮助易于取穴的也有不少。

四、特殊穴位的取穴法特别说明(1973年首创, 1979年列于《董氏奇穴发挥》书中)

有几个穴位较难寻找,不亲眼见董老师应用,光凭原书所写,多半出错,笔者对这些穴位都特别说明,不但帮助正确取穴,而且合乎安全,更重要的是可发挥最高的效果。例如:

火腑海穴在三焦经定位,手臂向外翻转,穴位变成在大肠经,然后取穴,如此可三焦经及大肠经并治。

地宗穴在肺经定位,手臂向内翻转,穴位变成在大肠经,然后取穴,如此可避免刺伤肱骨及二头肌,发挥治血脉的作用。

肾关穴在阴陵泉直下寸半取穴,指明并未贴骨,离开骨头约一小指距离,在丰肉中,始能发挥健脾作用,加上五行属性,则脾肾皆治。本穴又指明直刺治胸口痛、强心;斜刺治眉棱骨痛、前头痛,补肾。

笔者补充及研发了很多新穴,如在三叉三穴中,说明握拳然后紧贴筋骨进针,如此筋骨并治,才能一针多透,治疗疾病既多又效。

五、点明指出董氏奇穴之精华——浮动取穴 (1979年列于《董氏奇穴发挥》书中)

有几个董氏奇穴的穴位,在笔者的书籍不同版本中有上下或前后一寸的出入,这才是关键所在,这就说明了区位间附近穴位有相同的作用。古书穴位大多定位为整数五分、一寸、寸半、二寸,董老师则定位为三分四分或一寸三分,其实两者常是一个穴位,如古书的太冲与奇穴火主,陷谷与奇穴门金就有这种现象,这在1979年笔者的书中已有说明。

又如董师的光明穴或定位在交信,或定位在复溜,贴筋贴骨都有特殊意义及作用,这都与倒马及体应有关,下三皇不是取一穴,人皇取穴或在三阴交或在三阴交上一寸,这印证了董老师对于古法取穴有深层认识(董老师并不是每个穴都浮动取穴),学生遵从取穴也证明了得到真传。

纵观历代文献所载复溜穴位置,有各种说法:

1. 在**内踝上二寸**动脉中者(《灵枢·本输》《针灸甲乙经》《外台秘要》《千金要方》《千金翼方》《铜人腧穴针灸图经》《太平圣惠方》《针灸资生经》)。

2. 在**内踝后除踝二寸**者(《类经图翼》)。

3. 在**内踝上除踝一寸**者(《神应经》)。

4. **前傍骨是交信**者(《针灸问对》)。

5. **前傍骨是复溜**者(《针灸聚英》《类经图翼》《循经考穴编》《医宗金鉴·刺灸心法要诀》)。

可谓众说纷纭。言"前傍骨是复溜者",反较"前傍骨是交信者"更多,与现今一般书多言交信在复溜之前大异其趣。

另外,三阴交亦有踝尖上三寸及除踝之上三寸之别。

由于存在上述分歧,而董氏奇穴三皇穴系根据区位取穴,因此人皇或为现行的三阴交或在三阴交上一寸。光明穴则或取复溜或取交信,则系根据体应作用而取穴。在复溜及交信范围内针刺,皆能作用于眼目,故称董氏光明穴。其他还有地皇穴,也是浮动取穴。

董氏奇穴的几个浮动穴位,颇有深层意义。师学如道,无意、无必、无固,非常名、非常道,乃是真道。浮动取穴主要是区位取穴,三皇穴即为区位取穴,以倒马为主,倒马之区位取穴,与单一穴点取穴不同。两穴可连成线,可成为带,可包围成区,可成整体太极。治疗范围就不是一个点,而是带、区、大范围。董氏奇穴的精髓在倒马,原称回马,深入解构,这里面有着一定的易理内涵,包括了太极、阴阳、三才、五行、六经(开阖枢)、八卦、河洛原理,其中有着针序及圆运动。

六、以易理太极观解说奇穴分布(1979 年列于《董氏奇穴发挥》,2003 年《董氏奇穴讲座——治疗学》详细说明)

笔者创造性地以易理太极观解说奇穴分布,1979 年以全息解说奇穴分布,

2003 年起，以太极观如大太极、中太极、小太极、微太极解说分析董氏奇穴分布原则，更为细腻，比全息观更易理解，对于董氏奇穴的分布都能找到合理解说。在《董氏奇穴讲座——治疗学》中已有说明。易理太极观与全息观不同，这个在前面太极思路中也已经说明。

七、首先编著穴位彩色照片以求穴位正确的推广

在笔者之前没有一本有彩色照片的奇穴，其他师兄弟对穴位作用虽有发挥，许多人还是找不到穴位，或将穴位搞错，或进针角度不对、深度不对，效果自然就差。本人于 2004 年受韩国之邀，在韩国首尔庆熙大学讲座后将讲座录音编为书籍，并附上每一个穴位照片，许多穴位还有进针方向角度。这是第一本有彩色照片的奇穴书籍，这些照片的穴位及进针角度，都是笔者随董老师学习，以及数十年使用的第一手数据，看过这些穴位图片，可以使大家能正确地找到穴位，并能正确的进针，达到应有的疗效，有了含照片的书籍，大家就更愿意学习及使用董氏奇穴。

还是以一一部位的五虎穴为例，原书写为："**部位**：在大指掌面第一节之桡侧。**主治**：治全身骨肿。**取穴**：当大指掌面第一节之外侧，每二分一穴，共五穴。"这种写法一般人根本找不到穴位，也不知怎样进针，我在 2003 年的讲座中附上了图片，大家就很容易找穴并按图进针了。

再如手掌阴掌的穴位大半仰掌取穴，阳掌的穴位在两边多贴骨进针，在手指中央则多贴骨皮下针等。二二部位多半握拳取穴，而灵骨、大白则是立拳取穴，如此才能深针至人部，治疗坐骨神经痛始有特效。也才知道灵骨、大白是怎样贴骨。又如水通、水金的皮下斜刺，鼻翼的侧面进针，如此才能刺出董老师原有的疗效，也才能刺出笔者发挥的一些作用。

其他部位也都附上了有进针的穴位，不但对穴位位置一目了然，怎样进针也非常清楚，许多人说"过去扎针没有效"，原来是穴位及角度、深度不对，有了彩色图片对照，才真正觉得在学习董氏奇穴。抛开个人对奇穴作用的发挥及理论的建构，这可能是笔者对奇穴最大的贡献了。

总之，维杰对取穴的方法角度、深度在个人的书籍中都做了详尽说明，配合附带照片的出版，对董氏奇穴的取穴提供了极大的方便与准确性。

第二节　腧穴及特定穴证治规律与董氏奇穴

十四经腧穴由于所属经脉及所在部位不同,主治作用亦各不相同。这里根据有关针灸文献,并结合个人数十年的针灸教学体会和临床的实践经验,对十四经腧穴及特定要穴主治特点,及其与相关董氏奇穴的治疗规律进行归纳,综合简介如下:

一、腧穴主治疾病的普遍性

1. 腧穴所在,主治所在

"腧穴所在,主治所在",腧穴在何部位就能主治何部的病变,即所谓的"以病为输",如头部诸穴能治头痛;五官部诸穴即能治该穴所在的五官疾患,腹部穴位即治腹部诸疾患。董氏奇穴所在亦有相同作用。例如头顶部的前会(前顶)、正会(百会)、后会(后顶)等穴,可治头顶疼痛、脑胀、头晕目眩,口颊部的七快(地仓)、腑快(迎香)、承浆等穴,可治面瘫口歪,下腹部的气海、关元、中极等穴,可治腹痛、肠鸣、腹泻、遗尿、尿闭、遗精、月经失调等。不过董老师一般很少针局部。

2. 本经腧穴主治本经病

古书说:"经脉所过,主治所在。"指出十二经脉病与所属穴位密切相关。每条经脉上的穴位,是该条经脉脉气所发的部位,通过刺激这条经脉的穴位,就能把这条经脉、脏腑的疾病治愈。每个经穴的主治都可联系到本经的外经病候及脏腑病候两个方面,**例如,肺经的穴位,皆能治呼吸方面的咳喘气逆等肺脏病变,又能治疗该穴所属经络所过之处的疾病**,例如肺病、气管(咳喘)、喉、鼻、皮肤病,可取肺经的太渊、鱼际、列缺、尺泽、孔最等穴。前头、口齿、咽喉病、胃肠病,可取胃经的足三里、丰隆、门金、陷谷、内庭等穴治疗。奇穴其门、其正、其角皆在大肠经上,**能治疗痔疮;人士、地士、天士皆在肺经上,能治疗气喘感冒。**

3. 表里经腧穴主治表里两经病

十二经脉表里相配是根据脏腑生理病及相互关系而配的,在生理有经络的联系,在病理上也有一定的关系,表里经有病时可相互影响,如肺经与大肠经相表里,**肺气虚能引起大肠的肃降不顺,大肠秘滞也会引起肺气上逆**。治疗时可取互为表里经的腧穴。例如奇穴**指驷马在大肠经能治皮肤病,灵骨在大肠经能治肺经虚证**。也可表里经的腧穴互取搭配:如取大肠经的灵骨与肺经的土水相配,可治咳嗽胸痛、头痛发热;再如**心经与小肠经相表里,"阴郄、后溪治盗汗之过多"**(《百证赋》),后溪在小肠经,阴郄在心经,两经互为表里。取心经的阴郄与小肠经的后溪相配,除可治盗汗外,还能治心悸失眠、健忘癫狂等。

4. 手足三阳经腧穴可治头、面、五官病

由于"手三阳经从手走头,足三阳经从头走足",如此,手足三阳经均循行于头、面部,因此能治头、面、五官疾患。例如:手足少阳经的叉三(液门)、中白(中渚)、火串(支沟)、水曲(临泣)、六完(侠溪)诸穴,能治少阳头痛(偏头痛);手足阳明经的大白(三间)、曲池、内庭、门金(陷谷)诸穴,能治阳明头痛(额面头痛)等。大肠经上的木穴、大白、灵骨,三焦经上的上白、中白,小肠经上的腕顺一二穴等皆能治五官病。

5. 手足三阴经腧穴均治胸部疾患

因为"手三阴经从胸走手,足三阴经从足走胸",如此,手足三阴经均循行于胸部,因而能治胸部疾患。但**手三阴经腧穴以治疗胸部为主,足三阴经腧穴以治腹部为主**。例如:太渊、尺泽、内关、大陵、郄门可治胸闷气喘、咳嗽吐血等。太冲(火主)、公孙(火菊)、阴陵泉(天皇)、三阴交(人皇)可治腹胀气逆等。当然手三阴也能治下腹病,足三阴也能治胸膈病,如内关穴能治腹痛,太溪治心胸疼痛等。

6. 腰背部腧穴能治内脏病、急性病

腰背部的腧穴,是太阳与督脉二经的腧穴,因它们分布在背,故又有"背俞"之称。这些腧穴的主治特点,主要治疗局部病、内脏病。在上背部的腧穴善于宣肺降逆,治喘咳及肺病;肝胆俞善治肝胆病;在肚腹的后背部位腧穴善治肠胃病;在腰臀部位的腧穴善于通调二便及调经。一般治急性病症为主,刺血效果尤佳。也能治疗慢性病,多以灸法为用。也可根据脏腑辨证取穴,病在哪一脏,即取哪一脏的背俞穴,相关记载在《灵枢·五邪》及《素问·刺疟》篇中皆能见及。例如五脏背俞穴主治五脏疾患,六腑背俞穴主治六腑疾患。因腧穴在背部阳面,是宜于治阴寒证的经穴,故对一切阴寒证,均可取之灸治。背俞穴背部点刺,可治疗多种疾病:退烧感冒常取大椎;膝痛取三金(含厥阴俞、膏肓俞);肘痛取双河(含大肠俞、小肠俞)。

7. 胸腹部腧穴均治内脏病、慢性病

胸腹部的腧穴,包括手足三阴经、胃经以及任脉腧穴。这些腧穴可以治疗五脏六腑病、慢性病症,刺血也能治急性病,如董氏奇穴的金五穴、胃毛七穴、腑巢穴等。上部(胸骨上部):约当胸肺处的穴位,能降气治咳喘,治食道疾病有效,中府、膻中、俞府诸穴,能治咳嗽胸痛等;董氏奇穴金五穴能治气管不顺及消化不良。中部(脐以上之上腹部):约当胃肠处的穴位,善于调理脾胃,主治消化系统疾患,例如:中脘、幽门、梁门、上脘等穴,可治胃痛呕吐;胃毛七穴亦能治此类疾病。下部(从会阴至脐之下腹部):约当下腹部穴位,与妇科经带关系密切,主治生殖系统疾患,尤以妇人经带病为有效。

二、特定穴主治疾病的特殊性

1. 井穴皆治心下满病(井主心下满)及神志病

"井穴"位于手指与足趾端,有十二井穴,这些腧穴古人喻之若井,如水之源泉。因为经脉之气由此起源而发出。这些井穴能主治心下满病及神志病。参见前文五输穴有关章节。

2. 荥穴皆治身热病(荥主身热)及病变于色者

"荥穴"系井穴后第二个穴位,古人将这些穴位喻若水流,经脉之气由此急流溜过。这些荥穴能治身热病,参见前文五输穴有关章节。

3. 输穴皆治体重节痛(输主体重节痛)及时间时甚病

"输穴"指井穴后的第三个穴位,古人将这些穴位,喻为水流输注。因为经脉之气由此输流,所以叫做输。阳输为木主风,阴输为土主湿。输穴善治风湿,故主体重节痛,参见前文五输穴有关章节。

4. 经穴皆治喘嗽寒热(经主喘咳寒热)及病变于音者

"经穴"系井穴后第四个穴位,古人将这些穴位喻为经气所行部位(经有流行经过之意),像水在通畅的河道中流过,故称经,经穴能治喘嗽寒热(即风寒喘咳或风热喘嗽)。参见前文五输穴有关章节。

5. 合穴皆治逆气而泄(合主逆气而泻)及脏腑病

"合穴"即肘膝关节部的穴位。经气最后汇集,如百川汇合入海(合,有汇合

注入之意),脉气深大。合治腑病,参见前文五输穴有关章节。

6. 郄穴主治急性病、疼痛病

"郄"有间隙之意,是各经经气深聚的部位。经络循行遇迂曲部位,气血汇聚流灌,如注于孔隙之中,此处为气血出入较深部位,气血聚集。除胃经郄穴梁丘略高于膝外,其他郄穴全部分布在四肢肘膝以下,郄穴主治特点是对于本经循行部位所属脏腑的急性病症及疼痛甚效。如肺经郄穴孔最治疗哮喘甚效(配尺泽或鱼际更佳),治咯血、支气管扩张、肺结核(配阴郄)疗效甚佳。郄门(心包郄)治惊悸、心神不宁(配神门),治心绞痛、早搏(配心俞、膻中)疗效甚佳。总之,郄穴多用于治疗本经脏腑经脉之气突然阻滞失调所发生的急性病症、痛症。多以实证为主。

地士穴与肺经郄穴孔最相近,治疗肺之急病感冒及气喘效果甚好。解穴与多气多血之梁丘接近,特能调整气血,治气血错乱及晕针。

7. 八会穴多治慢性病、虚弱痛

所谓"八会",即脏会章门、腑会中脘、气会膻中、血会膈俞、筋会阳陵、髓会悬钟、骨会大杼、脉会太渊。这些腧穴对脏、腑、筋、骨、气、血、脉、髓等诸疾患,尤其是慢性疾患,具有特殊的治疗作用。如章门为脾之募穴,五脏之养皆赖于脾,对五脏之病皆能治疗,但以肝脾之病为主。中脘穴可治多种腑病,但以消化系统为主,是治疗脾胃疾患最常用的穴位。奇穴一重穴在悬钟穴旁,能治脑病血液病,与髓会悬钟之髓主脑主血有关。

8. 原穴总治本经及本脏病

十二原穴皆分布在腕踝关节以下,与人体的原气密切相关,是脏腑经络之根本——原气所过而流止的穴位。原穴的分布有一特点,即手不过腕,足不过踝,《灵枢·九针十二原》说:"五脏有疾当取之十二原。"说明十二原穴主要用治五脏疾病,透过表里关系也能治六腑疾病。原穴的主治特点在于既可补虚,又可泻实,具有"双向调整"的作用。因此原穴不但可以治疗所属脏腑疾患,与脏腑相关的器官、肢体疾病,还可治本经经脉病,不论虚证、实证、寒证、热证、急性病、慢性病、疼痛病,都能治疗,可以说原穴是治疗本经及本脏病的"总治穴"。

原穴不但应用广,而且疗效高,见效快。在《针灸大成·治症总要》的151首针灸处方中,原穴的使用率竟高达52%。笔者的特殊经验,原穴多在肌肉丰厚处,为多气之处,气多则与脾相应,能补后天。又原穴与三焦原气及肾间动气相应,能补肾补先天,可以说原穴能脾肾双补,先后天并调,所以主治作用特别广泛,疗效亦高。董氏奇穴的许多重要穴位,即在"原穴"周围。如火主(太冲)、腕顺二(腕骨)、灵骨(合谷)等。

9. 络穴治两经病

络穴大多位于表里经联络之处,因此络穴的主治特点,在于治疗表里两经的有关病症,所以有"刺一络,治两经病"的说法。络穴的作用,其临床应用主要有以下几个方面。

(1)治疗本经及相表里经脉病症:元代窦汉卿《针经指南》云:"络穴正在两经之间……若刺络穴,表里同治。"例如手太阴肺经之络列缺,能治疗肺经咳嗽、喘息,又能治疗手阳明大肠经病候,齿痛、面瘫及头项疾患("头项寻列缺")。又如,足阳明胃经络穴**四花中**(丰隆),既能治疗喉痹、呕吐、癫狂、胃痛等足阳明胃经病,还能治疗面浮肿、四肢肿、心痛、胸闷、身重等足太阴脾经病候。再者,"脾能统血",故又能治疗崩漏、月经不调诸症。脾经络穴**火菊**(公孙),除治疗脾经各症外,也能治疗胃痛、腹泻、前头痛等胃经症状。其他各络亦是如此。

(2)治疗本络的病症:当十五络脉脉气异常,出现各自络脉的虚、实病候时,可取相应的络穴加以治疗。可参看《灵枢·经脉》十五络之主病。

(3)治疗有关经脉病症:因络穴还联络诸经,所以对其他一些有关经脉的病症都有治疗作用。例如脏腑别通取穴法,详见有关叙述。

(4)治疗某些急性病及久年慢性疾病:根据络脉理论,采取刺络放血治疗疾病,可以治疗多种急性病。在正常情况下,浮络是体内向体表运行气血的重要通路,当病邪侵袭人体时,气血瘀滞,有些络脉也会相应地出现瘀血,又医家有"初病在经,久病入络"之说,认为血、气、痰、湿等邪气积聚之久病常常由经至络,各种慢性疾病均可取络穴。用三棱针点刺这些络脉出血,使病邪得以外泄,其疗效较一般刺法迅速。例如,在足阳明胃经络穴丰隆(四花外)刺血,可以痰瘀并治,对许多疑难杂症有效。

(5)某些络穴用于治疗奇经病:络穴中的列缺、公孙、内关、外关四个穴位,属于特定穴中的八脉交会穴。列缺通任脉,公孙通冲脉,内关通阴维,外关通阳维。这四个络穴,不仅可以治疗各自所属经脉和相表里经脉脏腑的病变,也可治疗与其脉气相通的奇经病症,治疗范围更为广泛。

第三节　辨证思路与方法发挥董氏奇穴主治——定位、定性、定病、定量的应用

善用针者仅用一二穴即能治疗许多疾病,而且疗效显著。不会用针者,往往全身多针却效果不显。其间的差别,除了对疾病的诊断与认识外,对于穴位的理解与发挥才是关键。以董氏奇穴为例,有些穴位在董师原书中只记述了一两个主治,但如能加以发挥,善于应用,却又能治疗十几种病,不止奇穴如此,十四经穴亦可如此。总地来说,就是从穴位所在、穴性属性、穴位主治、手法轻重、针刺深浅等几方面着手思辨,也就是穴位的定位、定性、定病、定量。下面就从这几方面看看。

一、定　位

即董氏奇穴中的某穴与某特定解剖部位,包括经络、脏腑、五体所在、节段所在等相对应,取用该穴,对治疗相应部位的疾病,或对缓解该部位的不适症状有明显作用。五输所在亦因五输穴分布自井穴至合穴的阶段不同,而有不同的对应治疗,包括了空间及时间。总之,穴位所在即决定了其对于某一部位的治疗作用。此乃研究穴位作用首要掌握之处。

1. 经络脏腑

所谓“不知脏腑经络,开口动手变错”。经络、脏腑是治病用穴首先要考虑的,在针灸治疗中,经络尤重于脏腑,由于经络与脏腑相连,因此常一起并提。这方面首先考虑某穴位在某一经络,它就能治疗该经及所属该脏腑之病变。其次考虑与该经相表里的经络,再次考虑与其手足同名相通的经络,最后再看与哪一经别通。例如,穴位属大肠经,当然能治疗大肠经及大肠腑的病变;大肠与肺相表里,当然能治疗肺经的病变,例如木穴治疗手皮肤皲裂便是透过表里经脉关系发挥的;大肠手阳明经与足阳明胃经同名经相通,也能治疗胃经病;大肠经透过与肝经通,也能治疗肝经病。余应用脏腑别通理论发挥董氏奇穴,效果既奇又好。例如在背部三金治疗膝痛,其实就是透过脏腑别通包络与胃通而发挥作用的。

2. 五体所在

穴位在皮脉肉筋骨旁边或其上下,就决定了该穴位能治疗何种病变,并进而治疗与其相应的肺心脾肝肾的有关疾病。如在筋旁的尺泽、筋上的正筋皆能治疗筋病,并能治疗某些抽筋之肝风病。在脉上的火硬、火主,及脉旁的人宗皆能治疗脉病及心脏病;在骨旁的灵骨及腕顺一二皆能治疗骨病,常用于腰椎、颈椎病,并能补肾,治疗某些肾亏病。

3. 节段所在

穴位在手、肘、臂、腿、足的哪一区段,决定了治疗身体上、中、下不同区段的疾病。人体这些部位皆能分为上中下三部,上部治疗上焦病,中部治疗中焦病,下部治疗下焦病。也可按现代全息律所分十一部分,则对应分得更细,治疗也更细分而精确。此外,穴位在五输穴的哪一节段也与治疗疾病的急慢性及部位有关。例如大白在虎口上段,治疗头面疾病最为常用及有效,灵骨在虎口末端,治疗腿脚疾患最为常用及有效。再如,天皇在小腿最上段,相对于头目,治疗头目病甚效,肾关在其下一寸半,相对于肩颈,治疗肩颈病甚效。

4. 五输所在

五输穴分布有其空间性及时间性,井穴对应于头顶、阴窍、心下,也就能治疗这些部位的病变,因而善治神志病、阴窍病、心下满。荥穴对应于五官(面目鼻喉)、外经,也就能治疗这些部位的病变,而善治外感病、五官病。输穴对应于五官、身体关节、半表半里(少阳阳明合病或兼病),也就是说能治疗这些部位的病变,董氏奇穴的大白治头痛、面痛、肩痛、坐骨神经痛;中白治偏头痛、肩痛、腰痛;火主治鼻病、喉痛、膝痛;门金治头痛、鼻塞等,都与此有关。其他,经穴能治疗与发音有关的器官及部位,主要是肺及喉舌口齿,也就能治疗这些部位的病变。合穴对应于脏腑,也就是说能治疗脏腑病变,除此之外,还善治与肠胃有关的消化系统疾病、瘀血之病。

二、定　　性

一则系指董氏奇穴中的某穴之五行属性对应病症的属性,一则系指穴位针对疾病的病机证型起治疗作用,即凡属此证型病机,无论何种疾病皆可取用该穴。

应用定性要从以下两点着手:

1. 识五行

(1)知穴名五行:有些穴位的命名与五行有关,该穴即能治疗与穴名相关的五行脏腑疾病。例如,木穴名之为木,与风相应能治风,本穴对外感风邪所致之感冒及皮肤瘙痒亦有卓效;治感冒流涕可止于顷刻,亦系因"木"主风之故。木火穴能治肝风上亢及心包痰火上扰之证,故能治疗中风后遗症。

(2)辨穴性五行:此外,也要注意穴位所在与附近十四经穴位之五行关系。例如木火穴在木穴与火穴之间,故称木火。灵骨在合谷(属木)与阳溪(属火)穴之间,即在木火穴之间,有木火之性,因此也能治疗中风后遗症,为治疗半身不遂要穴。又如,肾关治疗多尿即是透过五行关系,穴近阴陵泉属土水,善治土水两虚之病,能补土制水,且土主收涩(脾也主闭藏),肾亦主闭藏而发挥作用的。

2. 抓病机

根据病机扩大方剂运用,在中医临床为最平常之基本功,例如真武汤的病机为阳虚水泛,抓住此病机,真武汤便可推演治疗许多因阳虚水泛引起的疾病,包括心肾多种疾病。小青龙汤的病机为心下停饮,根据此病机,便能治疗许多因此引起的病变,如喘咳等。针灸取穴亦如此,例如董氏奇穴的木穴主治肝火旺、脾气燥,此说实系病机,便可根据此病机扩展其应用,清火除燥,治疗如课本所述的病变。又如灵骨穴主治"肺机能不足"之多种病变,即是抓住肺气虚这一重点来发挥的。

三、定 病

定病,是指董氏奇穴中某穴针对某一特定或具体疾病有特殊疗效,或可谓之专病专穴。这也可以从两点来看:

1. 辨主证

穴位针对特定病证及具体病证起治疗作用。董氏奇穴书中主治项下所列的皆可说是主证,例如一一部位第一穴大间,主治项下列有:心脏病、膝盖痛、小肠气、疝气(尤具特效)、眼角痛、睾丸坠痛。这些都可说是主证,其中,疝气后面加注"尤具特效",这就可以说是特定病证。基本上每一穴位对于主治所列病证皆有治疗效果,应该做最低掌握。

2. 推作用

主要是从穴名来推演,很多奇穴命名很直观,有些穴名之所主,即指穴位作用所及之脏腑及经络。董氏奇穴明确标出脏腑者,便能治疗该脏腑或联系脏腑之经络病,又可从此联想推演扩大其功能作用及治疗范围,例如董氏奇穴的脾肿穴,因主治为脾肿大、脾炎、脾硬化,便可从此联想其还能治消化不良、腹胀等脾虚之病。根据穴名及其主治,结合部位,还可扩大其作用,例如还巢穴的命名与卵巢有关,因而其主治所列之妇科疾病皆与穴名相关。董师穴位中命名有心、火者,大多皆能治疗膝痛,此为一大特色。又如,制污穴的作用应与肺相关,止涎穴主治小孩流口水,应与肺或脾有关,从这样的主治推想其扩大作用,是可以探索发挥的一个方向。

四、定　　量

掌握穴位针刺的深浅,治疗范围可近可远,对于穴位的作用可以发挥更多,这个在我的几本有关董氏奇穴的书中已经说得很详细,在本书前面也有专章介绍,这里就不再多谈。

五、示　　例

掌握上述方法与原理,就能把穴位的应用发挥得很好,主治更多而且效果亦好。以木穴及心门而言,木穴原主治只有肝火旺、脾气燥,在我的书中却增加了八项,变成十项。心门穴主治原只有心脏病及干霍乱,在我的书中则增加了最常用而特效的膝痛及尾椎痛。这是怎样发挥发展的呢?

1. 尊重原文,定病抓主证。

2. 定病抓病机。

3. 明经络。一个穴位所在,要从本经所在、表里经、手足同名经、脏腑别通经等多方面思考。

4. 知部位。这个可从体应与对应思考,先看在筋、在骨、在脉,在筋能治筋,在骨能治骨……再看在哪一节段,在上能治上,在下能治下。

5. 识五行。该穴位命名与五行的关系,该穴与附近十四经穴位之五行关系。掌握了这些关系,一个穴的应用就可发挥得更多。

6. 以深浅定治疗远近,以针向定经络、定深浅。

这个次序应用时也未必要如此死板,可以前后灵活变化,或先定病位、再定病机病证,也可先定病机、再定病证。下面就举几个穴位为例:

(一)木穴

1. 定病——辨主证、抓病机

木穴主治肝火旺脾气燥,也就是肝脾不和,可见本穴有疏肝理脾、清利头目、开窍疏肝的作用。

2. 定位

(1)**明经络**:本穴位于食指,系大肠经穴,与肺经相表里,与胃经为手足同名经,与肝经脏腑别通。透过"肝与大肠通"的关系治疗多种疾病:其治鼻病甚效,一系经络作用(大肠经至鼻外窍,肝经上循颃颡,走鼻内窍),一则与疏肝亦有关;其治眼病,眼干、眼多泪也与肝经循行有关。通过大肠与肺相表里,治手皮肤病及皮肤瘙痒甚效。

(2)**知部位**:本穴在食指井穴与荥穴之间,下穴与荥穴接近同一水平,试看荥穴都能治哪些病(这个从五输穴与空间对应来思考),发挥一下。

3. 定性——识五行

名之为木,与风相应能治风,本穴对外感风邪所致的感冒及皮肤瘙痒亦有卓效;治感冒流涕可止于顷刻,亦系因"木"主风之故。

4. 定量

治头面或风病可针刺稍浅,治疝气可针刺稍深。

(二)心门穴

应用与发挥,也是从辨主证、抓病机、识五行、明经络、知部位等几个方面来入手。

1. 定病——辨主证

辨明确的主证:心脏炎、心跳胸闷、呕吐、肝霍乱。

2. 定性

董氏奇穴能治心脏者,多能治膝病,本穴接近小肠经合穴小海,合治腑病,所以治心脏病。

3. 定位

(1)**明经络**:本穴邻近小肠合穴小海,心与小肠相表里,治心脏病甚效。

（2）**知部位**：本穴之对应从**节段所在**（全息论）来看，在前臂尾部，与臀及尾骶对应，能治大腿内侧痛（含腹股沟）、坐骨神经痛（对太阳经走向之坐骨神经痛尤为有效，盖手太阳通足太阳）。本穴之**五体所在**（体应）以贴骨进针为主，可以以骨治骨，加上全息对应，以及手足太阳相通，太阳夹督，因此本穴治尾椎痛甚效。又本穴靠近肘尖，与膝对应，故治膝痛甚效（内侧膝痛尤效），由于贴骨进针，尤善于治膝部骨刺及退化性关节炎。

4. 定量

进针深浅，治疗经络、脏腑、病位都有所不同，可做更大发挥。

（三）肾关穴

1. 定病——辨主证

治胃酸过多、倒食症、眼球歪斜、散光、贫血、癫痫病、神经病、眉棱骨痛、鼻骨痛、头晕。

2. 定性

穴近阴陵泉，属土经水穴，善治土水两虚之病，能补土制水，治疗多尿，且土主收涩（脾也主闭藏），肾亦主闭藏而发挥作用。治脾虚及肾虚所引起的各种病症，如手麻。介于合（土）穴与经（金）穴之间，有土金之性数，还可理气。

3. 定位——明经络、知部位

本穴在脾经，能补脾制水，透过脾与小肠通，且部位在小腿上部，约当颈肩处，故能治肩周炎、颈肩痛、肩背痛。此外，手麻常与颈肩病有关。透过脾与小肠通，还能治疗颧骨外围的病变，如三叉神经痛、面肌震颤等。

4. 定量

进针深浅，治疗经络、脏腑、病位都有所不同，可做更大发挥，例如直刺及斜刺向膀胱经，主治不同。

第四节 杨维杰十四经经验效穴的移用发挥

由于我个人应用十四经穴多年，并于撰写董氏奇穴专书之前，已先后出版《针灸经纬》及《针灸经穴学》两本有关十四经穴的书，因此得以在十四经穴的经验基础上,发挥董氏奇穴。我根据应用十四经穴的心得及思路,配合太极观、五行观、体应针法的体体相应、体脏相应,以及脏腑别通,作了相当广度及深度的发挥,以下即举几个穴位为例,使读者从而见证此一发展过程,然后在区位取穴的思路上,将十四经穴应用的经验及心得,移用于董氏奇穴,加强董氏奇穴的主治范围及效用。

一、三间——大白

三间为大肠经输穴,输主体重节痛,对于大肠经上的痛证甚有疗效,董师的奇穴大白即为此穴贴骨,董师常用此穴以毫针治坐骨神经痛,用三棱针在此穴旁之静脉刺血治小儿气喘,发高烧,及急性肺炎(特效)。以毫针刺之,治小儿外感咳嗽亦有效。治大人哮喘亦有效。

本穴善于治疗大肠经循行所过之病,荥穴对应于耳眼,输穴对应于鼻口,因此本穴治疗牙痛、咽喉、鼻病等甚效。亦常用于治疗头面各种病变。对三叉神经痛、目痛、头痛(感冒头痛效果尤佳,配液门甚效)疗效甚佳。还能治失眠、嗜睡、恶阻、肚子痛、腰痛、坐骨神经痛、心口痛、落枕、咳嗽、手指痉挛等皆有效。还能治五十肩。

本穴为输木穴,木与肝、风相应,主风,善治风病,尤其是头面之风病,因此治三叉神经痛、颜面神经震颤皆甚效。

以上这些主治及作用都可移用于大白穴。

二、中渚——中白

中渚穴为三焦经的输木穴,木主筋主风,对于三焦经循行所过部位之疼痛及筋肉不利皆有卓效。"俞主体重节痛""荥俞主外经",对于三焦经所过之肩、上臂、前臂等疼痛甚效。

依据古代歌诀所载,对于上肢(肩臂肘指)疼痛、肩背痛、心痛彻背、久患腰痛均有特效。三焦经循手腕,出臂外两骨之间,上贯肘,循臑外,上肩而交出足少阳之后。中渚为三焦经输木穴,输主体重节痛,针刺本穴能畅通三焦经气,疏散风寒,活络止痛。如配合肩部运动可以治疗急性臂神经损伤、肩周炎及手腕无力等症。本穴最常用于治疗上肢肩臂疼痛,治落枕亦甚效。亦治心痛彻背,治疗脊间心后痛亦甚效。

依据本人所述的五输穴空间观,输穴亦对应于五官,因此常用于治眼、咽喉、齿、耳等头部病症。三焦经循行入缺盆,其支者,从脑中上出缺盆,上项系耳后,直上出耳上角,以屈下颊,其支者从耳后入耳中,出走耳前,过客主人前,交颊至目锐眦。"经络所过,主治所及",故针刺中渚穴,可疏通三焦风热,调和三焦气机,治疗急性扁桃体炎、牙痛、耳鸣及突发性耳聋亦甚效。

三焦与肾脏腑别通,本穴亦能治肾病,补肾作用很好,故可治疗肾亏各病。对久患腰痛极为有效。亦能治:肾脏病之腰痛、腰酸、背痛、头晕、眼散光、疲劳、肾脏性之坐骨神经痛、足外踝痛、四肢浮肿。尚可治疗脊椎骨刺。本穴对于急慢性腰痛甚效,余亦常用于治起坐性腰痛。

手少阳与足少阳同名经相通,亦能治足少阳经之病痛。能治侧面(少阳经)之坐骨神经痛。本穴治胁痛亦有效。亦治头痛。手少阳三焦与心包经相表里,还能治心悸。与足少阳胆经的临泣穴八脉交会,临泣能治环腰一带痛,中渚也可。

三焦输穴中渚属木,木应肝,则本穴能肝肾并补,治梅尼埃病有效;治眼散光有效。

此外还能治胃脘痛、乙脑中风后遗症手握难开等症。亦治舌颤,也能治无名指、小指不仁。

本穴五行属木,亦能舒郁理气。

以上这些主治及作用都可移用于中白穴。

三、尺泽——曲陵

尺泽穴是肺经合水穴,为常用要穴。"合主逆气而泄",此穴理气作用甚好,因此对肺经之气逆病,如气喘、咳嗽等疗效颇佳。本穴为金之水穴,肺肾双治,肺(金)主肃降,肾(水)主受纳,治疗咳喘当然有效。临床治疗胸口苦闷、呼吸困难、气喘、发热等症与并发的肺、支气管、心脏等病,疗效显著。治哮喘针感麻到手掌,疗效尤佳。亦为治疗扁桃体炎效穴。

本穴自古即为刺血要穴及常用穴。点刺出血治疗胸闷、胸痛、心脏病变及肩痹痛(五十肩)、气喘皆极有疗效。善于治上焦之病,如实证性的眼病、鼻病等,以及其他由血压亢进而发生的各种病变,常取用治疗。刺血治肩周痛及不举亦甚效。余曾治一例口腔癌,在此处及太阳穴放血数次而愈。临床经验以尺泽治疗胸闷、呼吸困难、气喘,病例甚多,效果极佳。治疗心脏病变亦有极大功效。当狭心症发作之时,在尺泽泻血,去除肺中之瘀血,可以使其缓和舒适。心痛以三棱针刺尺泽出血甚效,这是因为心肺相关,而且尺泽泻血,能泻除上焦瘀血及郁热。本穴刺血治急性胃炎之吐泻、腹痛亦甚效,还能治狂躁型精神病、降血压。古人常配委中治霍乱(急性吐泻)。刺血还可治阳霍乱、肝霍乱、心脏麻痹。

古代文献,诸如《甲乙经》《肘后歌》《玉龙歌》都记载本穴能治手臂拘挛筋急,肘臂疼痛,手臂不能上举等。针本穴尤其是泻法甚为有效。我用此穴以毫针治疗五十肩(肩关节周围炎)极为有效,以本穴采取呼吸补泻法,不论病情如何严重,皆能有相当进展,轻者往往一次即愈,在多处演讲时示范,皆曾使病人一次即抬至平常高度。此外,本穴透痛点可治网球肘。盖本穴为金之水穴,为子穴,泻金当泻本穴,使其不能克木,木不受克,则筋紧可松而挛急可舒,治运动系统疾病甚效。《素问·五脏生成篇》说:"肝之合,筋也,其荣爪也,其主肺也。"也说肺为肝之主。尺泽穴在大筋旁,根据《灵枢·官针》及《素问·刺齐论》所言,刺入筋中,或贴筋而刺,治疗筋病甚效,对于肢体拘挛、牵扯、弛缓、强直等均有疗效。如能配合时辰则疗效更为显著。又手三阴之经筋都结于肘窝,此外肝经的一条支脉,从肝脏横过膈膜,注于肺,肝肺接经相连,肝主筋,与半身不遂关系密切。

尺泽为肺之子水穴,本穴可治肺经一切实症。善于清火,尤其能清肺之火(发炎)病,治疗扁桃体炎、肺炎、咽喉炎皆有效。还能治鼻衄、牙痛、痿证、荨麻疹等。肺主开,膀胱经亦主开,皮肤病变由外在引起者最常表现于此两经,治疗亦以此两经为主。有内在原因者,则常基于"诸痛痒疮,皆属于心",加入心胆经之穴位尤佳。

本穴配合肾经的复溜穴并用,为五输穴中"同气相求"之相通法。尺泽为金(肺)经水穴,复溜为水(肾)经金穴,如此两穴各具金水之性,两行相关相生,互用则增强其相生作用。针之能使金水之气更强,合用则能达金水相通之效,治疗肺不肃降,肾不受纳之病,极具疗效。个人即常以此组合治疗慢性支气管炎、支气管哮喘等病,而迭收卓效。

肺(金)经为水之母,金水相通。尺泽穴亦能理肾,治肾虚症、遗尿、尿意频数(配肾关)、癃闭、闪腰岔气(配复溜穴并用效果更佳)、半身不遂、咳嗽(配水金)等病。

根据大太极对应原理(详见本人著作《董氏奇穴讲座——治疗学》中之理论解说,以下牵涉太极对应者均请参见此书),肘部对应于脐腰,以此穴治腰痛甚效。肘部的尺泽、曲泽、曲池、小海因对应腰脐,皆能治腰痛,治疗时取压痛明显的穴位刺之。根据大太极对应之肘膝对应,以此穴治膝关节痛亦颇有效,尤其治膝不能下蹲甚效。膝不能下蹲,筋病也,尺泽在筋旁,也有以筋治筋的作用。

以上这些主治及作用都可移用于曲陵穴。

四、支沟——火串

支沟穴为三焦经经穴,"病变于音者取之经",亦与气有关,但属性为火,因此不但善于调理气机(善治痞闷),亦能活络散瘀,因此善治咽喉肿,突然不能出声。亦治呼吸困难、胸闷,或热病汗不出等病症。此外亦为治疗便秘常用特效穴。

治胸脘痞闷、胁肋疼痛、肋间神经痛。本穴为三焦经经穴,有通关开窍、活络散瘀、调理脏腑之效,对于气机运行失常,胸脘痞闷、胁肋疼痛之症有特殊疗效。治疗肋间神经痛以本穴配阳陵泉,效果极佳,阳陵泉和支沟二穴都是治疗肋痛的要穴,而以阳陵泉治侧面,支沟治前侧效果最好。

治腹痛便秘,针刺支沟(经火穴)单穴即治便秘,余于临床见病人因它证前来治疗,兼有便秘者则于支沟加刺一针,每见大效。严重者,可配合照海、足三里、天枢等穴,效果更佳,配大陵,外关治腹痛秘结者。

治急性腰扭伤,腰疼难转侧。三焦为原气之别,主持诸气,三焦有导引原气出纳运行于一身之中的功能,内外上下无所不通,对气机运行失常而致气滞血瘀的病理,改变疏通三焦之经气,可起调理气血的作用。又三焦与肾通,能治肾病,腰痛为肾病之一,本穴为宣气机、散郁结的要穴,急性腰扭伤及气机受阻,气滞血瘀、不通则痛,故选用支沟穴,宣通气机,疏通经络,如严重者配合火罐及委中放血,效果更好。

治坐骨神经痛,依经验以本穴配外关,二穴相合,对于侧身"胆经"的坐骨神经痛效果极好。

此外,治胆固醇偏高亦有效,配阳陵泉和丰隆更佳。

以上这些主治及作用都可移用于火串穴。

五、太冲——火主

太冲穴为肝经原穴,理气调肝作用甚强,由于是原穴,故一切肝经病症均可取用。大敦所治诸症皆可以本穴为配穴,效果更佳。太冲为木经土穴,治疗肝脾(木土)不和之病甚效。有疏肝理脾之功,为疏肝理气要穴,对多种风(木病)湿(土病)疾病疗效显著,为治风湿要穴。

肝经绕过阴部一周,本穴为肝经输穴。荥输治外经,因此治阴部病甚效。本穴下有太冲脉经过,能以脉治脉,以脉治心,故对昏厥、心脏病等皆甚有效。因本穴与筋、心血有关(肝主藏血),亦为治膝痛特效穴。因其为调肝要穴,所以肝气、肝火、肝风抽动的病,及眼病、血症、头晕、肝炎、肝硬化等都有效。

肝经上入颃颡至脑。本穴治喉痛特效,治神志病亦甚佳,尤其是与合谷并用,谓之开四关。能镇静,治失眠及多梦;镇痉,治痉挛抽搐;镇痛,治胆绞痛、痛经、头痛、胁痛;祛风,能治中风;疏肝,能治肝脾不和。能排石,治郁症。四关穴亦为治鼻病要穴,由于大肠经绕鼻之外侧;肝经过颃颡治鼻腔内部,因此合谷、太冲合用,治疗鼻病甚效。

能急救强心。本穴下有太冲脉经过,能以脉治脉,以脉治心,故对昏厥、心脏病等皆甚有效。

治头痛、眩晕、失眠。肝阳上亢、肾阴不足、气血上逆则头痛眩晕,针刺太冲,斜刺60°直透涌泉穴,一针二穴,可调节阴阳气血升降,滋阴潜阳,故用于治疗肝肾阴虚之头痛、眩晕、失眠。

治血管性头痛及巅顶痛。情志不舒,肝气不调,气郁化火,郁火上逆,上犯清窍而致头痛。巅顶痛又称为厥阴头痛,本穴为足厥阴经输穴、原穴,"五脏有疾,当取十二原",故取太冲以镇逆潜阳,解郁疏肝,清胆火、平肝木。

开四关治头晕目眩、失眠。本穴和合谷相配称为开四关,一为阳经原穴,一为阴经原穴,二穴合针可通调三焦原气,开四关可以平肝息风、清热开窍,能镇定、镇静、镇痉、镇痛、疏肝祛风。治疗因肝火上炎、肝气上逆的头痛眩晕、失眠、癫痫,以及思想不集中等症,颇有疗效。开四关为治鼻病要穴。

治高血压。肝阳上亢则头目眩晕,血压上升,针刺太冲,可清息肝火肝阳,止逆气,血压自平,如加刺曲池、阳陵泉,取效更佳。

治眼病。治结膜炎、夜盲、青光眼。肝开窍于目,肝经风热上扰或肝火上炎则生各种眼疾,针刺太冲穴可清息肝火肝阳,疏泄肝经风热,治疗各种眼病颇有疗效。

治风火牙痛、虚火牙痛。肝与大肠经脏腑别通,而手足阳明经脉,分别进入齿之上下,常规取合谷、足三里应有疗效。如果效果不好,加针太冲必可取得良效。这是根据肝经循行,其支者从目系、下颊里、环唇内,太冲为肝经的输穴和原穴,刺太冲牙痛可缓解。

治颜面神经麻痹。肝经循行,其支者从目系、下颊里、环唇内,经络所过,主治所及。太冲为肝经的输穴和原穴,所以刺太冲能治颜面神经麻痹甚效。

治颞颌关节紊乱。太冲为木土之穴,与筋肉相应,肝经又环唇,所以治之有效。

治手连肩痛、手脚不利。《标幽赋》云:"寒热痹痛,开四关而已。"针刺合谷、太冲,可疏泄二经瘀滞,通络活血,治疗手连肩痛、手脚不利、风湿病,疗效颇佳。

治行步艰难。久行伤筋、气滞血凝所致的股肿疼麻,痿弱挛急,行步艰难者,取刺本穴,施以补法,可旺盛气血,疏经通络,养血强脉,则病愈矣。

治关节屈伸不利。对于气阴两虚、寒邪滞而关节屈伸不利的痛痹,采取养阴平肝散寒之法,每获良效。取太冲一穴即可中的。

治胃痛、呕吐、腹胀泄泻。本穴具有疏肝理气、扶脾和胃之效,针刺本穴对于肝木侮脾所致的胃病、呕吐、腹胀、泻痢等症有效。

治胆囊炎、胆石症。肝胆二经相表里,针刺太冲疏泄肝胆湿热,可清肝利胆,治疗胆囊炎、胆石症颇有疗效,如加刺阳陵泉穴更好。

治疝气。肝经绕阴器,抵小腹,太冲为肝经原穴,可疏调肝脉,能治愈寒滞肝脉的疝气偏坠。

治郁症、妇女月经病、崩漏。肝喜条达而恶抑郁,主疏泄而恶瘀滞,针刺本穴治疗因肝气不舒、情志抑郁而致的郁症、癥病、月经不调、崩漏等症有良效。

治梅核气。太冲为木经土穴,治疗肝脾(木土)不和之病甚效。有疏肝理脾之功,为疏肝理气要穴,又肝经穿过喉咙深处,亦是经络所过主治所及。

以上这些主治及作用都可移用于火主穴。

六、陷谷——门金

陷谷穴为胃（土）经输（木）穴，能调理肝脾，治肝脾（木土）不和之病。"俞主体重节痛"，治本经所过之沉重及疼痛有效。"荥俞治外经"，本穴治阳明经的各种疼痛皆效。

高热无汗，热不下降时取此穴。阳明火郁于内则发热无汗，针刺本穴清热泻肺之火，则热退汗出（之所以将陷谷穴命名为门金，取金与气、肺有关也）。

本穴为胃经输穴，输主体重节痛，对本经所过之各种疼痛皆有疗效，临床上常用治疗太阳穴附近偏头痛。治胃痛亦甚效。

本穴治疗眼肌下垂（上眼皮下垂无力），无力睁开，轻者一次而愈，重者针刺时可配公孙、液门，亦仅数次可愈。治疗重症肌无力效果颇佳。

胃经五行属土，补土能生金，陷谷为胃经输穴，针刺可治鼻炎鼻塞，本穴属木，此亦有补土疏木之功。另大肠（金）及胃（经络）手足同名经相通亦是有效原因。本穴亦治呃逆，配合屏息甚效，盖亦同治鼻之理也。

本穴还能治下述各病，疗效极佳。

治耳聋、耳鸣、齿痛、目赤痛。凡阳明经所过之处，皆可治之。阳明经上至头面颊侧，故能治耳、齿、眼的病症，亦治颈肿大。

治颞颌关节紊乱症，张口难开、弹响，疗效较足三里尤佳。一则经络所过主治所在，一则此为胃经木穴，对于痉挛性、紧张性病变尤为有效。

治痛经。本穴为胃（土）经输（木）穴，能调理肝脾，治肝脾（木土）不和之病。治疗月经疼痛甚效。

治腹泻腹胀。本穴为胃经输穴，本人用治各种急慢性腹泻皆特效。本穴为土经木穴，可以治疗木土不和之病，如因肝木克土的腹胀、痛泻皆甚效，对紧张性腹泻亦甚效。

治癫疾发狂、妄言狂走。本穴有清热泻火，宁神定志的作用，故用于治癫病狂疾，疗效甚佳。

治痔漏。大肠腑热下注则生痔疮，针刺本穴清泻肠胃之火热的作用很强，祛胃热则大肠之热亦除，故亦治痔漏出血。也能治疥疮生疣。

治三叉神经疼痛。胃火清，肠火亦清，针刺陷谷清热泻胃火，则小肠之火亦清,故亦治三叉神经疼痛。另能治臂外侧痛、手腕痛。

本穴治上述各病,若与内庭穴倒马并用疗效更佳,与内庭倒马尚可治脱肛。以上这些主治及作用都可移用于门金穴。

七、阴陵泉——天皇

本穴为脾(土)经合(水)穴,能脾肾双补,为治水要穴(水肿及小便不利)。"合治府病",本穴调理脾胃作用甚好。"合治逆气而泄",本穴为治满要穴,及治慢性腹泻要穴。"疾高而内者取之阴之陵泉",本穴对肩周炎及慢性头面病疗效亦好,心肺病亦皆有疗效。

董师用此穴治疗心脏病,高血压、心脏病引起之头晕头痛、臂痛、失眠等症。此即"合治腑病"及"厚土灭火"之用。还可治疗项部及胸膺强紧。本间氏亦用此穴治妇人更年期高血压。此亦"疾高而内者取之阴之陵泉"之用。

本穴治前头痛、眉棱骨痛甚效,余已用此法四十年之久,此亦"疾高而内者取之阴之陵泉"之用。

本穴善治胃肠病,"合主逆气而泄",为治泄泻要穴。急性菌痢在三阴交和阴陵泉经络上常有压痛点,针之有特效,配曲池应用更佳。"脾主湿,脾主泄泻",合穴善治脾失健运的慢性脾泄。治慢性腹泻亦甚效,急慢性腹泻皆可配曲池。阴陵泉也治胃酸过多及反胃,董师常以此穴与肾关相配,治疗胃酸过多、反胃等。

本穴为治满要穴,"合主逆气而泄",满是一种气逆的现象,又"诸湿肿满,皆属于脾",故针刺本穴治脾湿肿满,疗效甚佳。心、胸、胁、腹之满皆能治之。

本穴为脾经的合水穴,与肾水同气相求,对于调整水液的功能甚强,故治疗小便癃闭不通(见《杂病穴法歌》配足三里甚效),治水肿盈脐,腹水、遗尿、不禁及脚气等有极佳疗效。为治水要穴(水肿及小便不利、尿潴留等甚效)。

本穴为脾(土)经合(水)穴,能脾肾双补,治疗肾脏炎、糖尿病、尿蛋白过多、肾功能衰竭甚效。配复溜或三阴交治头晕眼花,腰酸背痛,单用治眉棱骨痛。配梁丘穴治胃酸效果更佳。

治小腿溃疡(臁疮)。阴陵泉为脾经合穴,脾主运化,脾统血,故阴陵泉有促进运化统血的作用,穴位在下肢可改善局部血液循环障碍,有利于疮面愈合,若在同侧手拇指制污穴放血数滴,效果更好。

除此之外,尚治妇人生殖器、子宫病,一切妇科病都有效。腰、膝、足病亦有效。

从太极对应来看,本穴对应于脐上水分穴,水分为治水第一要穴,本穴功能亦同。

以上这些主治及作用都可移用于天皇穴。

八、太溪——水相

太溪穴为肾经原穴,为先天气之所发,对内脏有调节作用,故一切肾经疾病,都可取用此穴。不论肾阴亏损,还是肾阳不足皆可治之。肾阴为一身阴液之本,肾阳为机体生命活动的动力,针刺本穴可治疗妇女经痛带下、月经不调,男子阳痿、遗精、遗尿、癃闭、水肿等症,以下略作申述。

能治肾虚头痛、眩晕。本穴可以补肾益脑,滋阴降火,故可治疗肾精不足、髓海空虚所引起的头痛眩晕,精血不能上充之耳聋耳鸣等。针刺本穴可补益肝肾,头痛眩晕自止。

治疗尿频,由于肾气虚弱,膀胱失职,小便不能约束而导致尿频,针刺本穴补益肾气,固凝小便。

治肾绞痛。肾不主水则水液停聚,受膀胱之热煎熬而成结石,湿热与结石阻于水道,致通降失利,发为肾绞痛,针刺本穴有强腰补肾,清利湿热,畅通气机,行气化水,通利水道而止痛。配合中药服用并可排石。

太溪是水经土穴,可治疗水土不合之病,为肾病而有脾胃症状时之治疗要穴,如胃痛、呕吐(治疗尿毒呕吐甚效)、便秘等症亦颇见效。临床上亦治疗因肾脏虚寒,火不生土所致之病,尝用以治五更泻亦极有效,取刺太溪,可健脾利水,同气相求。陷谷治疗五更泻亦极有效果。

本穴为水经土穴,为先天气之所发(肾主先天),又通后天之气(土),可脾肾并治,余常用治糖尿病、蛋白尿、肾功能衰竭等。

此外,本穴尚能治小儿惊痫风痹、脚气、足跗痛、足部冷感、足关节炎、足跟痛、风湿、口燥咽干、耳痛、近视眼等。心脏性疾患,手足冰冷,喘息并作时,宜用此穴。又支气管炎、肋膜炎、咽喉发肿出血时,用此穴均有效。

以上这些主治及作用都可移用于水相穴。

九、风市——九里

风市穴为极常用的镇痛及镇定要穴(疏风作用极强)。

本穴除上述治证外,对耳神经痛、口歪眼斜、太阳穴痛、偏头痛、三叉神经痛等亦有疗效。本穴的主治极多,对于身体侧面(尤其是胆经)各种病变尤为特效;应用时可配合七里穴(即胆经中渎穴)倒马,效果更佳。

本穴尚能治耳鸣及风疹瘙痒,亦极有效。

少阳主风,风市者,风之市,治风之力尤强,镇定作用甚强,治痛治痒均效,亦为治失眠之要穴(心与胆通,亦为其治痛治痒有效的原因)。

《内经》云:"凡十一脏者取决于胆。"胆经在头部的经脉最长,穴位最多,镇定作用甚强,亦有其道理。对于各种疼痛皆有一定疗效。

"少阳主骨",本穴能治骨刺,效果甚好。进针抵骨效果尤佳,并且能肝肾并治。

风市穴原来在古时是属于奇穴,《甲乙经》未见。《千金》《外台》《铜人》等均无记载,《资生经》与《针灸大成》始列入正穴。中医学认为痛症和风症与"风"有关,本穴之所以称为风市,就是说"市"有"往来的地方"的意思,风市即是痛症往来的地区。在治疗一两处疼痛的时候,可以用相应的穴位,对于全身多处疼痛的时候呢,就用风市穴或加中渎穴倒马,这两个穴对于减轻全身疼痛有相当好的作用。中渎之渎,即水道,水经过的地方,所以穴位名称与湿有很大的关系,风与湿可以引起疼痛,两穴并用则风湿并治。我们再根据"以肉治肉""以肉治湿"的原理,风市的位置是肌肉丰富的地方,也善于治湿,另外风市位于胆经上,肝与胆相表里,所以可以治疗肝与胆的疾患,而且肝胆皆主风主筋,扎风市的时候针抵骨头,能相应到肾脏,又可以治疗关于肾脏的疾病。如此一来,对于筋骨肉都可以达到治疗目的。对应于五行体系,风寒湿皆可以治疗。按照脏腑学说:"肝主筋,肾主骨。"但是《灵枢经》上所说的却有出入,《灵枢·经脉》说:"少阳主骨,太阳主筋。"因此我常以少阳经的风市穴治骨刺。

此外《素问·六节脏象论》说:"凡十一脏皆取决于胆。"因此在这里我们就可以知道,为什么风市能够治疗那么多的疾病。属于少阳经的小柴胡汤加减可以治疗很多疾病,基于同样的原理,属少阳经的风市穴也一样,因此对所有的疼痛都有很好的效果。

九里穴与胆经的风市穴位置相符,以上这些主治及作用都可移用于九里穴。

十、小　结

以上所举,只是个人十四经经验移用于董氏奇穴几个明显的例子,在奇穴书中有很多穴都可如此发挥,只要把握好十四经穴的主治,再配合体应原理,稍微往筋或骨或血管贴近取穴,融入体应思路,主治更多,疗效更高。

第五节　杨维杰体应思路对董氏奇穴穴位的调整

有些人谈到要还原董氏奇穴,把我加诸于董氏奇穴的主治及原理,全部删除,那么奇穴的治疗作用就要减半。如果穴位的位置也要还原,大概又有数十个穴位必须调整位置,当然作用及主治又要减去不少。事实上有部分穴位,老师实际进针时与其著作上所述不同,我作了修正调整,这才是还原。因此,许多穴位的作用及主治是我根据调整过以后的穴位发挥的。

例如大白穴,老师《董氏针灸正经奇穴学》的原文为:"部位:在手背面,大指与食指叉骨间陷中,即第一掌骨与第二掌骨中间之凹处。"原书的简略图也画在"第一掌骨与第二掌骨中间之凹处",但老师进针则系在"大肠经之三间穴,但紧贴骨缘下针"。我在2003年讲座的图谱中也如此点出穴位,并附上了进针的图解。

此外,董老师的一些穴位,书上说明极不清楚,我在注解时做了调整,我的著作都附了原文,稍为对照比较就能知道。以一一部位的五虎穴为例,《董氏针灸正经奇穴学》原书写为:"**部位:**在大指掌面第一节之桡侧。**主治:**治全身骨肿。**取穴:**当大指掌面第一节之外侧,每二分一穴,共五穴。"这种写法一般人根本找不到穴位,也不知怎样针、怎样用。而且没有指明贴骨进针,我在书上指明"五虎穴位于阴掌大指第一节A线",在书上说明"大指侧赤白肉际为A线",贴骨进针。由于贴骨才有那么多的效果。

董师针刺一不脱衣,二不脱袜子,三不循穴摸穴,虽说技术炉火纯青,但绝不至于穴穴皆贴骨进针,也不可能贴筋进针。临床知识告诉我们,在针刺时,纵使病人脱袜,都要用手循穴至骨边,然后进针,否则还是不能贴骨。因此火主、门金这些穴,董老师都不是贴骨。之所以贴骨,是我个人从灵骨及大白穴贴骨取穴治症甚效启示而来,也是从区位取穴发挥而来,基于相近区域,主治相同,再根据体应发挥,使奇穴作用进一步扩大。贴近皮脉肉筋骨取穴,从而增加了皮脉肉筋骨的体应作用(体应针法及作用详见后面相关章节),扩大了奇穴效果。

这几十个穴位若回到老师原有的穴位及主治,我们来看看结果,先举几个老师没有贴骨,而我贴骨进针的穴位。例如董师的**火主穴**,部位:"在火硬穴上一寸。"火硬穴"在第一跖骨与第二跖骨之间,距跖骨与趾骨关节五分",如此距跖骨头还有一段距离,而我个人调整的火主穴"位置在肝经之太冲穴后之骨陷中",贴骨取针。老师的原主治为"难产、骨骼胀大,心脏病而引起之头痛、肝病、胃病、神经衰弱、心脏麻痹、手脚痛、子宫炎、子宫瘤"。我保留了原主治,更补充加入了:"治膝痛极为有效。治头痛,头晕均甚效。治喉痛要穴。治口歪眼斜效果甚佳。治疗阴部疼痛、疝气、小便淋痛及妇科病皆有显效。治张口不灵效果亦佳。"我增补的作用临床应用机会更多。

又如**门金穴**,老师原书写为"取穴:当第二跖骨与第三跖骨连接部之直前陷凹中,与火主穴并列"。如此,火主穴未贴骨,当然门金穴也就不贴骨。而我个人调整的门金穴为"门金穴位置在胃经之陷谷穴后骨前陷中,"贴骨取针。老师的原主治为"肠炎、胃炎、腹部发胀及腹痛、盲肠炎"。我保留了原主治,更补充加入了:"不论何种腹泻,针之皆有特效。治太阳穴偏头痛甚效。治鼻塞及腹胀(配灵骨尚可治腹痛)极效。治月经疼痛亦极特效。与内庭倒马尚可治脱肛。"我增补的作用临床机会应用更多。

再来看看贴筋的穴位,例如针**曲陵穴**,老师不叫病人挽起袖子,也是隔衣进针,《董氏针灸正经奇穴学》原书写为"部位:在肘窝横纹上,试摸有一大筋,在筋之外侧。"虽写为"试摸有一大筋,"但取穴则是"平手取穴,在肘窝横纹上,在大筋之外侧以大指按下,肘伸屈时有一大凹陷处是穴",取的是凹陷处,并未贴筋取穴。我则调整为贴筋取穴。老师的原主治为"抽筋、阳霍乱、气喘、肘关节炎、心跳",我保留了原主治,更补充加入了:"治咳喘甚效。善治筋挛拘急之病。治疗扁桃体炎、肺炎、咽喉炎皆有效。治尿意频数(配肾关),半身不遂,咳嗽(配水金),肺经一切实症。点刺出血治疗胸闷、胸痛、心脏病变及肩痹痛(五十肩),气喘皆极有疗效。"我增补的作用临床机会应更多。

这样的穴位有几十个,所以有不少人称现在我写的董氏奇穴为"董杨奇穴",当年我跟从老师看得最多,第一本发挥董氏奇穴的书是我写的。事实上我在上课时,都有跟学生说明白,老师原来穴位如何,我调整的穴位又是如何,在我的书中其实也讲得很清楚,只要把原文与我的注解一对,就不难找到老师原有的穴位,只是经过我调整过的穴位,主治更多,更实用。

第六节　杨维杰综合思路对于董氏奇穴的补遗

维杰除了对部分穴位作了实用的调整,也根据太极、阴阳、三才、五行、易卦、体应等思路补充了几个穴位。其中三叉一、二、三穴是董老师后期常用的穴位,维杰作了主治的补充,也对穴位作了更为实用的调整。现在介绍如下。

【七里穴】

位置:中九里穴下二寸。

主治:背痛、腰痛、腰椎骨刺(腰椎间盘突出)、颈椎骨刺(颈椎病)、颈痛、头晕、手臂麻木、腿痛、腿无力、胆囊炎、胁痛。

原理及发挥:七里穴在胆经中九里(即风市穴)下二寸。"凡十一脏者取决于胆",除治上述各病外,常与中九里倒马并用,加强镇定及治疗作用。总治全身各种疼痛。对于人体侧面之各种疼痛尤其有效。治上述各病配中九里效甚佳。最常与中九里并用治半身不遂,效甚佳。

按:此系余根据九里穴之倒马针定位增补穴位。

【三叉一穴】

位置:在手背第二与第三指缝接合处,握拳取穴。

主治:肩痛、背痛、颈项痛、腰痛、胁痛、胃痛、月经不调、崩漏。调补肺气。

原理及发挥:本穴在二三指间,与手阳明大肠、手厥阴心包经有关。肺大肠表里,能补肺气,治颈肩腰背痛。手足厥阴通,大肠亦与肝通,肺主气,肝藏血,本穴亦能治月经不调、崩漏等病。

按:此系余根据手脚对应及五行对应定位增补穴位。

【三叉二穴】

位置:在手背第三与第四指缝接合处,握拳取穴。

主治:膝痛、腰扭伤、五官科疾病,能强心。

原理及发挥:穴在三四指间,与手厥阴心包经及手少阳三焦经有关,能强心通胃(包络与胃通),治膝痛。与三焦经有关,能通肾,亦有类似三叉三穴之作用,治腰痛及五官病有效。

按:此系余根据手脚对应及五行对应定位增补穴位。

【三叉三穴】

位置:在手背第四与第五指缝接合处,握拳取穴。

主治:感冒、头痛、肩痛。五官科疾患。喉痛、耳鸣、心悸、目赤肿痛、荨麻疹、腿痛、眼皮下垂、眼皮沉重、疲劳、提神、重症肌无力、益脾补肾。

原理及发挥:董师原有的三叉三穴,系在手背第四与第五指缝接合处之中央,进针亦不深,约五分,治证不明确,尚在应证中。余经过多年临床,调整穴位于四五指间,但尤贴近第四指,从骨下筋旁进针,即贴筋贴骨进针,因此能肝肾并治。又透达中白(中渚)、下白等输原穴位置,可健脾益气。本穴在三焦经上,透过肾与三焦通,也能补肾。本穴脾肝肾皆治,又能增加免疫功能,治疗上述诸症确实有效。

按:此系余根据手脚对应及体应针法对应定位研创增补之穴位。

【小节穴】

位置:位于大指本节掌骨旁(在肺经上)赤白肉际上,握拳(大拇指内缩)。

主治:踝痛、踝扭伤特效。亦治颈痛、肩痛、背痛、腰痛、坐骨神经痛、胸痛、胃痛、慢性腹泻、腕肘痛。

原理及发挥:本穴治疗脚踝疼痛及扭伤,首先系基于对应关系。其次内踝与脾关系密切,外踝与膀胱经关系密切。本穴在肺经上,透过手足太阴相通,及肺与膀胱通,故治内外踝痛甚效。治疗与肺及膀胱经的颈、肩、胸、腰、背、坐骨神经痛皆有效,与脾相通,穴又与土水穴有相合之处,故能治便溏。又与重子、重仙穴有相合之处,故亦能治肘、腕、手掌痛。

按:此系余根据太极对应定位研创增补之穴位。

【次白穴】

位置:在手背第三指与第四指接合处后五分(与中渚穴平行),握拳取穴。

主治:小腿酸痛及发胀、头痛、腰背痛。

原理及发挥:穴在心包经与三焦经之间,能强心,治小腿及膝痛,能调理三焦,治头痛及腰背痛。

按:此系余根据手脚对应及五行对应定位研创增补之穴位。

【夜盲穴】

位置:在手掌小指第三节之正中央。

主治:夜盲。

原理及发挥:穴在小指心经上,心与胆通能明目,且小指与肾关系密切,能补肾,故本穴治夜盲有效。

按:此系余根据太极对应定位研创增补之穴位。

第七节 分析董氏奇穴取穴禁忌

董氏奇穴有几个穴位特别提出了针刺取穴的禁忌,这也是一个值得探讨的问题,这方面的认识,将有助于对于董氏奇穴针法的掌握与应用,下面就来看一下。

董氏奇穴在取穴方面有禁忌者,有几种形式:①禁忌双手取穴;②两穴用一穴为宜;③针四针不针六针者。

一、禁忌双手取穴

这些穴位之所以禁忌双手取穴,大致有几种理由及作用:A. 治疗以单侧为主,不必两边皆取。B. 必须连续应用,两边皆针,用穴太多,而且手上多针,痛感较强,因此不宜。C. 治疗疾病需要多次,单手取穴,轮流应用,不致穴位疲劳。D. 用一侧即有效,不必两侧皆针。E. 治疗有关心脏病变,亦不宜多针。F. 部分病单取。属特殊例外。

董氏奇穴列出禁忌双手取穴者,有下列几穴,略作分析。

1. 大间、小间、浮间、外间、中间穴、肝门穴属于 A 项,治疗以单侧为主,不必两边皆取。至于肝门单用左手,这是因为肝在右侧,治疗以单侧为主,不必两边皆取。

2. 还巢属于 B 项。

3. 火山(左手抽筋取右手穴,右手抽筋取左手穴)属于 A 项。胸部痛及发闷、发胀则火陵、火山两穴同时用针,但注意只宜单手取穴,不可双手同时用针。则属于 D 项,用一侧即有效,不必两侧皆针。

4. 手五金、手千金治疗坐骨神经痛、小腿发胀、脚痛、脚麻,则两穴同用,惟禁忌双手同时取穴。属于 A 项,治疗以单侧为主,不必两边皆取。至于治疗腹痛仍可两边各取一穴连用。

5. 心门强心时单用,属于 E 项,火连、火菊、火散皆以强心为主,皆属 E 项。

6. 门金强调具有特效,用一侧即有效,不必两侧皆针。属于 D 项。

7. 侧三里、侧下三里。A. 治疗以单侧为主,不必两边皆取;D. 用一侧即有效,不必两侧皆针。

8. 足五金、足千金系部分病单取,"足千金与足五金穴通常同时取穴,除治甲状腺炎(肿)可双足取下针外,其他各症(急性肠炎、鱼骨刺住喉管、肩及背痛、喉咙生疮、喉炎(火蛾病)扁桃体炎)均单足取穴下针"。属 F 项,部分病单取。属特殊例外。

9. 驷马上中下 治胁痛、背痛、坐骨神经痛单足取。属 A 项,治疗以单侧为主,不必两边皆取。其他总体治疗者,仍以两边六穴共用。

按: 对于这些禁忌双侧取穴的看法及用法,只是一般原则,重点是用穴愈精简愈好。临床还要看治疗频率,以前患者可以天天来看诊,当然不必两边都针。此外要看是治疗什么病,例如我治尾椎正中痛就双手心门同用,疗效甚佳。治疗两边太阳穴头痛及痛经,就双脚门金同针,疗效极佳,并不禁忌两边都取,无其他不良反应。

二、禁忌双手取穴,且两穴用一穴为宜

腕顺一穴、腕顺二穴。两穴主治为:"肾亏之头痛、眼花、坐骨神经痛、疲劳、

肾脏炎、四肢骨肿、重性腰两边痛、背痛(女人用之效更大,两手不宜同时用)。腕顺一穴与二穴以一次用一穴为宜。"这样用的原因,可能是前述之几项原则:C项,两边都痛,治疗疾病需要多次,单手取穴,轮流应用,不致穴位疲劳;D项,用一侧即有效,不必两侧皆针。

按:至于女人用之效更大,只写于腕顺一穴,这是因为本穴所在的位置,先天卦是巽卦所在,后天卦是坤卦所在,巽卦(长女卦)、坤卦(老女卦)都是女人卦,所以女人用之效更大。

三、用四针不针六针者

在大腿部位有几个穴组,通治内脏及其五行应象疾病。有些组虽有三个穴,但应用时并非三穴都用,有些仅用两穴,例如:

1. 通关、通山、通天,内通关、内通山、内通天。两组穴位皆有较强的强心作用,属于前述 E 项,治疗有关心脏病变,也是不宜多针之故。

2. 通肾、通胃、通背。应是四针即见效,所以不必六针。

按:上述三组穴位,我都试过六针齐下,并无大碍,但从疗效来看,六针齐下并无更大更速之进展,所以四针足矣,不必六针。

第四章

杨维杰思路对奇穴手法的建构与发展

第一节　三种针法——动气、倒马、牵引

针刺手法，补泻为极重要部分，此为大多数医师所公认，但是也有一些医师在治病时不用补泻手法，而用一些独特的针法也能收到很好疗效，这也是值得探讨及研究的课题。董老师即不拘泥于补泻。

《董氏针灸正经奇穴学·导言》说："董氏针法与一般所传之针法相较，计有下列多项优点：一、在四肢、耳朵及头面部位取穴用针，足可治疗全身诸病，如必须刺胸腹及腰背部时，亦仅以三棱针浅刺即可，危险性少。二、施针手术简便，仅用正刺、斜刺、浅刺、深刺、皮下刺与上转、下转、留针各种手法即可达到所期望之治效。不必拘泥于补、泻等理论。三、不采弹、摇、捻、摆等手法，可减轻患者之痛苦，减少晕针的情况。四、董氏针术乃循正经之奇穴刺之，如诊断正确，认穴准确，手法精确，则奏效神速，立除沉疴，其治效之宏，非一般所传之针术可比矣。"

事实上，老师用的针法并不在上述文句中，董老师在书中并未提出"动气"及"倒马"。有关老师最常用的针法，以"动气"及"倒马"命名之，皆首见于维杰1975 年著作出版的《针灸经纬》。另外，为了结合奇穴与十四经之应用，维杰又研创出"牵引针法"。

一、动气针法(1973年维杰首次讲于国医社，1975年刊于著作《针灸经纬》)

所谓动气针法，是维杰对董老师针法的定名，其构思起于董老师针刺穴位后，常会问病人感觉如何？病患就会活动活动患处，然后就会说好一些、好很多，或还不太好。若病患没有活动患处，老师就叫病人活动活动患处，看有无改善，再决定继续捻针或换针。维杰将此种"试试看，活动活动，感觉怎样"的手法，为老师定名为"动气针法"，1973年首次讲于国医社，1975年首刊于著作《针灸经纬》，请老师给予评述纠正，董老师亦颇赞同此名，遂沿用至今。

维杰早年曾拜访过不少针灸医师，不曾见他人使用动气针法。此一针法当时甚为董老师常用及善用，董师之董氏奇穴施术简便，仅用"正刺""斜刺""深刺""皮下刺"与"留针"等手法，即可达到所期望之治效。不拘泥于补泻，董师才研创出这一套平补平泻的特殊针法。

董师常采用"交经巨刺"，以远处穴道疏导配以动气针法，疗效惊人。尤其对于疼痛性病证，往往能立即止痛，例如三叉神经痛，董师针健侧侧三里、侧下三里两穴，并令患者咬牙或动腭，可立即止痛；坐骨神经痛，针健侧灵骨、大白两穴，并令患者腰腿活动，亦可立即止痛。虽说奇穴有奇用，但是动气针法的功效也是不可忽视的。动气针法不只限于奇穴有效，更适合于十四经穴，不但适用于止痛，用于内科亦有卓效。例如，我用束骨治后头痛，用公孙治前头痛，用陷谷治太阳穴偏头痛，用中渚治腰痛，支沟治腿痛，取穴均只一穴，立即止痛，动气针法的功用是居最大原因的。

我个人除了将"试试看，活动活动，感觉怎样"定名为动气针法外，也将其方法规律化，以便临床活用。

动气针法具体操作如下：

1. 根据病症先决定针刺穴位。

2. 进针后有酸麻胀等感觉时，即为得气现象，然后一面捻针，一面令患者稍微活动患部，病痛便可立即减轻，表示针穴与患处之气已经相引，达到疏导及平衡作用，可停止捻针，视情况留针或出针。

3. 如病程较久，可留针稍久，中间必须捻针数次以行气，可令病患再活动患部引气。

4. 如病在胸腹部,不能活动,可用按摩或深呼吸,使针与患处之气相引,疏导病邪,例如治胸闷胸痛,针内关,然后令患者深呼吸,可立即舒畅。

动气针法简单实用,且在不明虚实症状前亦可使用。但必须能使病痛部位自由活动或易于按摩,因此必须在远隔穴位施针。依维杰经验,仅就五输原络,输募郄会等特定穴位,灵活运用即可,值得推广应用。

若病人患处不能活动,家人或他人可帮助活动。

此一针法的原理,我个人探索研究与治神有关。

古人很强调治神,动气针法的作用首在治神,《素问·宝命全形论》说:"针有悬布天下者五……一曰治神。"又说:"凡刺之真,必先治神。"《灵枢·官能》说:"用针之要,毋忘其神。"《灵枢·本神》云:"凡刺之法必先本于神。"《标幽赋》也说:"既刺也,使本神定而气随。"都在强调治神之重要。医生及病人都要精神专一,集中精神、力量向患处施治,所谓"必一其神,令治在针"(《灵枢·终始》)。

针刺时不可讲话,要精神专一。医师及病患都要精神专一,意念集中于患处。

究其作用原理,可以这样认为:每一穴皆可治疗十数种病或更多,若不施以动气针法,则作用四处流散,什么病可能都要去治,力量分散,效果就不大了。《易经》说:"同声相应,同气相求,水流湿,火就燥。"由于动气活动患处时,精神集中患处,所谓"动引其气",穴位的治疗作用集中于活动之患处,这样何处有病,活动该处则能引气至该处,效果当然很好。但前提是患处能够活动,那就不能在局部扎针。

这种手法不谈补泻,而用结合意气的动气针法,以病人自己的气,而非医者的气,**意气结合,以意领气**,配合穴位与病处的反应(有些穴位的选择本就是针对病痛反应而来的),"意""气""应"三结合,发挥了快速而显著的效果。治疗时不必再运用任何特别手法。

许多董氏奇穴的穴位都是如此。有的人针法很突出,但根本不是董老师的那一套,与董氏针法根本无关,若在董门之外或许是对的,但若以董氏针灸及穴位来看,用人为的人工感传或导气,反而破坏了自然快速反射呼应的效果,就非董氏针法了。

二、倒马针法(1975 年杨维杰首先将倒马及倒马针一词正式写于书本之上)

"倒马针"是董老师所创的名词,我们知道:董氏奇穴有着古法针灸的痕迹,可以说是正统的古法针灸,此针法自古即有,但董老师之用法较之古法更有发挥。倒马针法系董师常用的一种特殊针法,系利用两针或三针并列的方式,加强疗效的一种特殊针法。奇穴与十四经穴均可应用,此针法亦常与动气针法结合使用,疗效显著。以下是维杰对倒马针法的阐释及发挥。

(一)倒马针的意义

倒马一词虽然在董老师临床时几乎每日皆会提到,但在董老师的著作《董氏针灸正经奇穴学》中并未见及,只有在两处提到回马针:在 34 页"后椎穴"说:"两穴通常同时用针,即所谓回马针,效力迅速而佳",在 58 页指出:"一重,二重,三重穴同时下针(即所谓回马针),为治上述各症之特效针。"其他再也看不到回马或倒马字样。在维杰 1975 年出版的《针灸经纬》中,正式提出倒马针法,并具体叙述,当时董老师尚健在,经老师认同后开始大力推广。

回马针与倒马针意义相同。"倒"有导转之意,"回"即回转、返回,所以倒马针又称回马针。回马一枪形容其威力强大。

(二)倒马针法的具体操作

1. 先在某一穴位施针(如内关)。也就是主针,类同方剂君臣之君。

2. 然后取同经邻近穴位,再刺一针(如间使或大陵),这样就形成了所谓的倒马针。这一针类同方剂君臣之臣。

3. 在倒马针的基础上,可用补泻法,也可用动气针法与之配合,加强疗效。

倒马针最重要的是必须在同一条经络上,是在一条经上的相邻两针或三针并刺,在"宁失其穴、莫失其经"的基础上有正确定位的意义。

(三)倒马针的必要条件

倒马一般要在同一经两穴相邻,这样两穴只有相生而且绝无相克,作用才大。在腿上的大倒马基本上没有相克的问题。在手臂及小腿的穴位,一般是在经穴及合穴之间,也没有相克的问题。相邻两穴或为五行相生,或为同气。例如肾关(又名天皇副穴),既为天皇穴之副穴,即表示有密切关系,常一起连用形成倒马针。又其气亦与天皇穴相同,天皇穴为脾(土经)之合穴(属水),天皇副穴亦有土水两性。但是也有例外,例如在脚上有三个穴位:火连、火菊、火散。其中,火连、火菊在脾经,火散在肾经,似乎水火相克,但火散相当于肾经然谷穴,为水经火穴,其中之火性与火相应,有同气相求之意。而且三穴在一条线上,仍然有着倒马的形式。更有意义者,此三穴为治疗阴火要穴。

有人把奇穴的门金与火主、木斗与门金等,以及十四经的阳溪与阳池、内庭与行间也当作横倒马。这种刺法,两穴相邻,若皆为阳经或皆为阴经,则有同气关系,但经络不同,经络的五行属性并不相同,治疗意义上即有不同。这就是没有搞清生克意义及董老师的原意,才会产生的错误联想。果真如此,则任何邻近两针都可算是倒马,那么全身都是倒马了,这样不顾生克,就实在太过荒谬了。

(四)倒马针与穴组

我们研究十四经穴,在同一条经上三寸之内常有两三个穴位,例如腕后手太阴有列缺、经渠、太渊三穴密集排列,但关后至尺泽仅孔最一穴,手少阴腕后有神门、阴郄、通里、灵道四穴密集排列,但自灵道至少海再无其他穴位。手足各经都有此现象。这些密集排列的穴位间,神经血管分布类同,其治疗也相近或类似,可以构成穴组,共同应用,也可说是一种倒马现象。

据帛书及马王堆医书所言,早期以刺经脉为主,后来才有穴位的产生,因此有可能从一个区域向两三个刺激点分化,在一个小范围内分出两三个作用相同的穴位,再加上针具的进步,从砭石进化至毫针,刺激点更精确,以多针同刺取代了砭石大面积刺激,在穴组中找出其中的主针,然后以其定名,其他穴组的主穴亦以此为根据定名,这可能是穴组产生的原因,也可能是倒马针产生的渊源所在。

例如下三皇不是取一穴,人皇取穴或在三阴交或在三阴交之上,重点在区位取穴,董氏奇穴倒马针的意义及精华就在此。两点连成线包围成区,治疗的是带与区,范围更大。

同一条经络上邻近两针并用,并非起自董老师,只是董老师用得最多。早在《流注指要赋》后附的接经法就曾提出:鱼际太渊治心肺痛,大都太白治胃心痛,行间太冲治肝心痛等,强调的是通接经气。足见在十四经很早就有此类针法的应用。董氏奇穴的倒马针法与其类同。倒马针法之"倒"同"导",不需要用特别导气手法,也有通接经气作用。

其实,这个还可以上溯到更早的《内经》。《灵枢·厥病》说:"肾心痛也,先取京骨、昆仑……胃心痛也,取之大都、太白……肝心痛,取之行间、太冲……肺心痛,取之鱼际、太渊。"又《灵枢·热病》记载:"热病而汗且出,及脉顺可汗者,取之鱼际、太渊、大都、太白……"这就已经有了倒马的影子。

(五)指飞针

老师为加强倒马作用,另创有"指飞针",由于老师山东口音甚重,因此有些人听成"指挥针","指"为距离,"飞"指飞出之义,基本上为倒马针之辅助针,因此距离不能超出经络经穴之外,一般多为一小指(横指)距离,部位较大则可有一大指(横指)距离,仍在本经,如针灵骨、大白,再加一针合谷,此合谷距大白、灵骨连线约一小指距离,仍在同一经脉上,谓之指飞针,即一指飞针之意。例如董氏奇穴的通关、通山、通天治疗心脏病甚效,但不宜三针齐下,可在旁边五分之内通关、内通山、内通天,选穴作为辅助加强针。再如,我个人治疗网球肘,常取曲后配火腑海,若在曲池再加一针效果更强,此三针虽成三角形排列,但仍然在一条经上。曲池即为指飞针。("指飞针"的渊源系当年山东德州有一飞地在河北,但仍属山东,老师取名"指飞针"之意盖从此来)

(六)倒马针与三才及全息

董氏奇穴有很多倒马以天地人三才命名,为何人穴都在最下,而不在中间,而非天人地之排列,看来似乎有错,其实此中有其奥妙,主要在强调人最为重要,有三才之名者,多以人穴为主针。

倒马针两针或三针并列,实即寓有全息的意味,若三针并列,则还有上针治上、中针治中、下针治下的意义。二针并列,则有上针治上部、下针治下部的意义。例如灵骨、大白并用为董师温阳补气要穴,治病之多,几乎全身无所不包,疗效之高,亦非其他穴位所可比拟。大白位置与三间相符,系大肠经输穴,灵骨穴在合谷后叉骨前,两穴合用涵盖输原所经之处,若以全息律而论,大白主上焦、灵骨主下焦。又大白、灵骨皆以深针为主,又深透上、中、下三焦,因此不论纵横,此二针皆涵盖三焦,其效果之大,自是可知。再如八八(大腿部位)、七七(小腿部位)之一些主治全身病变的穴组,驷马上、中、下治肺系疾病;天黄、明黄、其黄治肝系疾病;肾关、人皇、地皇治脾肾系疾病,若以位置而论,中间一针为中焦,则其上针为上焦,下针为下焦。因此在治全身病变时,三针不可缺一。

董师的倒马针法常两三针并列,虽说因并列加强了治疗作用,但何尝不是借着全息作用,全体呼应的结果。

(七) 倒马针与区位疗法

我个人将倒马针法再发挥,使区位取穴成为一种区位治疗,与单一穴点取穴不同。以一针而论,可能治疗的只是一个点或小区,两针包夹则治疗的相对区域就较大。两穴可连成线,可成为带,可包围成区,可成整体太极。治疗范围就不是一个点,而是带、区、大范围。

倒马针的内容有很多,还包括了倒马针之针序针向、大中小倒马、浮动倒马、深浅等。

三、牵引针法(1973 年杨维杰首创并讲于国医社,1975 年列于著作《针灸经纬》)

(一) 概说

在维杰多年的临床经验中,根据动气针法的基础研究创出"牵引针法"。这种针法对于痛痒麻症,疗效尤佳。这不是董老师的针法,因为老师一般不上下同针。牵引针法可以说是维杰结合董氏奇穴及十四经穴,研究出来的一种针法,其缘起是取自于中药引经报使的概念,因为与董氏奇穴的扩展运用有关,因此常将其与董氏奇穴连在一起叙述。

牵引针法能将奇穴与十四经结合,使效果更高。例如坐骨神经痛,我们常用灵骨、大白治疗,坐骨神经痛常牵连至多条经络,若是痛在太阳膀胱经则选用束骨穴作牵引,如果是旁边少阳经部位痛则选用足临泣作牵引。使用灵骨、大白治坐骨神经痛效果本就很好,再加牵引针更能提高效果。这是由于董氏奇穴和十四正经原本就有关,所以牵引针法能将奇穴与十四经结合,使效果更高。

牵引针法的作用在于疏导及平衡,取对侧远处另一端之穴位与同侧远处另一端之穴位形成相互牵引的形态,仍然不取近处穴位,使其可以"动引其气",痛点在两穴中央,两穴相引,必然通过痛点,由于"通则不痛",立即可以抑制疼痛而达到治病目的。效果之佳,较动气针法尤有过之。

（二）牵引针法的操作

1. 先在健侧远程选取穴位作为治疗针。

2. 再在患侧另一端选取一穴作为牵引针。

3. 然后在两端同时捻针，使两针互相感应。

4. 令病人痛点稍微活动或按摩后，再稍微捻针，痛可立止。也有许多病人，当在两端穴位施针时，未用手法即已止痛，这就是两穴相互感应的关系（可以说穴位也有牵引的作用）。

5. 收效后按情况决定出针或留针。留针时，中间需频频或定时捻针以催气。

这种针法施用简单，效果良好，例如左肘痛，可在右侧风市刺一针，再在左侧合谷刺一针，可立止肘痛；又如右肩痛，可在左丰隆取穴，再针右侧中渚，可以立止肩痛。再如左膝盖痛，可取右侧内关，再取左侧太冲，可立止膝痛。

（三）牵引针法的机制

牵引法是能将气牵引拉过来的针法。牵引针法的理论基础来自于"引来效应"，在这里举个例子：若同时在两点扎针，再将一针拔掉时，此点虽只留下气的痕迹，另一点的气即被吸引向此而来，最终到达此点为止。如此，我们如果在此一点给予短时间的刺激，此点即成为另一点的牵引点，那么在另外一点再针刺，此针的气即向原来的牵引点传来，这就是牵引法的基本依据。

此外牵引针还含有另一个原理，就是"缪刺法"和"巨刺法"，牵引针法之治疗，针对侧或对侧远程，含有交叉取穴之意。针对侧是为缪刺，有平衡作用；针对侧远程则为巨刺，有上下疏导作用。牵引针一般针患侧远程，治疗针更多时候是针刺健侧远程，如此一针在上，一针在下，实寓有"交济"之意，由于上下相通，作用更强，有整体调整的作用，疗效显著。

（四）牵引针之要件

无论如何，牵引针必在患侧之经络上。牵引法一般先针治疗针，以对侧（即健侧）为主，在健侧远程尤佳，上肢或上部有病，取下部或下肢穴位治疗，下肢或下部有病，取上部或上肢穴位治疗。然后在患侧远程取牵引针。例如左膝痛先针右侧的内关（或心门），再在患侧及左脚扎一针作为牵引针。又如右肩痛，先针左侧肾关穴，再在右手扎一针作为牵引针。

一般而言,牵引之疏导穴有两种,**一是以取患侧该经之荥输穴为主**,所谓"荥俞治外经"。尤其是痛症,则多以输穴为主,《难经·六十八难》说:"俞主体重节痛。"《内经》也说:"病时间时甚者取之俞。"就是说病痛有时加重有时缓解则针输穴。除癌痛外,大部分都有时间性,有缓和的时候,不似癌痛,痛而不休。输穴在阳经属木,在阴经属土,木主筋,土主肉,因此治疗筋肉效果甚好,对于身体沉重、关节疼痛的疗效很好。

一种是以患侧远程之特效针做牵引,例如自古膝痛多取用行间或太冲,此两穴为治疗膝痛之特效针,取穴时就不必拘泥于是哪一经。

例如,(左)肩痛在对侧远处(右肾关)施针治疗,就很有效,针入即能使肩痛缓和下来。若再细察病人的疼痛部位,如属阳明部位,则以同侧三间取穴牵引;如属侧肩痛(少阳部位),则在中渚牵引;如后肩痛(太阳部位),则在后溪牵引。其他各种疼痛,均可以此类推。总之,以患者肢端输穴为牵引穴,健侧远程为治疗穴,符合《内经》"上有病而下取之(远取以疏导),左有病而右取之(对取以平衡)"的理论。

如果双侧同病,其治疗及牵引可如下法:例如双膝痛,可针双内关,再针双太冲,捻左侧内关穴针,活动右膝,捻右侧内关针,活动左膝,其作用仍然是对侧交互影响的。

有时牵引针也不必绝对针在肢端远处,例如脸面部的病都可用迎香作牵引,因迎香为大肠经终点、胃经起点,大肠经及胃经循行整个脸面,面部病如青春痘、脂溢性皮炎、鼻炎等都可用迎香作为牵引针(也是治疗针),极为有效。这种例子不多,可以说是牵引针法的一种变化。

四、小　　结

这几种针法,维杰临床最常用,不但收效快,更大的优点是可以用于一些虚实难断或虚实夹杂的病症,尤其对于一些不知补泻的针灸医生,更是方便。如果深入探讨,倒马针法只能说是一种配针法,动气针法及牵引针法则可谓之平补平泻针法。

作为一种不补不泻手法,或者是以不快不慢均匀的捻转提插为其操作手法,牵引针法及动气针法的刺激量都不大,不强调补泻。这种手法能保持均匀平衡的刺激量,其目的在于得其"平",使气机调和,达到阴阳平衡之"平",则无异于其他平补平泻法。

第二节　维杰思路对三种针法的深入发挥

维杰在四十年的临床中,不断研究、深入,对于动气、倒马、牵引三种针法,有多种体悟,曾经在我的博客及网站先后发表过,也曾在上课中教授学生,这里就对此三种针法的心得再详述如下。

一、动气针法与治神之深入研究

《灵枢·本神》说:"凡刺之法,必先本于神。"《素问·宝命全形论》:"凡刺之真,必先治神。"《灵枢·官能》亦云:"用针之要,毋忘其神。"提出了针刺治病首先应以患者的神气为根本。此说告诉医者,临证必先专心致志,行针调气,亦必留心病者,治其神气。针刺如此重视治神,何谓治神?中医学中的"神"包括了人的精神意识。思维活动及一切生命活动的外在表现,是精神、意识活动的总概括,与现代医学中脑的功能作用相似。"神"是指人体最高活动的主持者——"心"功能的外现。因此,"夫为针者,不离乎心",就是强调针刺与治神的关系。

气调神怡,机窍洞开,则豁然而愈。其功在神,非在针也。《灵枢·九针十二原》中有"小针之要,易陈而难入,粗守形,上守神","粗守关,上守机"的论述。《灵枢·小针解》解之为:"易陈者,易言也,难入者,难着于人也。粗守形者,守刺法也,上守神者,守人之血气布余不足,可补泻也。"是说粗率的医生,仅是机械的拘守刺法。"上守神",神为变化,高明的医生,依"神"去治疗,则会取得显著的疗效。

治神理论在针刺治疗上的具体运用,有察神、定神、守神、治神四个方面。

(一)察神

《标幽赋》说:"凡刺者,使本神朝而后入。"医师在对病者进行针刺治疗之前,首先要察其神。所谓察神,就是对病者斟酌病情,在进行具体分部检查之外,还应仔细地观察病者的精神体能状态,察看其精神及意识是否清楚,动作及反应是否灵敏或迟钝失调等。《素问·刺禁论》说："无刺大醉，令人气乱，无刺大怒，令人气逆，无刺大劳人，无刺新饱人，无刺大饥人，无刺大渴人，无刺大惊人，新内无刺……"也就是说，有以下情况者应不予针治：①过分疲劳者；②与人争吵，情绪不正常者；③醉酒者；④腹中饥饿未进饮食者；⑤餐后未超过半小时者；⑥运动后不满一小时尚未休息者；⑦新婚洞房花烛者。

《素问·刺法论》也说"慎其大喜欲情于其中"，"慎勿大怒"，"勿大醉歌乐"，"勿大悲伤"，要注意情志因素影响而耗散真气，病人先要有稳定的情绪和平静的心境，针刺才有效果。

在用针前，首先更要有安静的环境，使病人在针刺留针时有适当休息空间，医生还必须有较好的精神修养，掌握病人的精神状况，从多方面了解及除却病人因疾病所造成的各种不安。

（二）定神

《标幽赋》说："即刺也，使本神定而气随，神不朝勿刺，神已定而可施。"是说必使患者精神已定，而后方可施针行气。这时进行各种操作手法，令气易行。这是由于病人既已安定，全身放松，较易导引行气。也就是说在病人精神安定，专注于接受诊病时，表示患者精神已朝，有所准备，而后方可入针。在针刺过程中，必须注意患者"神"的变化。而患者在受刺时，也应精神集中，细心体察针感，与医者密切配合，则有助于针刺疗效的提高，动气针法就有这样的作用。

（三）守神

针灸医师在针刺过程中，要专心致志、严谨认真地进行操作，有高度的责任感。要专心致志，慎重从事，所谓"手如握虎"，"持针之道，坚者为宝，正指直刺，无针左右"，"神无营于众物，静志观病人，无左右视也"。做到"必一其神，令志在针"，"神在秋毫，属意病者"，医生要静心静言，正如《灵枢·官能》所说："语徐而安静，手巧而心审谛者，可使行针艾。"

倘若医师精神涣散，粗心大意，操作马虎，虽采用了针刺治疗，但疗效不佳。

此外，针刺时要求医患密切配合，严密注意病者的"神""气"状态，引导患者精神专一，集中至病所。进针后严密观察患者扎针后的神态和针下的反应，感受患者对治疗的评价。譬如，患者接受针刺治疗后的效果。

通过这样的察神守神过程，经气则易运行，针刺疗效必可提高，更能预防针刺意外事故的发生。这是治神的一个重要方面,是每一个针灸医师所必须做到的。

(四)治神

治神就是掌握神机,进行治疗,是针刺治疗的关键。可以说,针刺治病的实质就是治神,《灵枢·本神》中云:"凡刺之法,必先本于神。"掌握行针出针的神机,从而达到"治神",调整机体而治疗的目的。

当继续行针之际,必使患者专神凝意,精神不可分散。"神存于心手之际",医师进针后,应细心体会针感。做到神存于心手之际。行针之时,聚精会神,专心致意,行其手法,要求腧穴内神与气相随,循经气至病所。

针刺得气与否是针刺疗效的关键,针刺手法的核心是得气,在得气的基础上进一步通过实施手法使针感趋向病所,即"气至病所",是提高针灸临床疗效的关键。"治神"是促使经气运行的重要因素之一。所谓"神行则气行,神气相随",动气针法是高级的治神针法,可引导患者精神专一,集中至病所,使经气容易行动,从而获得较好的疗效,是促使得气及使经气至病所的快速方法。

察神、定神、守神、治神之间有着密切的联系,是治神理论在针刺治疗上的具体运用,虽分为四,实合为一,运用时不可截然分开。

动气针法还可分为**主动动气**及**被动动气**。

主动动气即针刺后患者主动活动,不需他人帮助,自己活动。

被动动气则是指针刺后,由医生或家属帮助患者活动,如双脚底疼痛,可先针一侧风市,活动对侧脚底,起针后再针另一侧风市,活动另一侧脚底,这样效果虽好,但花费时间较久。为节省时间,则可双侧风市一起进针,捻左侧风市时,病人家属或医师帮助揉按右侧脚底;捻右侧风市时,病人家属或医师帮助揉按左侧脚底。

对于动气针法,除了与治神有关外,我们知道某些穴位与特定器官、特定部位有相关效应,在目前针灸治病机制尚未完全阐明的情况下,这种情形常可见及。某穴下针配合病患痛处活动,即有瞬间快速效果,绝大多数病患立刻感觉患处发热,这是一种超级反射,有可能是超越经络传导的反射。

动气针法实际上也可说是一种牵引针法,是医师之气、患者之气、针刺之气和患处活动之气的牵引结果。

二、倒马针法的深入发挥

倒马针法除前章所述的基本形式外,还有一些值得研究及发展的地方,对于董氏奇穴的应用很有帮助,下面略作介绍。

(一)倒马针与齐刺及旁针刺

倒马针法最适合久病久痛。此种针刺方法较散列的多针效果好。在内关取穴施针的效果如果等于一分,加取间使穴使成并列之倒马针,则其效果并不只是二分的增加,而可能是三分或五分。究其原因,可能是:在一条经脉上连用数穴,即相连腧穴的排刺,一则可较正确掌握穴位,所谓"宁失其穴,莫失其经";二则使局部治疗范围扩大,而有连续加强刺激的作用,穴位间互助合作,在一鼓作气的强化作用下,效果自然不错。

这种邻近两针同时并列的针法,类似古代的"排针"及"傍针刺者,直刺傍刺各一,以治留痹久居也"。傍针刺、齐刺与倒马针虽类同,但并不一样。傍针刺是在直刺一针后,再旁刺一针的针法(图30),用以治疗日久不愈的痹证。齐刺是正中一针,左右两旁又各下一针,三针齐下,也有称之为三刺的,主要治疗寒痹范围小而深的一类疾病。这两种

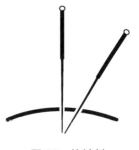

图30 傍针刺

刺法虽也是两针或三针并用,但主要是刺在旁边,并不像倒马刺在前后,刺在同一条经络上。此外,倒马针之距离有一定的比例,而齐刺及旁针刺则无。齐刺及旁针刺主要治疗局部的深痹久痹,而倒马针的治疗范围较广,非只治疗局部而已。

(二)通关针、约针

紧邻穴位只有相生,不会有相克问题,但有少数穴位如劳宫(属火)、间使(属金)彼此相克,则必须在中间加一针大陵(属土),此中间一针能使三针连成一气,变成倒马针,中间一针即是"通关针"。

倒马针有时也可精简,使成约针,例如:灵骨、大白能治坐骨神经痛,合谷一穴也能治坐骨神经痛,这就给我们一个提示,两穴所夹亦有治疗作用,这样我们

就可以在两穴中间取穴，把二针约成一针，或把三针约成两针，也有一定的治疗效果。

（三）倒马针之针序针向

倒马针原称回马针，"回"即回转、返回之意，"倒"有导转之意，这之中就要考虑针序、针向。如灵骨、大白，一般先针灵骨，再针大白，两针虽为木火相生关系，但针序则与大肠经走向（大肠经从手走头，若先针大白，再针灵骨则为相生）相逆，如此有倒回之义，称之回马或倒马，这种既相生又相克的关系，就是一种平衡针法。大倒马一般六针，一般以中央一针为主针，或再针上针或再针下针，其次序即呈上回或下回之象。

（四）大中小倒马之区别

倒马有大中小的不同，大倒马为三寸或三寸以上之倒马，如天黄、明黄、其黄；大腿之倒马多只一气，即与该经合穴一气，因此多治脏腑病（合治腑病也），如驷马上中下，通关、通山、通天等；在小腿之大倒马多在经穴与合穴之间，同属一气，但此气多兼两行之气，治病多兼治两病，如肾关及地皇皆含土水两气。中倒马为一寸以上至三寸之倒马，据离较近，多成两穴相生之势，如灵骨、大白之木火相生。一寸以下为小倒马，以手指部位最多，或与所邻近部位之五行同气，或两兼井荥穴共同之气，如木火穴兼井木及荥火两气。

由于倒马位置不同，脚部倒马、小腿倒马、大腿倒马之作用及意义皆有不同。脚部倒马五输穴紧密相连，五行直接相生。小腿倒马则多在经穴及合穴之间，五行之关系多为同气，治疗疾病其气更为专一，但亦兼经合穴之气，能治经合穴所能治之病。大腿之大倒马多只一气，即与该经合穴为一气，因此多治脏腑病（合治腑病也）。

（五）大中小倒马之排列意义

大腿部位倒马的排列分布，有其特别意义。驷马三穴、通关三穴、通肾三穴的分布，基本上在脾胃经之间，这是董氏奇穴重视脾胃学说的应用。都在大腿上，也是合治腑病的发挥。驷马三穴、通关三穴、通肾三穴之上下排列亦有其意义：驷马三穴位置最高治肺，通关三穴位置其次治心，通肾三穴位置最低治肾。驷马三穴、通关三穴、通肾三穴及上三黄之内外排列也颇有意义，与开阖枢有关。驷马三穴主治肺太阴病为开，在最外，通关三穴主心少阴病为枢、通肾三穴主心少阴病为枢,皆在中,三黄三穴主治肝病为阖,在内。

(六)浮动倒马与互补倒马

倒马三针有时并不固定,如下三皇之地皇即为浮动倒马,有时以肾关为主,在肾关之下三寸取地皇,有时以人皇为主,在下三皇上三寸取穴。这里有几层意义:①以肾关为主,即作为肾关主治之倒马加强针;以人皇为主,即作为人皇主治之倒马加强针。②偏于补肾则从肾关向下三寸取地皇,偏于补脾则从人皇向上三寸取地皇。③以肾关之下三寸取地皇,其中间夹脾经郄穴地机穴,治急性病效果亦好。以下三皇上三寸取穴,其中间夹脾经络穴漏谷,治慢性病较好,亦能治表里经胃之病变。④另一层意义就是,脾经循行:"上内踝前廉,上腨内,循胫骨后,交出厥阴之前。"肝经循行,"去内踝一寸,上踝八寸,交出太阴之后。"如此在内踝之上的八寸左右,为脾经向前,及肝经向后的循行区域。浮动倒马能更准确地定位。

三针之倒马针,一般先针中央,再针上下,下三皇则先针上面的肾关,再针下面人皇,最后针地皇。

倒马之两针,若一针针在骨旁,一针针在筋上,如此则筋骨并治,或一针针在肉上,一针针在筋上,如此则筋肉并治,谓之**互补倒马**,例如后曲池贴骨,火腑海贴筋,两针倒马能治网球肘特效。

(七)倒马针及深浅

倒马针法常三针并列,治疗全身疾病,一般深度一样深。董师治疗全身病之要穴,几乎以大腿部位为主,因大腿肌肉较厚,又处在下部,因此针刺深度至少要入于人部或地部,但若有特别加强,则深度也可有所变通,例如驷马治疗脸部粉刺,则可**上针针一寸半,中针针两寸,下针两寸半,成阶梯状排列**,下面一针距病所最远,针刺最深,合乎"浅针治近,远针治远"的原则,另外也有深中浅自下部向上部推进的走势。

全身有很多地方都可使用倒马针以增强疗效,**不只是董氏奇穴常用,十四经穴也可很好的配用**。如内庭、陷谷合用对肠胃病有很大效用;针内关、间使治心脏病有特效;支沟、外关治胁痛、小腿痛、坐骨神经痛;手三里、曲池治头晕、鼻炎、肩臂痛、腰膝痛;其他如合谷、三间倒马针,复溜、太溪倒马,申脉、金门倒马等不胜枚举,可以推广使用。

三、牵引针法的深入发挥

牵引针法除前章所述之基本形式外,也有一些值得研究及发展的地方,对于董氏奇穴的应用很有帮助,下面略作介绍。

(一)牵引针之类别

1. 动气牵引及不动气牵引

如果患者能活动患处配合动气效果更好,若患者不能活动或活动不便,运用牵引法也能见到效果,这种两侧远程牵引法是很有效的针法,让痛处活动引气比在痛处按摩或揉抚要有效得多。纵然疼痛部位不能活动,以牵引针行气也能有效,若不行针,两针相引也会通过患处,但若行针并配合疼痛部位活动引气,针刺的作用较能往痛处集中,效果更为明显。

2. 一穴牵引及两穴或多穴牵引

牵引针一般视病痛经络选一个穴就够了。但如牵涉两经以上者,也可以针对每一经络加一针牵引针,例如坐骨神经痛牵涉太阳、少阳两经,则可在两经之输穴束骨、临泣各针一针作为牵引。

3. 留针牵引及不留针牵引

也可以称有针牵引及无针牵引,牵引针一般刺入穴位后,与治疗针一起留针,同时出针。有些状况,牵引针若留针则不方便活动而不留针。这种针法是针入穴位捻转或提插得气,使穴位有较强之针感后不留针即出针,由于针感仍持续存在,也有牵引作用,这种针法因即刻拔针,并无针在穴位上,因此也称无针牵引。

4. 刺血牵引

在患侧刺血也可作为牵引,如坐骨神经痛,先在灵骨、大白针刺,然后在委中刺血加强牵引。某些疾病病在手指或脚趾,其痛点在输穴前方,可用井穴针刺牵引,也可用点刺出血法牵引,疗效更佳。

5. 互补牵引

例如肘关节痛,较常见的就是网球肘,网球肘一般痛在前面阳明经的位置,我们可以针健侧即对侧的火腑海,火腑海穴就在手三里旁边(也可针手三里),

筋肉很多。如果加上曲池穴贴骨进针,或者可以说就是"后曲池",这里也有"以骨治骨"的道理,后曲池以骨治骨能治骨,火腑海以筋治筋能治筋,加上患侧的灵骨穴作牵引针,这里也有"以骨治骨"的道理,两针互相牵引,筋肉并治,也可称之互补牵引。

6. 双治疗双牵引

是治疗针又是牵引针,这样就成为双牵引双治疗。在相应的经络取穴效果很好,古人常用输穴治疗疼痛,输穴本即为主治穴,也能选作牵引穴,一般人治膝痛用足三里、阳陵泉、梁丘等,但古书治膝痛大多以太冲穴为主,我们治膝痛,以内关配太冲,上下并针,这两针都是治疗针,太冲穴是治疗针又是牵引针,这样成为双牵引双治疗,当然效果无可比拟。又如网球肘,先针健侧的曲后(后曲池)及手三里,这样曲后及手三里为治疗针,再针患侧的灵骨穴作牵引针,然后令其患处活动效果很好。这个灵骨穴看起来是牵引针,事实上它单独治网球肘效果也很好,也可以说是治疗针,这样双治疗双牵引,效果尤其好。

可以说,绝大多数的治疗针,同时也是牵引针,即"双重治疗",基于这些原因,牵引针法临床疗效当然很好。

7. 同气牵引

同气牵引,又分通根牵引及透干牵引。

一般来说:两穴穴性相同,合用效果尤强。如在上部先针一治疗针,然后在下部取穴牵引,牵引针若与治疗针为同一五行,称为通根牵引针法,表示其气在下部得以生根;透干牵引即先在下部针一治疗针,然后在上部取穴牵引,牵引针若与治疗针为同一五行,称为透干牵引针法,表示其气在上部得以透出。这样的针法蕴有同气相求及上下交济的作用。例如前述治疗气喘,先取水金,再取尺泽即有通根之意;治疗糖尿病先取肾关(土经水穴),再取土水即有透干之意。

8. 同名经相通牵引

"同名经取穴法"又称通经取穴法,也称六经相通取穴法,所谓的六经相通,即手太阴通足太阴,手阳明通足阳明,手少阴通足少阴,手太阳通足太阳,手厥阴通足厥阴,手少阳通足少阳。同名经取穴法有多种,其中一种取法,即一处有病可以两个同名经穴并用,即同名经上下互用,效果亦甚佳。这里针对四肢病痛举几个用例。例如左肩阳明部位痛，可针右阳明经穴位(依经验条口穴甚效)，再针同侧手阳明经之输穴三间，可立止疼痛；又如右肘三焦经处(少阳经)痛，可针左脚少阳胆经穴位(依经验采取对应取穴，阳陵泉甚效)，再取同侧手少阳经之输穴中渚效果甚佳，这种针法，在同名经两处远程取穴，两穴皆为治疗针，同侧较近之远程穴又有牵引作用，所以疗效甚为突出。

(二)牵引针与倒马针

牵引针法，也可以与倒马针法合用，效果亦佳，例如左侧坐骨神经痛，可针右侧奇穴大白、灵骨，再针对痛点所在经络选一针作为牵引针。若是痛在太阳膀胱经，则选用束骨穴作牵引，如果是侧边少阳经部位痛，则选用足临泣作牵引。灵骨、大白相互构成倒马，束骨穴及足临泣则为牵引。

又如治疗手腕疼痛，针健侧侧三里、侧下三里，然后在同侧后溪牵引，这样侧三里、侧下三里构成倒马，后溪牵引，也是牵引与倒马针法合用。

四、三大针灸手法与太极

以上常用的三大针灸手法**动气针法、倒马针法、牵引针法**，如果再深入探索，可以说与易经、太极有关，下面略予述说。

(一)动气针法

扎针后令患者活动患处或深呼吸引气，此亦可谓源于太极元气。气的观念在中国古代文化中几乎无处不在，气的概念起源很早，到了《易传》中，又于阴阳、五行之气上面更加上"太极"(元气)，所谓"易有太极，是生两仪"(《系辞》)使气一元论更加完善。《内经》对气有更深入的发挥，在《内经》一书中，随处可以见到气一元论的思想。《易经》及《内经》皆认为气是组成万物的本源，是运动不息的物质。气弥漫虚空，无所不在，针感是气的变化与运动。

病人扎针后活动患处，或深呼吸引气，何处有病，活动何处则易引气至该处。此原出于《易经》之"云从龙，风从虎""同声相应、同气相求，水流湿，火就燥"。本来每穴有数十种效果，若不活动患处则作用分散各处，效果就要打折。若活动患处，则动引其气，作用即集中患处，充分发挥治疗效果。例如阳陵泉，若要治疗肋骨痛，按摩肋骨则引气至此，偏头痛则摇摇头。又如，用内关治疗膝盖痛，打弯或伸直膝盖略作活动,则引气至膝盖,立刻可见轻松。若是用内关治疗胸闷气短,则深呼吸以引气,亦可立见轻松。

（二）倒马针法

此可谓为太极全息针法的衍生,如董师喜用驷马上中下,三针全用包含治疗上中下焦的意义。其他通关三穴、通肾三穴、下三皇之上下排列亦有此意。即上穴诊治上部或上焦疾病,中穴诊治中部或中焦病,下穴诊治下部或下焦病。这个在前面的大中小太极及三才篇中已有详细介绍。

（三）牵引针法

这种针法对于痛痒麻症,疗效尤佳。例如坐骨神经痛常牵连至多条经络,若是痛在太阳膀胱经则选用束骨穴作牵引,如果是旁边少阳经部位痛,则选用足临泣作牵引。使用灵骨、大白治坐骨神经痛效果本就很好,再加牵引针更能提高效果。这是由于董氏奇穴和十四正经原本就有关,所以牵引针法能将奇穴与十四经结合,使效果更好。

牵引针法的作用在于疏导平衡,取对侧远处另一端的穴位与同侧远处另一端穴位形成相互牵引的形态,仍然不取近处穴位,使其可以“动引其气”,痛点在两穴中央,两穴相引,必然通过痛点,由于“通则不痛”,可以达到治病目的。效果之佳,较动气针法尤有过之。

牵引针法的治疗针,针刺对侧或对侧远程,含有交叉取穴之意。针对侧是为缪刺,有平衡作用;针对侧远程则为巨刺,有上下疏导作用。牵引针一般针患侧远程,治疗针更多时候是针刺健侧远程,例如坐骨神经痛在手上针灵骨、大白,脚上针束骨或临泣,如此一针在上,一针在下,实寓有易理的“交济”之意,由于上下相通,作用更强,有整体调整的作用,疗效显著。

五、小　结

三种特殊针法,都是本人临床常用的,这些针法不但收效快,更大的优点是可以用于一些虚实难断或虚实夹杂的病症,尤其对于一些不知补泻的针灸医生,更是方便,已如前述。深入探讨,又有许多变化,掌握这些思路,对于活用董氏奇穴将有莫大的启发与帮助。

第三节　对奇穴补泻的补充发挥

一、倒马与应象针法

双相调节性普遍地存在于原穴及许多经穴之中。主治特点在于既可补虚，又可泻实，有调整脏腑经络虚实的功能，具有"双向调整"作用。虽然古今学者都十分讲究操作手法，并作了大量研究。然而，手法是针对疾病而言的，而穴位的"双向调整"作用则是随疾病的变化而变化，离开了疾病与穴位，谈补泻手法就没有意义。不同的手法只能是"利用"穴位的某一特殊功能，而并不能给穴位"加添"某一特殊作用。所以，从穴位（尤其是特定穴）的治病机制来讲，如说适当的手法起到了不同的治疗作用，不如说穴位本身就具有某种特殊功能。因此，临床辨证、配穴才是治愈疾病的关键所在。手法也不是绝对不重要，但不是指的补泻手法。

三四十年前的中医及针灸期刊书籍经常有补泻的探讨，而且占很大的分量，近十年几乎已很少看到谈补泻的文章了（书本有，也只是聊备一格）。经过几十年的大量研究，经络走向的向心或离心有着相当多的争论（在马王堆医书出土后，这种争论更为激烈）。十四经原来都是向心的，后来因为环周论及天人合一思想的影响，才分出了离心及向心两类，唯有如此，才能衔接成为圆的循环。但古今许多大家还是遵从《甲乙经》为标准，即经络全部为向心的，董老师即是其中之一，运用十四经穴，我以五输穴为主体也是如此。而现在的针灸书籍已不同于以往之局部取穴为主，有很多是在远处取穴，也就是找到对应治疗点成为治疗首要，治疗点基本上多有双向平衡作用，不需要补泻，也就不太谈补泻了。

在董老师的《董氏针灸正经奇穴学》中，开宗明义说："不必拘泥于补泻。"不谈补泻不是不补不泻，而是更高明的平补平泻，这又分几类手法，这里简单重复介绍一下。

一是**倒马针法**，又叫回马针法，两针则先针近心之一针，再针远心之一针，针序与流注相反，但两针五行则相生，如此有生有逆，即是平补平泻。三针倒马亦可简单仿此。

二是应象针法，临床上有不少穴位是根据"象"来的，这个我在之前讲过，亦即"反应点治疗"，根本不需要特别的手法。我们知道某些穴位与特定器官、特定部位有相关效应，在目前针灸治病机制尚未完全阐明的情况下，这种情形常可见及。董氏奇穴的许多穴位就是象的反应，例如重子、重仙穴组是一个反应治疗穴组，此穴下针配合病患痛处活动，即有瞬间快速效果，绝大多数病患立刻感觉背部发热，是一种超级反射。早期我治疗背痛也常用十四经穴感传至背部而收效，后来学习董氏奇穴，以此两穴治疗背痛，几乎是针入气至，立刻见效，不需任何感传，始悟及**针此彼"应"之法**。董老师否定补泻手法，而用结合意气的动气针法，配合病患痛处活动，以病人自己的气，而非医者的气，意气结合，以意领气，配合穴位与病处的反应（重子、重仙组选穴本来即是针对病痛反应而来的），"意""气""应"三结合，发挥了快速而显著的效果。治疗时千万不可再运用任何特别手法，若用人为的人工手法感传或导气，反而破坏了自然快速反射呼应的效果。许多董氏奇穴中的穴位都是如此。

这些在董老师书中未写入，维杰在相关的书中都做了介绍，也对原理作了阐述。

二、平补平泻针法的几种定义

关于平补平泻针法，有几个定义，根据书籍所载及一般认知，"平补平泻"共有三说，下面就来看看。

一是陈氏先泻后补的手法，"平补平泻"一词最早出现在宋代朱肱的《类证活人书》，称为"平泻法"。明初陈会的《神应经·补泻直诀》（由陈会之徒刘瑾辑成）完整地提出"平补平泻"。指出"凡人有疾，皆邪气所凑，虽病人瘦弱，不可专行补法，只宜**平补平泻，谓之先泻邪气，后补真气**"。又说："经曰：邪之所凑，其气必虚。如患赤目等疾，明见其为邪热所致，可专行泻法，其余诸疾，只宜平补平泻，须先泻后补，调之先泻邪气，后补真气，此乃先师不传之秘诀也。"这里指的"平补平泻"，乃是一种先泻后补的手法，先泻除遏滞经络的病邪，然后施行补法以扶正，乃可得其平也。这就是"平"字之义。

这段话与《灵枢·官针》《灵枢·终始》所谈相通。也是我目前运用最多的平补平泻针法。

二是杨氏"刺有大小"说,杨继洲在《针灸大成·经络迎随设为问答》"刺有大小"条说:"有平补平泻,谓其阴阳不平而后平也……但得内外之气调则已。有大补大泻,唯其阴阳俱有盛衰,内针于天地部内,俱补俱泻。必使经气内外相通,上下相接,盛气乃衰。"此处的"平补平泻"是区别于"大补大泻"而言的。

"平补平泻"是在阴阳一般性(或通常性)的不平衡时使用,使阴阳变其平衡,"大补大泻"则是当阴阳都具明显的偏盛偏衰状况下才使用。毫针须在天部与地部之间进行大幅度的运动,施行各种补泻手法。很明显,这两种操作,毫针运动的幅度是不同的,用杨氏的话说,就是"刺有大小"是强调补泻之量的大小。这理所谓"平补平泻"的"平"者,是刺之小者,此"平"字第二个主要意义。

三是近代的通行说法,为一种不补不泻的手法。在近代的一些针灸著作中,更多的是把"平补平泻"作为一种不补不泻的手法,也可以说是介于补泻之间的手法。其操作方法较为简单,即将针不快不慢地刺入穴内,然后再均匀地捻针提插,或者采用其他各种基本手法,这种方法主要用于不虚不实或虚实难辨的病症。这里的平补平泻,就是"不轻不重,得乎其中"之刺法。前节所述之动气针法,可以说就是"平补平泻"的针法。

三、平补平泻三刺针法在董氏奇穴的应用

前面提到"平补平泻,谓之先泻邪气,后补真气",《灵枢·官针》《灵枢·终始》都提过先泻邪气,后补真气的针法。

《灵枢·官针》说:"所谓三刺……先浅刺绝皮,以出阳邪,再刺则阴邪出者,少益深绝皮,致肌肉,未入分肉间;已入分肉之间,则谷气出,故刺法曰:始刺浅之,以逐邪气,而来血气,后刺深之,以致阴气之邪,最后刺极深之,以下谷气。此之谓也。"这是说可以有浅中深三种不同的刺法,首先是浅刺到皮肤,可疏泄卫分浅表阳邪;再刺较深,可以疏泄营分阴邪,最后刺入极深度,较皮肤的浅层略深一些,刺进肌肉而不到分肉之间,就可以通导谷气,达到补虚之效。这就是《内经》平补平泻的三刺针法。

《灵枢·终始》也说:"一刺则阳邪出,再刺则阴邪出,三刺则谷气至,谷气至而止。"

几十年来我最常以此手法治病,不论十四经穴或董氏奇穴,皆以此法针之。进针看似一次刺入,实则分为三阶段,进入到天部稍作捻转,再继续深入至人部,再稍作捻转,最后再深入至地部,再稍作捻转后留针,只是动作稍快看似一刺完成,虽说不用补泻,然已寓补泻于其中。

第四节 对董氏奇穴针刺深浅的补充发挥

古人有"针灸不传之秘在深浅"之说,我个人治疗疾病用穴,非常注意深浅,这方面董老师所述虽然不多,但观察几个奇穴的用法,应该颇有启发,我个人在这方面也有很多发挥,使奇穴应用更灵活、更有效。

在董氏奇穴中,有几个穴位特别提出了针刺深浅不同,治证不同。例如,董氏奇穴原书的一一部位,有两个穴提出深浅主治的不同:

大间:"手术"部分就写着"针一分至二分治心脏病变,针二至三分治小肠病,疝气及膝痛,左病取右、右病取左"。

小间:"手术:五分针,正下一分治心脏,二分至二点五分肺分支神经。"

按:这两个穴都在手指上,肌肉比较浅薄,仍分深浅层次,浅刺一分治疗心脏,二至二点五分略深刺治疗大小肠。合乎"浅刺治近,深刺治远"的原则。再看人士穴及地士穴之主治,浅刺治肺,深刺治心,则小间穴应调整为正下一分治肺脏,二分至二点五分治心较正确。

在三三部位有两个穴提出深浅主治的不同:

人士:"运用:针深五分治气喘,治手掌及手指痛、肩臂痛、背痛(患右用左穴,患左用右穴),针深一寸治心脏病、心跳。"

地士:"手术:针深一寸治气喘、感冒、头痛及肾亏,针深一寸五分治心脏病。"

按:人士穴浅刺五分治疗气喘,治手掌及手指痛、肩臂痛、背痛等较外在之病;针深一寸治心脏病、心跳。地士穴浅刺一寸治气喘、感冒、头痛及肾亏,针刺略深一寸五分治心脏病。此皆合乎"浅刺治近,深刺治远"的原则。

又如四四部位的人宗穴及地宗穴提出:

人宗:"手术:用毫针,针深五分治感冒气喘,针深八分治臂肿,针深一寸二分治肝、胆、脾病。"

地宗："手术:针深一寸治轻病,针深二寸治重病,两臂之穴同时下针。"

按:地宗穴针深一寸治轻病,针深二寸治重病,合乎"浅刺治近,深刺治远"的原则。**人宗穴分三部**,"针深五分治感冒气喘,针深八分治臂肿,针深一寸二分治肝、胆、脾病。"可以说是三部刺的发挥,即针刺至浅部、天部,治局部之病,尤其新病;刺至中部、人部治疗稍远处病;深部、地部治疗更远处。刺至地部,多可治远处四肢之病或较深之内脏病或久病。

总按:这些穴皆在太阴及阳明经络上,基本上是每一个部位的开头,有举一反三、以少示多的意味。也就是说,董氏奇穴虽只在这几个穴提出针刺深浅治病的异同,其他穴位虽没有举出深浅刺的意义及作用,但已经蕴含在其中,不待明说,亦不烦一一举例,就应该这样用。根据我多年的应用,其实也都有这样的含义与内容。

上述几个穴位,因为皆在阴面肌肉较浅之处,故只提出深浅两段。人宗穴肌肉较丰,则分为三部。但据我多年经验及研究古书所得,事实上绝大多数穴位都可分为三段,也就是浅中深三部,或说天地人三部。

针刺分三部的实用意义,在于浅部天部治疗近部局部病变,尤其新病。中部人部治疗稍远处病,深部地部治疗更远处。例如在四肢取穴,刺至中部人部多可治躯干之病,刺至地部多可治远处四肢之病或较深之内脏病或久病,所谓"久病者邪气入深,刺此病者深内而久留之(《灵枢·终始》)"。以足三里为例,足三里可以治疗全身许多疾病,针多深、治什么病并未见数据记载,据我个人经验,一般而言,刺足三里针五分至一寸在天部,可治腿痛腿病,针至人部约针一点五寸,可治肠胃中焦之病。足三里深刺久留是治疗心脏疾病及气喘非常有效的穴位,这就要针到地部约二寸。足三里治口眼歪斜也很有效,至少亦应针二寸,针尖向上斜刺效果尤佳。又如后溪穴,刺入五分至一寸之天部(浅部),治疗近处肩痛甚效;刺入一寸至寸半之人部(中部),治疗面肌震颤、三叉神经痛、腰痛、脊椎痛甚效;刺入寸半至两寸之地部(深部),治疗臀部痛、腿弯痛甚效。

再以董氏奇穴为例,例如:灵骨穴刺入五分至一寸之天部(浅部),治疗近处肘痛、肩痛甚效;刺入一寸至寸半之人部(中部),治疗头晕、腰痛、脊椎痛、耳鸣、胸部打伤甚效;刺入寸半至两寸之地部(深部),治疗坐骨神经痛、鼠蹊痛、脚跟痛等甚效。灵骨、大白是治疗各种坐骨神经痛的特效针,但若针太浅则效果不显,所谓"治下焦如权,非重不沉",针药同理。其他穴位深浅治疗之理亦皆类同,也就是刺浅治近,刺深治远。

<h1 style="text-align:center">第五节　杨维杰留针思路解析
董氏奇穴之留针</h1>

四十多年前随董师学习时,每见老师留针一般皆为45分钟。又看到老师对于一些特别的穴位治疗特别的病,有特别的留针时间,如木火穴,老师指出留针5分钟,一般人很难理解为什么这样,问老师,也只说你自己思考。经过临床多年,我根据个人的五输穴及区位针法思路来思考及研究,就不难找出其缘由。

关于董氏奇穴留针有两个问题,一是老师为什么大部分都留针45分钟,二是有些穴位指出特别留针时间。看起来是两回事,其实两者是相关的,都与五输穴区位有关。这个首先要从气血运行来看:

1. 据《灵枢·五十营》所言:"二十八脉……漏水下百刻,以分昼夜……气行十六丈二尺……一周于身,下水二刻。"指出气血运行一周,需时二刻,一昼一夜为一百刻,则二刻为0.48小时,28分48秒。

2. 据《灵枢·营卫生会》所言:"营在脉中,卫在脉外,营周不休,五十而复大会,阴阳相贯,如环无端。"营卫一昼一夜在人体运行50周,以一天24小时(1440分)计算,即28分48秒循环1周。

从上述两点来看,留针至少宜超过28分48秒,目前为求计算方便,一般留针30分钟,是合理而适宜的。

把这个作为中间点或一般平均点,那么五输穴的中间穴,也就是井荥输经合的"输穴"可以此为标准。那么输穴留针30分是最为普通的;井穴一般以刺血为主不留针;荥穴位于井输之间,可取0~30分之中间数,就是15分钟,井穴治急症,荥穴善治外感证及热证,亦属急症,但较井穴为缓。就井荥输经合五个穴来说,输穴居于中,合穴最后,可取输穴之倍数时间。合穴治疗腑病宜较长时间留针,60分钟是合理的,治疗一些久病、脏腑病,留针1小时,效果确实较好(其实老师对于一些久病重病,有时还是会留针达1小时者)。经穴在输穴与合穴中间,就是45分。

这样得出一个基本结论:井穴不留针,刺血较多,1分钟以内解决;荥穴留针15分;输穴留针30分;经穴留针45分;合穴留针60分钟。

我们再来看看,董老师治疗病变的取穴,以输穴至合穴中间的穴位最多,如三重穴、下三皇等,若以灵骨、大白穴而论,亦在输穴与合穴之间,留针45分钟也是合理的。

至于木火穴,因为位于井荥穴之间,但较为接近井穴,距离为荥穴至井穴的三分之一,留针也以荥穴15分的三分之一计算,所以老师指出留针5分钟,也合乎五输穴思路及区位取穴原则。

当年也曾经见人对病患留针至两小时者,效果甚佳。唯现今时代大家时间宝贵,已很少留针如此久者。也有人根据《灵枢·脉度》中记载的全身经脉全长为"十六丈二尺","一呼一吸脉行六寸",以正常人平均每分钟呼吸十八息来推算,经脉循行一周,需二百七十息,即相当于15分钟左右。因此留针宜至少15分钟,也值得参考。但临床验证不如《灵枢·五十营》《灵枢·营卫生会》所言。以上按五输穴区位为准的留针时间,据经验还是最有效的。这个原则来源于十四经穴,也适用于十四经穴。

现代社会节奏较快,留针时间已绝少超过60分钟。虽说如此,但对于一些重病、久病,留针时间亦可相应延长。

第六节　杨维杰刺血经验对刺血手法之新构

一、刺血及三棱针概说

刺血是中国医学精彩的内容之一,是中医的一种独特针刺治疗方法。在我国已有数千年的历史,应用极为广泛,且疗效显著。"刺血",俗称"放血",又称"刺络",或称"点刺",就是用锋利的器械,一般指三棱针而言,在患者体表上某一部位刺破血管,使之流出一些血液,以期达到治病目的。

三棱针是专用于点刺放血的针具,大多以不锈钢制成,系取法于古代锋针,它的长度约二寸,针柄作圆柱形,针身呈三角形,针尖锋锐(图31)。

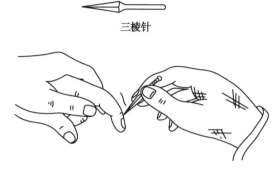

三棱针

图31　三棱针点刺中冲穴

四十年前余从董师学习针灸,常见其应用刺血治疗。数年大病往往霍然而愈,剧烈疼痛亦可止于顷刻,其效果常令人不可思议。尝叹此种针法之神奇。余临床四十余年,以此治愈重病、顽病甚多,益觉刺血疗效之实际及可贵。唯老师的《董氏针灸正经奇穴学》原书原文并没有刺血针法的记载,跟随老师多年,亦只见老师应用点刺针法(详见后述),不见老师应用其他刺法。在以后的四十年,我个人根据经验研创出其他刺法。在穴位应用方面,董师刺血用穴之范围不受古书所限,除一般医师常用的膝腘、肘窝、耳背等部位,董师善用爱用并有发明外,至于前臂、小腿、脚踝、脚背、肩峰等几乎无处不能放血,尤其是腰背部位,董师更是以之灵活运用治疗全身病变。我个人再加以发展,治病种类益广,疗效益高。

二、三棱针的适应范围

早在《内经》中即有不少刺血的记载,在当时即已对许多疾病,如发热性疾病、疟疾、外科疮疡、跌打损伤、湿痹痛、腰腿痛、水肿、癫狂病、心脏病、胃病、肺病、肝胆病、五官病等用刺血治疗。一般而言,最适用于实热证,刺血可达到泻实泻热的作用。目前对急性扁桃体炎、急性结膜炎、急性扭伤、中风昏迷、中暑、小儿急惊风等病,以放血法治疗为临床常用有效治法。

对于一些虚中夹实之证,甚至少数虚证亦可用刺血治疗。三棱针广泛用于临床各科,对于一些顽固性的疼痛及疑难痼疾,三棱针的疗效常比毫针要好。甚至对于一些癌症病患,经刺血后可减轻痛苦,延长生命。

三、维杰常用的三棱针刺法

刺血疗法,古代称为"络刺",在《内经》中还有赞刺、豹文刺等刺法。如《灵枢·官针》:"络刺者,刺小络之血脉也","赞刺者,直入直出,数发针而浅之出血,是谓治痈肿也","豹文刺者,左右前后针之,中脉为故,以取经络之血者……"这里说的**络刺**是用三棱针刺络脉(皮下浅部的小静脉)以泻其瘀血的一种方法。**赞刺**是在患处很快而浅地刺几针,进针和出针的动作都较快,是消散痈肿的一种针法。**豹文刺**是一种多针出血法,在患处左右前后部位上多处刺入血络,消散经络中的瘀血,目前治疗丹毒类的疾病,就用这种刺法。对于刺血的实际方法,余常用者一般可分为下列几种:

(一)点刺

属于快速刺法,用针可稍粗些,由于针体较大,虽进针浅,但进气量够(针孔略大),很易出血。适用于四肢如委中、尺泽等及背部腧穴。进针时对准血管快速直刺。背部看不见血管,也可用此法(有些出针即见血,但有些则需略加挤捏或拔罐辅助出血)。刺手上井穴可用较细之三棱针,或测糖尿病之采血片亦可。

(二)钻刺

属慢速刺法,倾斜角度略似毫针之斜刺或横刺,以 15°~30° 之间的角度进针,缓缓刺入浅静脉血管中,适用于四肢头面。因目前用针较细,必须刺入一定深度,出针后始易出血。此法最适宜头部太阳穴出血。太阳穴由于肌肉较浅,后面是额骨,用此法最妥。

(三)散刺

或称围刺,即用三棱针在散在的多点刺激皮肤,以轻微见血为度,也可用梅花针代替,常用于治疗皮肤病、丹毒、疔疮、皮肤麻木、脱发、神经性皮炎等。

(四)挑刺

在施术部位或反应点处,用三棱针挑破浅层皮肤,然后再向深层挑断组织纤维。多用于痔疮、眼疾、羊毛痧等。

(五)挫刺

施术时三棱针与刺血部位接近平行,除用三棱针尖刺出血外,三棱针的三个棱面也像锉刀一样,同时挫破皮肤,出血量会较单以针尖出血为佳,最常用于治疗口歪眼斜之口腔刺血。

上述几种刺法,前两者主要针对外浮较大之青筋(静脉)刺血,是目前三棱针最常用的刺法。

附注:近年来刺血针的变化很大,有人用大的注射针头,有人用纹身的斜孔针,也有人用糖尿病的采血片,都有一定效果。

四、三棱针的经验操作

余个人临床四十余年,以刺血治愈重病、顽病甚多,这里谈谈个人的手法经验。

(一)刺血前的充血

刺血时对准青筋刺上去就会出血,但有些地方如背部、腰部等处不一定会有青筋,可以在刺血的部位用大拇指稍微按压,先使其充血以后再刺血。在委中或尺泽刺血,也可以用大拇指按压的方式,这样也可以减轻刺血的疼痛。如果是在太阳穴刺血,有时此处青筋不太明显,这时可以把衣领扭紧,让它充血,充血后再刺血就比较容易出血,出血量就会大一些。如果是在井穴少商、商阳这些穴位刺血,最好也是先让它充血后再刺血,假如不这样做而直接在这些穴位上刺血挤血,出血量就会有限(少一些)。因此,若能压紧大指或者是食指的指根(刺其他井穴,就按压该指指根),先让指头充血,然后再在少商、商阳点刺,就自然会流出血来,而且血的流量比较多,也可以减少疼痛至最低点。总之,不论在背后或其他各处刺血,在点刺之前,均宜在将刺部位,先行压按一下,然后施针,疼痛较少,又易出血。

一般来说,没有青筋也是可以照样点刺出血,基本上青筋不明显的人出血量是不多的。在口腔内刺血不需要找青筋,也是这样刺血,大概流个七八滴的程度就可以了,把嘴巴张开,在口腔两侧黏膜放血,放血位置相当于上下嘴唇闭合的地方,约在口唇内侧中央的里面刺血。颜面神经麻痹一般是在病变一侧的里面刺血。

(二)刺血的持针

怎样刺血呢?进针(即刺针)时,用右手拇指、食指和中指持针,初学者为了避免针刺得太深,可以在针刺前用中指抵住针头(针尖)稍后,控制进针的深度,避免针刺太深。针体与血管呈一定角度,如此则血液较易流出,亦不致刺透血管壁,发生血肿。待熟练后,较能掌控力道,可将持针的手指略移后,更易使力。

正确地刺准青筋就会流不少血,如果不出血就会感到疼痛,出了血反而不会觉得痛。如果不出血,就在旁边的青筋再刺一次,这样血就会流出来了。这种情况就像以前打牛奶罐头,在牛奶罐的一边打一个洞,牛奶没出来,再在另一边打一个洞,就能倒出牛奶。刺血也是这样,跟空气的原理很相近。

出血多少与针孔空气的进出有一定关系,针刺如果太浅,空气的进出太少,那么血也就流不多,由于三棱针刺破血管的面积比一般毫针大很多,所以稍微一刺,血就会流出很多。针刺一分的程度,血就可以流出很多。若技术把握不当,就不能够很好的施术,而且还会留下伤口。

五、三棱针施针准备事项

放血时要注意做好下面几点准备:

1. 首先要做好消毒工作

消毒当然是最重要的事前工作,也要注意伤口的感染,有些地方消毒不便,例如口腔,则可在泻血时先准备一杯食盐水,让患者泻血之后漱口,一方面是消毒,避免感染,另一方面则是还能给予一点刺激,帮助恢复。

2. 一般准备工作

病人如果是站着放血,要在他的脚下铺些纸张。如果是趴着放血,也可以用塑料垫布或纸张铺在要放血部位的底下。譬如在委中放血,就铺些纸张在病患的膝盖下面。如果是在太阳穴放血就要准备一个小桶,让血滴在桶里面,不能溅出。这些准备工作都要做好了以后,才进行放血。

3. 要注意天气的好坏

天气的好坏对于刺血也是很重要的,晴天病人流的血比较多,效果就好;夏天也较易出血,如果是阴天,血管收缩效果就比较差,出血量可能会少一点。除了急性病以外,对于慢性病痛的患者,最好选择天气好的时候来放血。

4. 针的粗细锋利

使用比较粗的三棱针虽然看起来可怕,但是效果比较好。此外,针刺技术更是非常重要。针刺前除对穴位进行消毒外,过去针具使用前需用高压蒸气消毒,现代用的几乎都是一次性的三棱针,常有一些缺点,就是针尖不够尖锐,针的三刃也很粗糙。因此先选择好较为锐利的针极为重要。由于刺血只使用针的尖端部位,因此只要针尖刺入的深度即可,如果三棱针的针尖很尖锐,旁边三刃也很锋利,那么只要轻轻地在皮肤上点刺一下就会出血了。假如三棱针的针尖不够锋锐,三刃也不够锋利,刺到皮肤可能只有伤口而没有出血,因此在刺血前要检查一下针尖及三刃。最好是事前就要购买材质较好的三棱针,就不会有这些问题。

5. 刺血时间

刺血如果能掌握时间,出血量会比较多,效果会更好。譬如说太阳穴刺血,在天气好的午前 11 时效果最好,尤其是接近中午的时候,阳气在上,青筋比较容易显现,像多年偏头痛的患者常常都是青筋很明显的。如果在太阳穴的青筋上刺血,出血量大概可以有四五十滴的程度。太阳穴刺血可以治疗很多疾病,尤其是脸面、脖子这一带的病,像偏头痛、三叉神经痛,甚至于气喘都是非常好的。刺血大概要刺入一分的程度,流血流到相当的滴数以后,一般都会自然停止,因此血不会流得非常多。泻血时只要对准青筋刺进去就可以了,一般脸色红润的人青筋比较不容易看到,不容易出现。这时就要让他抓紧衣领,使脖子围紧,这样太阳穴容易充血,然后再放血,如果血出的还是不够多,就只好挤血,挤血的出血量是有限的,所以最好让他充久、充多一点再刺,就会流较多血。一般来讲,青筋多的人刺血状况比较容易,只要轻轻点刺一下就会流很多血,而不需要挤血。甚至于还会喷出来,效果当然好。

以上从时间讲到一些有关太阳穴刺血的原则与方法。其他如腰痛、脊椎长骨刺的人要刺血,则是在下午最好,这样可以配合流注的时间,刺血完毕再加针灸效果就会更好。我们知道十二经有一定的流注时间,任、督两脉也有一定流注的时间,十二经在未时流注到小肠经手太阳,申时流注到足太阳膀胱经,手、足太阳基本上是走人身后面的,所以对坐骨神经痛、痔疮的患者在此时放血可以说是最为有效。太阳穴在上午放血;坐骨神经痛、痔疮在午后放血;至于少商等井穴,则跟时间没有什么关系,因为这些地方没有青筋,而且急救也常用这些穴,所以随时能放血。

治疗腰背痛,在委中刺血最好,但如果委中实在是找不到青筋的话,可以在腰、背部一带刺血。小腿部疼痛如果找不到青筋，也可以在腰、背部一带刺血。在腰、背部刺血，不论上午或下午在时间上就没有强烈的要求限制，虽然这样刺血不如在青筋上刺血来得多，但刺血后也可以用挤血的方式把血挤出来，或者用拔罐来帮忙出血。

六、三棱针施针注意事项

1. 出血量

三棱针刺血的出血量，以多少为宜，应据病情及体质而定。一般体质强、新病较重、血热、血实的患者，如跌打损伤、丹毒、精神分裂症等，出血量可多一些，反之则少一点。

刺血流出的血，多为紫黯色的瘀血，是一种病理产物，可说是一种病邪，所谓"宛陈则除之"（见《内经》），将其放掉即是一种驱邪外出的方法，能达到祛瘀生新、治病除疾的作用，适量出血，少则几毫升，多则二三十毫升，能使新陈代谢更加旺盛，对身体有益无损。

古人出血量常"盈斗盈升"，斗为古代盛酒之器，可见其量之大。《内经》涉及刺血的篇章达一半以上，清代徐大椿在《医学源流论》中说："古人刺法取血甚多，如头痛腰痛大泻其血，今人偶尔出血，惶恐失措，病何由除。"

现代人惧怕出血，倒也不必追求量大，但对于一些痼疾杂病，当刺血（祛瘀）而不敢刺血，以致病症拖延不愈或延误病情，反而有失医师之道了。

针刺出血后，使其自然出血、止血。如欲止血，可用棉花按住穴孔，一般很快即可止血，如刺血部位系尺泽（肘弯）或委中（腿弯）部位，可将肘臂或腿膝打弯，再用棉花按住孔穴即可止血。

2. 治疗间隔

刺血治疗，两次间隔时间应根据不同病情，及患者的体质状况而定。一般来说，急症、实证间隔时间较短，如急性炎症、感冒等，可两三天或三五天即刺血一次；慢性病间隔时间相对可长些，如风湿性关节炎、慢性腰腿痛、胃病、鼻炎、粉刺、中风后遗症、癫痫等可间隔两周刺血一次。

多数疾病于第一、二次治疗时，间隔时间较短，之后病情好转，可适当延长治疗间隔时间。多数病患经刺血治疗一二次后即有明显效果，也有少数病人需刺血治疗四五次始见效果,不要因为刚开始效果不明显就轻易放弃,要继续治疗。

3. 治疗禁忌

刺血也同毫针一样有一些禁忌,下面这些人不宜刺血:

(1)血友病患者不宜刺血。因血小板不足,凝血机制障碍,针刺后出血难止,因此不宜刺血。

(2)孕妇不宜刺血。因刺血针感较强,激烈刺激有可能导致流产。

(3)新产妇不宜刺血。因在生产过程中失血较多,体质略虚,应待满月体质恢复,始进行刺血。

(4)经期妇女不宜刺血。因经期流失部分血液,不宜再出血,总出血量过多,易导致或加重疲乏。

(5)大出血者不宜刺血。理同经期出血,失血者不宜再出血。

(6)严重静脉曲张者不宜出血。此类病患针刺极易出血,若刺血有可能出血量过大,只宜在小静脉刺血治疗,并应浅刺,控制出血量。

(7)酒醉后不宜刺血。酒醉者,因中枢神经系统之兴奋和抑制功能紊乱,精神不稳,且血行较速,不宜再出血。

(8)此外,空腹过饥及过于疲倦者均不宜刺血,有可能造成晕针。此外太饿时可能血液浓度增加会影响泻血的量。不要在距离吃饭已经很久才放血,肚子太饿也容易晕针。

除某些人不宜刺血外,某些部位也不宜刺血,前胸后背只宜浅刺出血,或捏起肉再刺,比较安全。动脉不宜刺血,刺血主要以静脉为主,若刺动脉,出血会呈喷射状外涌,出血多易致危险。刺血前宜用食指指腹在准备刺血的穴位上扪按,若感觉动脉跳动,务宜避开,若不慎刺中动脉,医师一定要镇定,不要紧张,速以消毒棉球,按压针孔。

刺血也会遇到晕针,主要原因不外乎患者过于紧张,或空腹饥饿,或劳累疲倦。必须将这些状况排除,始能予以刺血。若有晕针情况发生,可如同处理毫针晕针一样,立刻停针,并使患者平卧(躺着趴着刺血较不易晕针,站着刺血较易晕针),给饮温开水,并休息一会儿,即可恢复正常。又,刺血完毕也不宜立刻活动,稍为休息一会始宜离开,以免迟延性晕针。

第五章

治疗思维篇

第一节　杨维杰针灸治疗学对于
奇穴治疗学的建构

老师只写过穴位学,没有写过治疗学,读者研读董氏奇穴,当然可以按照老师《董氏针灸正经奇穴学》所列主治自行循穴治疗,但从穴位的主治去寻找治疗不免要花费一段时间,治疗方法却往往只有一种,甚或找不到对应项目,维杰在1990年的《董氏奇穴针灸学》中附上了治疗学,当时在前言中提到"董氏奇穴原书,原仅有穴位部分,而无治疗学,系笔者追随董老师学习多年,并综合个人临床二十万人次之经验整理编写而成,其临床效果,多经验证,值得广泛发挥应用。"所谓"临床效果,多经验证,值得广泛发挥应用",就是因为我编著的治疗学是我经验的累积与精华。而维杰的治疗学有许多是老师穴位书中主治找不到的病种,是与时俱进随着时代进步的产物。

只要读者细心地将1990年维杰所著的《董氏奇穴针灸学》与老师1973年的《董氏针灸正经奇穴学》的主治对照一下,就会发现我写的治疗学中,八成以上的治疗用穴并不是老师书中的主治,而是自己临床发挥列进去的。基本上可以算是是维杰自己的应用法,这里面保留了董氏奇穴原始主治最有效的部分,其他的主治项目,则是以更有效的维杰自己的经验穴位替代。有些在老师当时治疗效果并不是很好的,我则以自己以后二十年的改进经验加了进去,把最好的献给大家。1990年之后的十余年,临床病患更多,经验更丰,在2003年《董氏奇穴讲座——治疗学》出版时,临床已达三十万人次之经验。余又在新书中增加了一些治疗项目及效穴,且谈了不少验案。

有人因此说《董氏奇穴讲座》的"治疗学",也可说成"杨维杰针灸治疗学——董氏奇穴应用"。这里仅从2003年版的《董氏奇穴讲座——治疗学》头面颈项中前几个病症的治疗来看看,就可知道原因了。

以下从2003年版的《董氏奇穴讲座——治疗学》中,余所写的前几个病症的治疗原文来略作分析,以**析按**附于每段原文之后,可以了解余是如何发挥奇穴于临床治疗之中,如何以个人思路发挥建构董氏奇穴治疗学的。

一、头 痛

【原文】

1. 大白穴甚效,配中白或又三穴更佳。

2. 针侧三里、侧下三里,并针肾关,留针四十五分钟,轻症二三次,重症四五次,即可不发。治慢性久年头痛甚好。(自创)

3. 针灵骨,立可缓和疼痛。

4. 背部五岭穴点刺,亦可立止头痛。

5. 太阳穴刺血最特效,久年头痛轻则一二次,重则三四次痊愈。

【析按】

治疗头痛:①取大白穴甚效,配中白或又三穴更佳,为维杰个人发展,此法最为简单而且效果卓著。②侧三里穴,董师原主治有牙痛、面部麻痹,没有头痛。③灵骨穴在董老师原主治中只有偏头痛、头昏、脑胀,没有头痛,此系维杰所加。④背部五岭穴点刺,亦可立止头痛。此为老师用法,老师的五岭穴原主治中有头痛,董老师喜欢在背部点刺,有时轻症头痛亦在背部五岭择穴点刺。⑤太阳穴刺血最特效,久年头痛轻则一二次,重则三四次痊愈。这是维杰个人发展,从来没有看过老师在太阳穴刺血。

上述五项,只有第四项背部五岭穴点刺,是董老师的用穴,其余皆为维杰经验发展。其中以第一项针大白穴配叉三穴最为简单。效果方面最特效的则是太阳刺血,往往多年痼疾一次痊愈。这里五项治疗,董老师的用穴只有一项,杨维杰经验发展了四项,且更实用有效。

【原文】

关于头痛,要多讲些临床活用的东西,除了讲董氏奇穴外,也要补充一些十四经的有效穴位,一般头痛针刺奇穴大白穴及三叉三穴即可迅速止痛,三叉三是我最常用的董氏奇穴十大要穴之一,另外三叉三对于治疗感冒也非常好。此穴位于三焦经上,对提高免疫力很有作用,又此穴非常接近液门穴,液门系三焦经的荥穴,《内经》说:"荥俞主外经。"因此是治外感常用要穴,对于感冒引起的头痛,再加大白穴即可,大白穴与十四经中三间穴属平行位置,但贴骨扎针很快可止头痛,又大白穴位于大肠经上,大肠与肺相表里,治疗肺方面的疾病当然有效,因此治感冒头痛有卓效。再看大白穴位于全息律的头面点上,因紧贴三间穴旁,三间穴五行属木,与大白穴穴性类同,因此能对应于肝木及风病,这也是能治头痛的原因。

【析按】

这段详细解说了三叉三穴及大白穴与大肠经、肺经的关系,提到了本经及表里经,并提出了两穴的应用及穴性,从而了解董氏奇穴与五输穴的关系密切。

【原文】

又根据脏腑别通的原理,肝与大肠通,对于因肝脏造成之头痛也有效果。因此三叉三加大白对感冒头痛是有特效的,对一般头痛也很有效。三叉三穴与土水二穴合用,则对治疗咽喉痛非常好,可解除咽喉痛苦。三叉三也是消除疲劳的特效穴,另一个消除疲劳的特效穴是鼻翼穴,如果大家现在想睡觉或疲劳,可以在这两个穴上扎针。如果长途驾驶可以在鼻翼穴上扎针,既可提高精神,且不影响手脚的工作。

【析按】

这段提到了"脏腑别通",并从三叉三治头痛,衍生到治疗咽喉痛,及三叉三消除疲劳。消除疲劳又提出鼻翼穴,举一反三。

【原文】

对三叉三穴我有一个故事,1975 年的一次武术比赛,当时我是裁判之一,正在会场旁休息,有一位选手肩膀疼痛来找我,我为他扎了三叉三,留针 30 分钟疼痛缓解,再上场比赛,第一回合即未见疲劳之象,到了第二回合越战越勇,终于获得冠军。

三叉三解除疲劳确是非常有效的穴位,它也是五官科疾病很重要的穴位,所有五官科的疾病均可使用三叉三穴,这与全息有关。

我来这里以前,在旧金山讲过课,当时在座的有一位女医师,过敏性鼻炎发作,我就给她扎了三叉三穴,然后她流涕就止住了。当遇着肩痛的时候,宜扎患侧的三叉三穴,至于治疗大腿部的疼痛,则是扎健侧的三叉三穴,另外对于恶心、呕吐、落枕、胁痛、腰痛、心跳加快及各种过敏引起的瘙痒症,三叉三穴都有很好的效果。

讲到这里回头再看头痛,必须再强调一下。治疗头痛第一个穴位就是刚才所讲的大白穴和三叉三穴,合起来使用效果特别好。

【析按】

这段提出了两个三叉三穴的验案,又提到了三叉三穴的其他效用,治肩膀疼痛,也是五官科疾病的要穴效穴,并提到了三叉三穴对于恶心、呕吐、落枕、胁痛、腰痛、心跳加快及各种过敏引起的瘙痒症,都有很好的效果。在董老师书中没有三叉三穴,因当年见老师用过几次,但主治不多,个人经过几十年的摸索应用,从而建构了三叉三的多项主治。

【原文】

第二个就是侧三里穴及侧下三里穴,加肾关穴效果也非常好,因侧三里及侧下三里的位置在阳明经和少阳经的中间,由于两经所夹,故可治两经病,而能治阳明头痛及少阳头痛。肾关能作用到肾,透过膀胱与肾相表里,所以对膀胱经的头痛,效果也不错。对于各种久痛也很好(所谓久病入肾),如果在此基础上再加灵骨,就会更加提高止痛的效果。另外,治头痛还有一个非常好的特殊方法,那就是在太阳穴放血,尽管是慢性长期头痛,也往往可以一次即见大效,最多不会超过两三次,怎样在太阳穴放血? 在后面我会给大家做个示范。依据我的经验,久年头痛刺血一次到两次就可以痊愈,不会超过第四次。

【析按】

这段首先提到了"夹经":侧三里及侧下三里的位置在阳明经和少阳经的中

间,由于两经所夹,故可治两经病。

"在太阳穴放血,尽管是慢性长期头痛,也往往可以一次即见大效,最多不会超过两三次",其实这是我的特殊经验,曾经误植为董老师,抱歉。

二、偏　头　痛

【原文】

1. 针侧三里、侧下三里,效果佳。

2. 针中九里(风市),效果亦佳。

3. 三重、四花外穴点刺出血,亦可立止疼痛。

4. 太阳穴部位疼痛,针门金甚佳。

5. 太阳穴点刺特效,久年偏头痛轻则一次,重则二三次可愈。

6. 水曲穴。

【析按】

治疗偏头痛:

1. 侧三里穴在董老师原有主治系牙痛、面部麻痹。没有头痛,也无偏头痛。治偏头痛此系维杰所加。

2. 中九里(风市),董老师原有主治:背痛、腰痛、腰脊椎骨痛、半身不遂、神经麻痹、脖颈痛、头晕、眼胀、手麻、臂麻、腿痛、神经无力。没有头痛,也无偏头痛。治偏头痛此系维杰所加。

3. 三重穴,董老师原有主治系:甲状腺肿大(心脏病引起)、眼球突出、扁桃体炎、口歪眼斜(面神经麻痹)、偏头痛、瘀块、肝病、脑瘤、脑膜炎。其中有偏头痛,但此处是刺血,较老师原治疗效果为强。四花外穴董老师原有主治:急性肠炎、牙痛、偏头痛、脸部神经麻痹、肋膜痛。三重穴及四花外穴皆有偏头痛,这是老师的用法。

4. 门金,董老师原有主治:肠炎、胃炎、腹部发胀及腹痛、盲肠炎。没有头痛,也无偏头痛,治偏头痛是维杰个人发展之疗法,极为有效,基本上是针入即不痛。

5. 太阳穴点刺久年偏头痛特效,这是维杰个人发展,从来没有看过老师在太阳穴刺血。

6. 水曲穴在董老师原有主治系:腰痛、四肢浮肿、腹胀、颈项神经痛、妇科子宫病。没有头痛,也无偏头痛。治偏头痛系维杰所加。

小结:上述六项,只有第三项三重、四花外穴点刺出血,是董老师的用穴。其余皆为维杰经验发展。其中以第四项太阳穴部位疼痛,针门金甚佳为最常用,且可立止偏头痛。效果方面最特效的则是太阳刺血,往往多年痼疾一次痊愈。这里六项治疗,董老师的用穴只有一项,维杰经验与思路发展了五项,且更实用有效。

【原文】

现在我们看偏头痛,侧三里和侧下三里对阳明经的疾病有治疗效果,对偏头痛也有治疗效果。由于侧三里和侧下三里这两个穴,就位于阳明经和少阳经之间,它可以治疗头上阳明经和少阳经部位的疼痛。如果只在阳明经或太阳穴部位疼痛,那么针门金穴就足够了,门金穴就是在陷谷的后面贴骨进针,如果找不到门金穴,就在陷谷下针也可以。陷谷是阳明胃经输穴,"输主体重节痛",对本经循行的疼痛都有效。如果是慢性头痛的话贴骨进针,在门金穴扎针会更好,中医有久病入肾的说法,久了的病就会入肾,亦即久了的病就会减弱肾的机能,引起肾阴虚或肾阳虚,所以对慢性疾病、久病就要贴骨或抵骨(达到骨头)进针才好,可以收到"以骨治骨"及"以骨治肾"的作用,所以门金穴对慢性头痛效果尤其好。

【析按】

"如果找不到门金穴,就在陷谷下针也可以",这是个人思路区位疗法的发挥。"陷谷是阳明胃经输穴,'输主体重节痛',对本经循行的疼痛都有效",这是五输穴的发挥。"贴骨或抵骨(达到骨头)进针才好,可以收到'以骨治骨'及'以骨治肾'的作用",这是个人思路体应针法的发挥。

【原文】

治疗偏头痛中九里(即风市穴)也很好,中九里是董老师最常用的穴位之一,可以说此穴对所有的疼痛都有效果,特别是对少阳经的疼痛效果更佳。

如果对难治病存疑,不知如何下手,那么可以首先扎中九里,至少可以减轻疼痛,再查其他原因,再找寻其他可以用的穴位,然后再扎更好或更对证的穴位,那就更能提高效果。

这里我们就详细解说一下中九里和风市穴为什么对很多疾病有效果,风市穴原来在古时是属于奇穴,《甲乙经》未见。《千金》《外台》《铜人》等均无记载,《资生经》与《针灸大成》始列入正穴。中医学认为痛症和风症与"风"有关,本穴之所以称为风市,就是说"市"有"往来的地方"的意思,风市即是痛症往来的地区。董老师在治疗患者的时候,对一个或两个部位的疼痛,会用相应的奇穴,对于全身多处疼痛的时候,就用风市穴或加中渎穴倒马,这两个穴对于减轻全身疼痛有相当好的作用。中渎之渎即水道,即水经过的地方,所以穴位名称与湿有很大的关系。风与湿可以引起疼痛,两穴并用则风湿并治,我们再根据"以肉治肉","以肉治湿"的原理,风市的位置是肌肉丰富的地方,也善于治湿。另外风市位于胆经上,肝与胆相表里,所以可以治疗肝与胆的疾患,而且肝胆皆主风、主筋。扎风市的时候针抵骨头,能相应到肾脏,又可以治关于肾脏的疾病,如此一来,对于筋骨肉都可以达到治疗目的。对应于五行体系,风寒湿皆可以治疗。按照脏腑学说"肝主筋,肾主骨",但是《灵枢经》上所说的却有出入,《灵枢·经脉》说:"少阳主骨,太阳主筋。"因此我常以少阳经的风市穴治骨刺,这个在以后再详述。

【析按】

这段首先指出中九里对所有的疼痛都有效果,是一个总治穴,详细解说了中九里与风市穴的关系,也详细介绍了风市穴的由来。《灵枢·经脉》说:"少阳主骨,太阳主筋。"因此我常以少阳经的风市穴治骨刺,这里提出了董氏奇穴与十四经的关系,也提出了十二经脉病与董氏奇穴主治的关系。

【原文】

此外,《素问·六节脏象论》说:"凡十一脏皆取决于胆。"因此在这里我们就可以知道,为什么风市能够治疗那么多疾病的道理。可以说,属于少阳经的小柴胡汤加减可以治疗很多疾病,基于同样原理,属少阳经的风市穴也一样,因此对所有的疼痛都有很好的效果。在头痛中,对各种头痛尤其是偏头痛,也有很好的效果。至于久痛,当然以太阳穴放血效果最好。

【析按】

这段提出为什么风市能够治疗许多疾病,对各种头痛有效。偏头痛、久痛,当然以太阳穴放血效果最好,因为久病必有瘀。

三、后 头 痛

【原文】

1. 冲霄放血,立止疼痛。

2. 针正筋、正宗效果亦佳。

3. 委中刺血甚效,治久年后头痛尤佳。

在头痛治疗穴位中,治后头痛的特效奇穴是正筋穴,正筋、正宗倒马更好,知道正筋穴吧,它位于太溪、昆仑之间,就在跟腱上,也可以说是位于膀胱经上,因为位于膀胱经,所以对膀胱经的后头痛,效果特别好。由于正筋穴位于跟腱上,所以很多人不敢透刺跟腱,其实这是很安全的,如果害怕,可以用膀胱经的束骨来代替,可以得到同样效果。束骨是膀胱经的输穴,对膀胱经所有疼痛都有效果,此即符合《难经》"俞主体重节痛"之说。有的人用郄穴,郄穴对急性疼痛效果最好,对于普通慢性疼痛,一般较常用输穴,对急性疼痛才用郄穴,对久病久痛则取相关合穴放血,后头痛也可在委中放血。

【析按】

这段提出了输穴治一般疼痛,郄穴对急性疼痛效果最好。后头痛用束骨治疗,较正筋、正宗穴方便有效,多提供了一种选择,这里也提出了穴位的时间观。

四、前头痛(眉棱骨痛、鼻骨痛、阳明头痛)

【原文】

1. 天皇穴或肾关穴皆甚效。

2. 针火菊穴立止疼痛。

3. 四花中点刺,效果亦佳。

4. 五虎一、五虎三亦效。

现在来看前头痛,治疗前头痛首先提到天皇穴,天皇穴就是阴陵泉穴,是董氏奇穴与十四经穴位相符合的穴。再看肾关穴,对前头痛效果也是非常好,肾关是董氏奇穴十大常用穴。火菊穴治前头痛效果也非常好,火菊穴位于公孙穴的后方,贴骨进针,火菊穴的"菊"就是菊花的意思,中药里菊花是有清热及清利头目作用的,所以说火菊穴能够清热及清利头目,此穴对高血压、晕眩、头痛、眼酸等症状都有效果。

【析按】

治疗前头痛用天皇穴、火菊穴、五虎一、五虎三,皆系个人发展,天皇穴就是阴陵泉穴,是董氏奇穴与十四经穴位相符合的穴。“火菊穴位于公孙穴的后方,贴骨进针”,这也是从十四经发展而来。老师习用肾关穴,或在四花中点刺。

【原文】

这次如果时间充足的话,可以每个穴都讲得更深入一些,如果时间不够,就像这样,实时地给大家略加讲解。五虎三穴可以治疗肩臂痛,也可治头痛,五虎一穴也能治疗前头痛。除此之外治前头痛,还有个极有疗效的穴位,30年前我经常用此法治疗,现在几乎已经不用了,就是中脘穴。这几个穴对治疗前头痛有效果,都是有道理的。阴陵泉是脾经的合穴,“合治腑病”,从全息来讲,在小腿最上端与头相应;火菊穴则与公孙穴相近,公孙穴是脾经络穴,脾经与胃经相表里,脾经络穴可以治疗阳明胃经的头痛,公孙穴对胃痉挛、胃炎都有很好的治疗效果,也可以治疗肩臂痛;上面所讲的中脘也是如此,中脘是胃的募穴,对治疗前头痛,即阳明头痛有很好的效果,大家在临床上取穴时,如果会运用这种原理,就容易取穴,而且效果非常的好。

【析按】

这段提出个人治前头痛用中脘、公孙、阴陵泉都特效,这都是个人多年的临床经验。虽说公孙、阴陵泉都是十四经穴,但与董氏奇穴的火菊穴、天皇穴有密切的关系。

五、头　晕

【原文】

1. 灵骨治头晕甚效。(个人发展)

2. 血压高的头晕,先在背部五岭穴点刺放血,再针火硬,立降血压,并止晕眩。血压低的头晕亦效。

3. 脑贫血的头晕,针通关、通山、通天。

我们看头晕症,治疗头晕灵骨穴最好,灵骨穴有补气的作用,也有补肾的作用,因位于大肠经上,透过脏腑别通之肝与大肠相通,治疗晕眩效果很好,至于十四经穴中治疗晕眩,最好的是曲池穴,曲池和灵骨一起用,不论是对高血压、低血压和贫血引起的头晕症效果都好,大肠经是多气多血的经脉,对于治疗气血不调很有效果。

【析按】

灵骨治头晕系余个人发展。这段提了脏腑别通,经络的气血多寡,也提了十四经治疗头晕的效穴。

【原文】

谈到头晕,顺便谈一下晕针,那么来看看解穴,因为有人提问过解穴的原理,我就借此回答这个问题。大家都知道,解穴对扎错了针或气血错乱,或者急性疼痛时效果特别好。另外,挫伤引起的气血损伤,也就是气血不通所引起的疼痛,特别是有的人疼痛处不固定,常是因气血错乱所引起的,解穴因为与梁丘穴非常近,所以可以发挥梁丘穴的作用。梁丘是多气多血的阳明胃经的郄穴,而郄穴本就是气血集中的地方,所以调理气血的作用很强,解穴与梁丘相近,而且更接近膝盖,比梁丘有更多气血集中,因为多气多血,所以由气血失调所引起的气血错乱,就用解穴比较好。晕眩也是一样,很多时候都是因为气血错乱所引起的,那么我们解晕针,针十四经就要扎人中穴,因为手足阳明经在这里交会,手足阳明经是多气多血的,所以气血错乱时可用人中穴。另外,人中与督脉相通,可以通到头,能醒脑提神,温阳回逆,所以对晕针效果很好。董氏奇穴解晕针常用解穴,也是从调理气血出发。总之我们扎针时,不能离开气血,不能离开阴阳,所以中医基础理论懂得多了,自然会找到好穴,提高疗效。

【析按】

这段以十四经气血理论配合梁丘穴,详细解说了解穴的原理与作用。

【原文】

另外晕眩,特别是贫血引起的晕眩,针通关、通山穴很好。由梅尼埃病引起的头晕,一般伴有呕吐,我最常用灵骨配内关,效果非常好,再加曲池,更快更好,很多时候梅尼埃病的患者,是被别人搀扶进来的,但是扎完针,治疗完了,就可自己走出去。若是脑神经性的头晕,用下三皇穴比较好,下三皇穴有补肾作用,而肾主脑所以有效。如果严重的话,可以在三重穴放血。

【析按】

这段介绍了治疗梅尼埃病,个人的特效经验,灵骨配内关效果非常好,再加曲池,更快更好。

【原文】

灵骨穴对头针的激化,特别是对脑部血液循环有非常好的效果。灵骨穴可以治疗几十种疾病,尤其是治半身不遂非常有效。在这里特别地讲一下灵骨与半身不遂,中国头针发明人焦顺发,运用头针,其捻针的手法非常快速,每分钟大概捻转200次,我们一般人是做不到的,但是我们可以用灵骨代替头针之捻针,亦即是针头针后再加灵骨,能加强头针效果。灵骨可以改善脑部附近的血液循环,而且可以治疗半身不遂,如果再加针下三皇穴,可以提高半身不遂的疗效。

【析按】

这段对灵骨穴改善脑部附近的血液循环,治疗脑病再做了加强,从治脑病发展到可以治疗半身不遂。

六、总　　结

在第一部分的头痛头晕治疗中,读者当可发现:

1. 治疗学中绝大部分为维杰个人发展,且极为实用。

2. 在每个治疗项目的解说项下,还提出个人应用十四经穴治疗该病的特效穴位,提供多一种选择。有些十四经穴的治疗作用及效果更甚于奇穴。

3. 在解说穴位应用的时候,同时解说了杨维杰思路用以阐述及发挥奇穴的原理,可以更好地了解为什么应用这些穴位治疗该病,从而发挥更多奇穴的治疗范围,提高效果。

4. 维杰之奇穴治疗学(《董氏奇穴讲座——治疗学》)分为四大章节:第一章头面颈项(含头部、眼的疾病、鼻的疾病、耳疾患、口齿疾病、颜面疾病、咽喉疾病、颈项疾病);第二章四肢躯干(含上肢疾病、下肢疾病、胸腹病、腰背病);第三章脏腑疾病(含心脏病、肝胆病、肺病、脾胃病、肾膀胱病、大小肠病);第四章其他疾病(含前后阴病、妇科病、中风症、杂症等),包含了常见疾病,读者反映极为实用,各位可自行参考该书,这里就不再多赘。

由上述来看,学习董氏奇穴治疗学,维杰个人所著所列,实最可借鉴。现行流传的董氏奇穴治疗学,可以说就是"杨维杰思路及经验应用的董氏奇穴治疗学"。前面说过,董氏奇穴原无治疗学,我于1980年建立,1990年始全面增补于《董氏奇穴针灸学》中,2003年的《董氏奇穴讲座——治疗学》补入更多,对治疗之所以用穴原理及方法解说也已很深入,而在解说部分又补入甚多其他用穴,包括奇穴及个人之经验有效的十四经穴,完全不藏私地公开出来,这是维杰思路的灵活应用及发挥,涵盖了维杰近四十年的临床经验。还附带提出了个人临床的中医药有效方剂,治疗病种近八十种。十年磨一剑,审视自己近年的研究,不论穴位应用,还是理论又有长足进步,较2003年又高出甚多,用穴更简,疗效更高,理论更明。这个在奇穴相关课程中都已经讲述,在《董氏奇穴治疗析要》一书中亦有详细介绍。

第二节　杨维杰中医"治法"思路与董氏奇穴

治法是中医理、法、方、药中"法"的重要一环,在中医各科中已行之久远,并不断改进,迭有创新,早已构成一套完整的系统;然而在针灸临床方面,对许多人而言,仍旧是一个陌生的观念。治法是治疗疾病的具体方法,它在证的基础上,根据八纲而设立,用来指导临床。其有关用法在中医各科书籍中均记叙甚详,唯在针灸典籍中则不多见。

随着医学实践的不断进步、发展,治法有些大法再分为几个小法,有纲有目,便于学习和应用。若能灵活掌握治法,并据以立方,用之于针灸临床,对针灸临床及学术的整体提高,必将有莫大帮助。维杰在多年临床实践中,整理归类出几项治疗大法,使董氏奇穴的应用更灵活、更广泛。现在即就维杰个人常用的几种治法内容与针灸结合略作举述。

一、活用五行及藏象学说应用奇穴

1. 从五行藏象命名用奇穴

董氏奇穴穴位以五行及藏象命名者,便有类似相关的治疗效用,例如木火穴治疗肝阳上亢(木)及痰迷心窍(火)之中风后遗症;水金穴有金水相通之义,能治疗肺不肃降、肾不受纳之金水不通病变,如咳嗽、气喘、打嗝、腹胀、呕吐、干霍乱等皆有特效。诸如此类者甚多,在前文已有详细说明。

2. 活用藏象治病用奇穴

天黄、明黄、其黄三穴能治疗肝硬化、肝炎,也能治眼昏、眼痛。通关、通山、通天能治心脏病、心脏性风湿病,也能治膝盖痛,下肢浮肿。通肾、通胃、通背能治疗肾脏炎、全身浮肿、四肢浮肿,也能治口干、喉痛。肾关为补肾要穴,对于肾亏所引起之坐骨神经痛、肩痛、背痛、头痛、腰酸皆有显效。

又例如驷马中、上、下三穴能治疗肺病,中医理论肺主气,又主皮肤,因此本穴治疗鼻炎、牛皮癣、青春痘均有特效,对于各类皮肤病效果亦佳。

又如木火穴既可疏肝去风,又可清火或温阳,是治疗半身不遂效穴。这些便是透过藏象学说发挥应用的例子。另外,透过五行学说及预防思想,这种治法可以运用得更灵活,例如治咳喘,古人说:"发则治肺,平时治肾。"在发作期常针水金配合曲陵、三士,平时则针下三皇等,此类治例真是多不胜举。

3. 从五行生克应用奇穴治病

穴位应用重视五行生克,亦为董氏奇穴治疗特色,例如驷马穴主肺及肺之藏象疾病,透过五行生克,尚能治疗结膜炎(使火不克金)、甲状腺肿(使金能制木),亦有卓效,其他亦可如此类推。

二、活用脾胃学说治疗杂病

1. 穴位位置与脾胃经

个人从李东垣的脾胃学说探索董氏奇穴应用,发现董氏先祖对脾胃学说有一定认识,其穴位的位置分布似与脾胃学说有一定关系。例如常用的驷马上中下穴,及通关、通山、通天穴,位置均与胃经有交叠关系。治疗肾脏病及水肿要穴通肾、通胃、通背皆在脾经上。

治疗心、肺两经之病,亦可从胃经着手。而治疗肝病之上三黄,虽与肝经有关,但穴位就在肌肉最为肥厚的地方,亦有应脾主肉,从脾治之的意味。

2. 根据五行生克,从脾胃治疗脏腑病

个人临床治疗认为调理脾胃,若能使脾胃升降失调恢复正常,则许多病便能治愈。从董氏奇穴的临床可以验证,例如用驷马治鼻炎,即有补土生金之意。用通关、通山治心脏病,有"子能令母实"之意(土水穴能治胃病,位于肺经,也是此一原理的反面应用)。治疗肾病用通肾、通胃、通背,此三穴皆在脾经上,此为崇土制水。治疗脾肾两虚之病,个人认为补肾不如补脾,先宜调后天,常用下三皇(天皇副、人皇、地皇)名曰补肾,实亦皆在脾经路径上。治蛋白尿以脾肾双补法,取位于脾经之天皇肾关很好,这些就都能反映出董氏先祖的创穴是其源有自,深合理论根据的。

3. 维杰思路发挥脾胃学说治疗杂病

调理脾胃是根据脾胃学说发展出来的治法,在临床上的应用非常广泛。余曾运用此一学说治疗过许多疾病,运用奇穴之脾胃针刺疗法又可分为多项(以下每个病症虽列出多个穴位,但应用时选出三个穴轮替足矣):

(1)升提中气:根据中气下陷,脾宜升则健,胃宜降则和的理论,以四花上(足三里)、人皇(三阴交)、正会(百会)、中脘、气海等穴治疗过脱肛、疝气、子宫下垂、胃下垂等病。

(2)补脾生血:根据脾统血的理论,以四花上(足三里)、人皇(三阴交)、通胃(血海)、隐白、膈俞等穴,治疗过功能性子宫出血、过敏性紫癜、再生障碍性贫血。取四花上(足三里)、下三皇、血海、膈俞、内关治疗心脾两虚、贫血、白细胞减少症、血小板不足及多血症等。

(3)健脾去湿:根据燥湿相得理论,以四花上(足三里)、火主(太冲)、天皇(阴陵泉)、阳陵泉、门金(陷谷)等穴清热利湿,治过急性肝炎、肠炎、痢疾,以四花上(足三里)、脾俞、中脘、天枢、胃俞、天皇(阴陵泉)等穴温脾去湿,治过慢性肝炎、肠炎等病。

(4)调和升降:也曾根据升降原理,以上述穴位治过急性肠胃炎、胃肠功能紊乱、顽固性呕吐等病;又曾以气海、中脘、四花上(足三里)、大椎、脾俞健脾升阳,治疗脾虚气乏,阴火鸱张之低烧。

(5)痿取脾胃:此外还根据脾主肌肉,独取阳明经穴,治疗过营养不良性肌

肉萎缩,如针驷马穴、肩中穴治疗肌肉萎缩。

(6)其他:根据脾开窍于口,治过口腔炎等。

又根据脾胃与他脏的关系,取四花上(足三里)、四花外(丰隆)、脾俞、肺俞健脾化痰,治疗慢性支气管炎、支气管哮喘等病;取四花上(足三里)、下三皇、血海、膈俞、内关治疗心脾两虚、贫血、白细胞减少症等。

近代对脾胃经穴经过较深入的研究,很多资料也证明针灸脾胃经穴,对机体生理、病理的影响和调节作用远较其他经穴广泛,因此调理脾胃以治疗疾病,是值得注意及研究应用的重要医疗手段。

三、活用三棱针点刺活血化瘀

1. 可刺穴位极多,治疗病种广泛

董师刺血用穴之范围不受古书所限,除一般医师常用的肘窝、膝腘、侧额、舌下、十二井、十宣、耳背等部位外,在董氏奇穴中多有发明,包含前臂、小腿、脚踝、脚背、肩峰等几乎无处不能放血,尤其是腰背部位,董师更是以之灵活运用治疗全身病变,董氏奇穴可刺血的穴位极多,灵活掌握,可治疗病种极为广泛。

2. 治证多效(治证多而有效)

应用三棱针刺血最能活血化瘀,对于"病久入深,营卫之行涩、经络时疏,故不通""有所堕坠,恶血留内""寒气客则脉不通""久病入络"等特有疗效。所谓"治风宜治血,血行风自灭",刺血能"宛陈则除之"(久郁不通之病),运用三棱针点刺广泛治疗多种病变,尤善治风痛风痒之法,例如董师以三金穴治膝痛;金林穴治大腿痛;精枝穴治小腿痛;双凤穴治手脚麻;三江穴治妇科病;总枢治小儿高烧、呕吐等。维杰以委中治坐骨神经痛、腰痛、项强、下肢风湿痛、痔疮;尺泽治胸闷、气喘、五十肩;足三里治胃病、肠胃炎;以太阳穴(相当于额厌穴部位)治偏头痛、头晕、结膜炎,所涉范围可谓内、外、妇、儿、伤科全部包括在内。

3. 正统泻络远针不刺患处

董师之刺络针法最大特点在于取穴多半远离患处,正合乎古法正统之"泻络远针",效果卓著而确实。反观时下点刺放血多取"阿是"或邻近穴位,效果未必突出,与董师相较,益见董师针术之高超。个人在董师受教下,亦以远处刺血为主。

4. 维杰思路灵活变化刺血疗法（法中有法）

维杰深入研究董师之刺血,并建构了寓有多种治法的刺血疗法,例如在太阳穴(风袭高位)刺血能**去风活血**;在耳背刺血能**清火活血**;在背部(阳之所在)刺血能**温阳活血**;在委中刺血能**利湿活血**,在四花中、外(丰隆穴附近)刺血能**化痰活血**,在十二井刺血能**开窍活血**;如此刺血疗法之灵活,也真是不胜枚举。

活血化瘀也是一种常用的治法,其所能适用的有效范围,并不逊于"调理脾胃"。对针灸界而言,这也是一种比较熟悉的治法,由于三棱针的悠久历史,连带地使"放血"疗法成为最古老的针刺疗法;近年生理解剖的发达及瘀血理论的深层研究,更使此一疗法赋入新的生命,并备受广大医疗界的积极关怀与重视。

5. 新病久病皆俱甚效

活血化瘀疗法不仅治疗久病入络有效,对于新病同样有效,近年来以活血化瘀疗法为主的临床专论很多,关于冠心病、血管炎、急腹症、肝病、肾病、支气管疾患、皮肤病、妇科病、脑病、五官病、精神病,甚至肿瘤都有治疗的报道。

个人每以**曲泽**、**尺泽**泻血治疗冠心病、哮喘、五十肩、手掌痛,以四花上(足三里)、**四花中**(条口)泻血治疗急性肠胃炎、胸痛、久年胃病、气喘、心脏病;以**委中**泻血治疗痔疮、闪腰、腰痛、项强、坐骨神经痛、踝痛;以**耳尖**、**耳背**泻血治疗三叉神经痛、皮肤病、暴发火眼(结膜炎);以照海、中封泻血治疗中耳炎、疝气;大椎、三商泻血治疗感冒发烧;魄户、膏肓治疗久年膝痛,并利用背部其他腧穴点刺出血,广泛治疗各类疾病,迭收大效。

现代医学研究指出,采用活血化瘀法:

(1)可以改善血液循环,特别是微循环,能增加组织器官的血氧供应,促进病理变化的恢复。

(2)能改变毛细血管通透性及增强吞噬细胞的功能活动,促使炎症吸收及局限化,有利于消炎及促进损伤组织的修复。

(3)抑制结缔组织的代谢,以促进增生性病变的软化和吸收。

(4)调节血流分布及改善心脏功能。

透过这些作用,从而达到"祛瘀生新""通则不痛"的目的,值得进一步探讨及研究应用。

四、活用奇穴补肾治疗

1. 针法贴骨抵骨

除灵骨穴本即贴骨外，其他一些穴位如大白、火主、门金、叉三等多功用之大穴，我个人略加调整，皆贴骨进针，九里穴深刺抵骨或近骨，治证多而疗效高。其他如五虎、妇科、还巢等穴皆以贴骨刺之，贴骨或抵骨进针，有以骨治骨及以骨治肾的功效。

2. 活用合穴及水穴

活用水穴亦为治肾的一种方法，如**天皇（脾之水）、叉三（三焦之水）、曲陵（肺之水）**及下三皇等疗效较高之穴位，五行皆与水有关，所谓久病入肾，这些穴治疗慢性病、久病、脏腑病，尤其有效。

3. 维杰思路发挥补肾治疗

补肾疗法也是中医治法中一个重要疗法，其方法也很多，但归纳而言亦不外乎补肾阴、补肾阳、肾阴肾阳并补及固涩法等。补肾法近年来也在各科临床得到普遍应用，特别是对于慢性病、难治症有其独到之处。

个人临床亦常以补肾法治疗多种疾病：**气管病：**如慢性支气管炎，多本着平时治肾，急性感染时治肺的原则治疗；补肾法也常用于治肺结核，特别宜于肺肾阴虚者，**土水、水金、肾关治疗甚效，皆与水有关。**从"治心益肾"之说，近年来补肾法又广泛用以治疗**心血管疾患，**如冠心病、高血压病、肺心病、高脂血症。而根据肾主骨、生髓的理论，关于造血系统的疾病，近年来也广泛应用补肾法，如再生障碍性贫血、原发性血小板减少性紫癜，皆可以**下三皇配上三黄，或三重、木斗、木留。**由于肾主水，**泌尿系统疾病，**如慢性肾炎、尿路结石、小儿遗尿、尿崩症，也有用补肾法治疗的，如下三皇、通肾、通胃、中白、下白等。**妇科病**多由冲任失调所致，冲任二脉皆起于胞中，胞脉又系于肾，是以妇科病与肾关系密切，也常用补肾法治疗，如**水相、水仙、水晶**等。**风湿免疫系统**也有很多疾病用补肾法治疗，尤其是治疗红斑狼疮（下三皇配火硬等），近年来更是众所周知。**骨刺：**以复溜为主穴配合后溪、人中治疗腰椎间盘突出坐骨神经痛、颈椎骨质增生症，病例数百，近乎痊愈。此外，可针复溜、昆仑、**火散（然谷）、门金（陷谷）**治疗慢性结肠炎；针涌泉、**光明（复溜）、**内关治疗冻疮；针**光明（复溜）、**太渊、尺泽治疗慢性支气管炎。

治愈肾阳不足、肾阴亏虚之病亦多,除取用肾经穴位外,任督两经穴位亦常取以配合,**人皇**(三阴交)、照海、**火主**(太冲)、**四花上**(足三里)也常视症状而辅助应用。

五、活用疏肝,可治疗风痰神志病变

1. 活用木土之穴调和肝脾

例如火主穴为肝经(属木)原穴,穴性五行属土,最善于调理木土不合,肝脾郁结之病;门金穴位于胃经(属土),五行属木,亦善于调理木土不合,肝脾郁结之病;还有木穴在食指上,董氏奇穴原书说:"主治肝火旺、脾气燥。"这是:①透过肝与大肠通,亦善治肝脾不和之病;②本穴属荥穴位置范围,善于清火。

2. 活用木土夹经之穴调治风痰

三重穴及侧三里、下三里皆位于少阳经及阳明经之间,少阳与肝相表里,善治风病;阳明经与脾经相表里,善治痰病。因此这几个穴都善于治疗风痰之病。脚上的木斗、木留穴亦位于少阳经与阳明经之间,善治风痰之病。

3. 维杰思路发挥疏肝治疗

疏肝理气也是一种应用广、疗效高的治法,目前也经常被用于:①**心血管病**:冠心病、神经衰弱、高脂血症、锁动脉综合征;②**消化系统**、**泌尿系统疾病**:慢性迁延性肝炎、肝区胀痛、肝硬化、胃十二指肠溃疡、急性胰腺炎、胆道结石、尿血、遗精、小便不通、前列腺炎;③**神志病变及杂病**:癫痫、眼病、风湿病、疝气,甚至肿瘤及疮疡之肿胀疼痛;④**妇科病**:经前期综合征、乳腺增生、月经不调、子宫肌瘤等。

个人尝以**火硬**(行间)、阳陵治肝郁胁痛;**四花上**(足三里)、**火主**(太冲)、**门金**(陷谷)、梁丘治疗肝气横逆,肝胃不和之胃溃疡;以阴陵泉、**门金**(陷谷)、**火主**(太冲)治疗肝脾不和之痛泻;以外关、阳陵、**火硬**(行间)治疗高脂血症;以**火主**(太冲)、曲池、阳陵泉治高血压;以**火主**(太冲)、人皇(三阴交)、内庭、**门金**(陷谷)治疗多种妇科病变;大敦、太冲、三阴交治疝气;内关、行间治膝痛、膝肿;以中封配合谷、曲池、肝俞、**四花上**(足三里)等穴治疗肝炎;配曲泉、气海、关元治遗精、小便困难等病,效验既多且高。

肝以疏泄条达为其重要生理功能,肝气郁结则功能障碍,当升不升,当降不降,而使脏腑血脉,营卫阴阳不能和畅而导致诸病发生。透过疏肝"理气"可以调整机体功能,改善新陈代谢,加强抗病能力,从而达到起病愈疾之目的。现代生活紧张,人们情志受其影响所及,许多病变都与肝气有关,疏肝理气疗法必将日益受到重视。

除此之外,中医治法还有很多,如滋阴、解毒、豁痰软坚、清心开窍等,多彩而富变化;每一疗法都有不同的适应范围,如能加以化裁,都能用之于针灸临床,而它们彼此之间也并非个别孤立,而是互融互通、相辅相成的。例如治疗不孕症与肝肾有关,理气法与温肾法并用疗效更高;命门火虚腹泻温肾有效,辅以调理脾胃更好;冠心病,活血化瘀有效,理气亦有效,配合治疗,见效更快;骨质增生单独温肾就能收效,辅以活血化瘀,在有关经络点刺泻血,更能加速早愈。这些都是很好的明证,本文限于篇幅,不能一一列述,仅提出上述几种治法譬喻叙说,虽不够全面,但足以说明治法在针灸临床的重要性。

六、配合节气时辰发挥更大疗效

1. 四季分刺

时间治疗学虽是新近崛起的一门临床科学,但远在两千年前的中医古籍《黄帝内经》中,却早已有较多的篇幅论述时间治疗学的要则,并提出了一些因时施治的方法,例如在季节治律方面曾说:"春刺荥,夏刺俞,秋刺合,冬刺井。"又说:"肝主春……心主夏……脾主长夏……肺主秋……肾主冬……"面对全身泛发性的疾病时,可在与主旺之脏腑有关经穴施针,如春日针上三黄;夏季针通关、通山;秋天针驷马;冬天针下三皇等。对于病久体虚病患,又可配合季节,针其母经有关穴位,以收补虚之功。临床治疗痹证,掌握季节与症状之关联性,疗效更高。

春日风胜多见行痹,冬日寒胜多见痛痹,夏秋湿冷多见着痹。治疗或以肝为主,或以脾肾为主,各以该季当旺之脏为主,再结合其他有关脏腑治疗,收效至为宏速。

2. 四时分刺

此外,亦可以奇穴配合《内经》一日四时分刺法治疗多类疾病,例如治疗咳嗽,先针奇穴水金,再按《内经》"朝刺荥,午刺俞,夕刺合,夜刺井"原则,加针鱼际、太渊或尺泽等穴,每次仅取二穴,用针少却效果显著。至于子午流注,董师每于下午三至五时(申时)于委中点刺出血治疗痔疮,疗效甚佳。其实这就是子午流注之纳子法的应用,这说明了董师对于时间治疗学有相当的认识。

我个人平日针刺颈椎及腰椎骨刺最常应用人中、后溪、束骨、复溜等穴,此类病人下午来针,效果较佳。因未时十二经流注至小肠经,申时流注至膀胱经,酉时流注至肾经,又未时任督子午流注开人中穴,下午恰值未、申、酉时,针这几个穴位与时辰流注有关,当然效果甚好。

第三节　杨维杰刺血思路建构之董氏及杨氏刺血疗法

一、概　说

刺血又称刺络或放血,是中国医学精彩的内容之一,是中医的一种独特针刺治疗方法。在我国已有数千年的历史,应用极为广泛,且疗效显著。

几千年来,我国各科医学文献里,虽然散见着不少此种疗法治病的记录,但能做全面整理,应用于临床,并着为专书者,四十年前却极少见(近年来则市面上出了一些有关的书)。余当年从董师学习针灸多年,常见董师应用三棱针治疗,数年大病往往霍然而愈,剧烈疼痛亦可止于顷刻。其效果真是令人不可思议。此种疗法适用于任何疾病,疗效却不逊于毫针。

余临床诊治四十余万人次,以此治愈重病、顽病甚多,益觉刺血疗效之实际及可贵。1988年曾赴安徽拜晤国内刺血权威王秀珍医师,其刺血另有特色,亦颇值得研究。

刺络俗称"放血",又称"刺血",或称"点刺",就是用锋利的器械(一般指三棱针而言),在患者体表上某一部位刺破血管,使之流出一些血液,以期达到治病目的,在前面刺血手法篇已有详细说明。

从砭针与九针形式及《内经》的记载来看,针刺放血疗法已有悠久的历史。刺络疗法在中国古代医术中是占有很重要地位的。

《灵枢·小针解》曾说:"宛陈则除之。"意思就是说久病应以放血刺而除去。

《甲乙经》也说："经脉者盛,坚横以赤,上下无常处,小者如针,大者如筋,刺而泻之万全。"这说明了刺络的应用及重要性。

刺血的范围,一般可指三大类,即经脉、络脉和孙络。**络脉**是小静脉,**孙络**是末梢毛细脉管,这些血管在没有病变时不甚显著。因有病变才会出现,形如小红虫状或成红丝条状,或成白条状,隐在皮里或露在皮外,也有的成细小红点,漫散全身各处。**经脉**则指较大的静脉,形状特别明显,颜色紫蓝,常呈怒张状态,俗称"青筋",此种情况多发生在委中、尺泽、四肢外侧,更有发生在肩胛与腹壁的。

董师运用三棱针点刺,广泛治疗多种病变,例如以**足三里**治胃病、肠胃炎;**背部之三金穴**治膝痛;**金林穴**治大腿痛;**精枝穴**治小腿痛;**双凤穴**治手脚麻;**三江穴**治妇科病;**颈部之**总枢治小儿高烧、呕吐等。维杰以**委中**治坐骨神经痛、腰痛、项强、下肢风湿痛、痔疮;**尺泽**治胸闷、气喘、五十肩。如此所涉范围可谓内、外、妇、儿、伤科全部包括在内。

可贵者,董师之刺络针法最大特点在于取穴多半远离患处,正合乎古法正统之"泻络远针",效果卓著而确实。董师刺络用穴范围不受古书所限,除一般医师常用的肘窝、膝腘等部位,董师善用爱用并有发明外,至于前臂、小腿、脚踝、脚背、肩峰等几乎无处不能放血,尤其是腰背部位,董师更是以之灵活运用治疗全身病变。余除在老师的基础上发挥外,对于一些老师不常用的**侧额(太阳穴)、舌下、口腔、十二井、十宣、耳尖等**处做了许多补充,使刺血疗法更全面。

我个人研究刺血系随董师而起,现今临床应用者亦大多以董师穴位及刺法为主。在临床中建构了系列的刺血疗法,包括穴位、手法、治疗等。刺血手法已在手法篇详细介绍,这里谈谈刺血的源起、发展及理论根据,然后介绍一下董师及维杰个人的刺血部位及主治,方便各位对刺血有一较全面的了解。

二、刺血的源起与发展

在《黄帝内经》的162篇中,有四十多篇谈及刺血,论述了刺血疗法的名称、刺血的依据、作用、针具、针法、取穴、主治范围、应用方式及禁忌注意事项等,极为全面详细。

刺血又称放血、点刺,或称刺络、络刺、刺营等。其名词最早出现于《内经》,《灵枢·官针》说:"凡刺有九,以应九变……四曰络刺,络刺者,刺小络之血脉也。"《灵枢·经脉》说："故刺诸络脉者，必刺其结上甚血者，虽无结，急取之，以泻其邪而出其血。"《灵枢·寿夭刚柔》说："刺营者出血。"其所以刺络者，是根据《灵枢·九针十二原》所说之"宛陈则除之"，及《素问·阴阳应象大论》之"血实宜决之"而来。《难经·第二十八难》也说："其受邪气蓄则肿热，砭射之也"。

　　刺血的起源很早，最早使用的针具为砭石，远在石器时代，祖先们当身体某一部位偶然被尖石或棘草刺伤出血，但身体的另一处伤痛却意外减轻或消失，于是产生一种思悟。刺破某些部位出血，能减轻或治愈病痛，继而出现了专门用以治疗的石制工具，即砭石。《素问·异法方宜论》说："东方之域……其病皆为痈疡，其治宜砭石。"《素问·血气形志》说："病生于肉，治之以砭石。"《灵枢·玉版》说："故痈疽已成脓肿，惟砭石铍针之所取也。"都提到了砭石的治疗。《山海经》说："高氏之山，其上多玉，其下多箴石。"古代所说的砭石、箴石，是古人用以治病的原始的或经磨制加工的石针，随着生产力的发展，到了铁器时代，出现了金属制造的针。《内经》中提到的"锋针"就是现代用于针刺放血治病的三棱针。《灵枢·九针十二原》说："九针之名，各不同形……四曰锋针，长一寸六分……锋针者，刃三隅以发痼疾。"《灵枢·九针》也说："四曰锋针，取法于絮针，筒其身，锋其末，长一寸六分，主痈热出血。"

　　自《内经》之后，历代不少医家对刺血之术的应用，收到了惊人的效果。史书记载华佗曾以针刺出血治愈曹操的"头风症"。西晋皇甫谧的《针灸甲乙经》，在《奇邪血络》论中专门讲述了刺血络为主的治法。唐代侍医秦鸣鹤、张文仲针刺百会及脑户出血，治愈了唐高宗李治的风眩目不能视症。宋代陈自明《外科精要》中记载有刺血治疗背疽显效的医案。

　　金元时代刘河间针刺泄热治疮疡、疼痛，喜用放血疗法（见《素问病机气宜保命论》）。其弟子张子和应用针刺放血祛邪治病，在当时最有成就。在其代表著作《儒门事亲》中记有针灸医案约三十则，几乎皆为刺血治例。书中曾写道："余尝病目疾……百余日，羞明隐涩，肿痛不已，忽眼科姜仲安云：宜……出血三处……来日愈大半，三日平复如故。余自叹曰：百日之苦，一朝而解，学医半世，尚阙此法，不学可否？"李东垣也擅长针灸，在其代表著作《脾胃论》中记述有"三里，气街，以三棱针出血"，"于三里穴下三寸上廉穴出血"等刺血经验。其弟子罗天益亦善用刺血治病，并在著作《卫生宝鉴》中收录了不少刺血治验。

　　明代杨继洲《针灸大成》中论述了放血穴位及放血急救治疗"大风发眉坠

落""小儿猢狲痨"及"中风急救"等,并记有放血实例。清代傅青主提出眉心出血治产后血晕,叶天士针委中出血治咽喉痛。郭志邃刺血治急症"痧症",并总结经验编成《痧胀玉衡》一书。

近数十年来,刺血术又得到重视,治疗范围更加广泛,适应证也扩展至内、外、妇、儿、五官各科疾病,取得了很好的效果,许多医师及研究人员对治疗经验作了总结,对治疗机制也有许多研究及进展。

针刺放血在国外也有一定进展,也有不少文献记载及报道,限于篇幅不再多述。

三、刺血的理论依据与基本原则

(一)刺血的理论依据

刺血疗法之理论根据,主要来自于《内经》,其根本要点,就是"血实宜决之"及"宛陈则除之"。下面略作分析。

1. 血实宜决之

《素问·阴阳应象大论》说:"血实宜决之。"决即泄去血(见张景岳批注)。《素问·调经论》说:"血有余则泻其盛经,出其血。"《灵枢·脉度》:"盛而血者疾诛之。"都是说:血实脉盛的宜决之诛之,出其血而治之。临床常见的高热神昏、疮痈肿毒,及体质壮实的农民劳工患病,也多为血实之症。

2. 宛陈则除之

《灵枢·九针十二原》说:"宛陈则除之,邪盛则虚之。"《灵枢·小针解》说:"宛陈则除之,去血脉也。""宛陈"指郁积陈久之病,即络脉中瘀积之血,"去血脉"指刺血以除血脉郁结之久病。《素问·调经论》说:"孙络外溢,则经有留血。"《灵枢·邪气脏腑病形》说:"有所堕坠,恶血内留。"所谓"留血""恶血"都是"宛陈",都是经络瘀血,宜用刺血治疗,现代一些长年疾病或疼痛,甚至某些急性扭伤都有恶血、瘀血,用刺血治疗效果甚好。

(二)刺血的基本原则

刺血理论来源于"病在血络",则其原则为:

1. 首在据血络而刺之

《素问·调经论》说:"刺留血奈何,岐伯曰:视其血络,刺出其血,无令恶血得入于经,以成其疾。"又说:"病在脉,调之血,病在血,调之络。"《素问·三部九候论》说:"孙络病者,治其孙络出血。"血络包括络脉、别络、孙络及浮络,《灵枢·脉度论》说:"经脉为理,支而横者为络,络之别者为孙。"《灵枢·经脉论》说:"诸脉之浮而常见者,皆络脉也。"别络、浮络及孙络从大到小,分布全身。病在血络可从其形状及颜色观察。《灵枢·血络论》说:"血脉者盛坚横以刺,上下无常处,小者如针,大者如筋,则而泻之万全也。"《灵枢·经脉》说:"刺诸络脉者,必刺其结上甚血者,虽无结,急取之,以泻其邪而出血。"临床时,常见病患有些血管形如小红虫状或红丝条状,也有的呈细小红点,漫散全身各处,也有形状特别明显,颜色紫蓝,常呈怒张状态,俗称"青筋",此种情况多见于委中、尺泽及太阳等穴。

此外,也可从络脉瘀血之后的色泽变化诊断病变,《灵枢·经脉》说:"凡诊络脉,脉色青则寒且痛,赤则有热,胃中寒,手鱼之络多青矣;胃中有热,鱼际络赤;其暴黑者,留久痹也;其有赤,有黑,有青者,寒热气也;其青短者,少气也。"指出通过望诊血络,可以诊断疾病之寒热及病变脏腑。

2. 根据形体肥瘦,即根据体质而刺血

《灵枢·终始》说:"凡刺之法,必察其形气。"《素问·刺疟篇》说:"疟脉满大,急刺背俞,用中针傍五胠俞各一,适肥瘦出其血也。"张景岳解说:"适肥瘦出其血者,谓瘦者浅之,少出血;肥者深之,多出血也。"《素问·三部九候论》说:"必先度其形之肥瘦,以调其气之虚实,实则泻之,虚则补之,必先去其血脉,而后调之。"这些都在强调临床刺血应根据患者的体质状态,来决定出血量的多少及针刺深浅。

3. 顺应季节时辰

古人重视人与天地相应,因此刺血治病,亦因时令不同而异。《素问·诊要经终论》说:"春夏秋冬各有所刺。"又说:"春刺散俞,见血而止。"《素问·刺腰痛论》强调刺太阳"春无见血",刺少阳"夏无见血",刺阳明"秋无见血"。这是根据五行之四时衰旺而定的。足太阳冬旺春衰,故春无见血。足少阳春旺夏衰,故夏无见血。足阳明长夏旺而秋衰,故秋无见血。临床刺血在一天中也有同样状况。上午巳午时阳气在上,最宜刺太阳穴出血。下午阳气在下,尤其三至五时为膀胱经气旺之时,在委中刺血最宜。

4. 审气血多少

刺血必须根据十二经气血多少,决定能否刺血及出血量的多少。《灵枢·

官能》说:"用针之理,必知形气之所在,左右上下,阴阳表里,气血多少。"根据《太素》考证,指出"阳明、太阴多气多血","太阳、少阴多血少气","少阳、厥阴多气少血",因此阳明、太阴、太阳、少阴皆宜出血,少阳、厥阴不宜出血。《针灸大成·卷九·眼目》也说:"故出血者,宜太阳,阳明,盖此二经,血多故也,少阳一经,不宜出血,血少故也。"目前治疗目赤肿痛可用攒竹、太阳等刺血,亦与气血多少理论相符。临床上因阳明经多气多血,气血实证皆多,最宜刺血,太阳多血少气亦宜刺血。商阳、丰隆、攒竹、委中都是刺血常用的穴位,甚至足三里、解溪、三间都能刺血,治不少疾病。

四、维杰刺血取穴特点及方式

刺血疗法之取穴部位及方式,与一般毫针针刺有相似之处,但亦有其特点,其取穴方式大致如下:

(一)据经络取穴

有循经取穴及表里经取穴之分。

1. 本经取穴

又称循经取穴,即病在何经,就取何经穴位刺血。有在局部及邻近取穴者,也有远处取穴。《灵枢·热病》说:"风痉身反折,先取足太阳及腘中血络出血。"《素问·刺腰痛论》说:"足太阳之脉令人腰痛,引项脊尻背如重状,刺其郄中太阳正经出血。"上述之病皆与太阳膀胱经有关,所以皆以该经合穴委中刺血甚效。临床常以委中刺血治疗后头痛、颈项痛、腰背痛、痔疮、尾闾痛、后腿痛等膀胱经病变。用丰隆穴刺血治疗前头痛、胸痛、乳痛、胃痛等阳明经之病痛。循经取穴以远处为佳,《标幽赋》说:"泻络远针,头有病而脚上针。"实为经验之言。

2. 异经取穴

主要以表里经为主,《素问·刺热论》说:"肺热病者……刺手太阴、阳明出血如豆大,立已。"《灵枢·五邪》说:"邪在肾……腹胀腰痛,大便难……取之涌泉、昆仑,视有血者尽取之。"前者病在肺,肺及表里经大肠经刺血有效。后者病在肾,取肾及表里膀胱经刺血有效。列缺刺血治阳明头痛,也是表里经的应用。

(二)据穴性取穴

多以特定穴为主,五输穴应用甚多。

1. 井穴

井穴最适于急症及热症,《灵枢·顺气一日分为四时》说:"病在脏者,取之井。"病在脏则常有神志病变。井穴尤适于急救,开窍醒神,《伤寒论》说:"凡厥者,阴阳气不相顺接便为厥。"井穴为十二经的起止点,刺之能接阴阳,因此治厥逆甚效。《针灸大成》也载有"凡初中风跌倒,卒暴昏沉,痰涎壅滞,不省人事,牙关紧闭,药水不下,急以三棱针刺手十指十二井穴,当去恶血;又治一切暴死恶候,不省人事及绞肠痧,乃起死回生妙诀"。临床曾以井穴刺血救醒多例中风昏迷濒死病人,确有起死回生之殊效。

2. 合穴

《灵枢·顺气一日分为四时》说:"经满而血者,病在胃,及饮食不节者,取之于合。"《灵枢·四时气》说:"病在腑取之合。"《灵枢》及《素问》中有多篇论及合穴刺血的实例,取穴包括委中、委阳、足三里及阳陵泉,甚至有在曲泉(肝之合穴)刺血者(见《灵枢·癫狂》)。之后许多医书中,也都有不少合穴刺血治病的记录。古人用合穴放血治病颇为广泛,尤其是霍乱吐泻、心痛暴厥以及疟病等急性肠胃病变及胆经病变,多取尺泽、曲泽、委中等合穴刺血。而"经满而血者"之实症、血症病甚多,委中、尺泽、曲泽、足三里等合穴都是刺血常用穴位。

3. 荥穴

《灵枢·邪气脏腑病形》说:"荥俞主外经。"外邪侵袭,痹阻经脉,或跌打损伤,瘀血壅滞之症皆可刺荥输穴出血。《素问·缪刺论》说:"邪客于足少阴之络,令人卒心痛,暴胀,刺然谷之前出血,如食倾而已。"这里的然谷即荥穴。另外,三间(大白,大肠经荥穴)刺血治感冒发热、肺炎等有效;鱼际(肺经荥穴)刺血治肺炎、气喘、腱鞘炎、类风湿关节炎等,也都是荥穴刺血的治例。

4. 奇穴

有些奇穴刺血常用于急症,如金津、玉液治疗舌肿大,十宣治乳蛾及急救等。董师应用奇穴刺血尤多,既能治急症,也能治慢性久病。例如背部之精枝(二椎、三椎各旁开六寸)刺血治小腿痛甚效;金林(四、五、六椎旁开六寸)刺血治疗大腿痛、坐骨神经痛。

5. 其他非经穴处

多在血脉瘀阻处,多半有血管突出或血丝浮现等反应,对之刺血即能见效。刺血时再附以火罐拔之,效果益佳。

五、维杰刺血常用部位及适应证

刺血中最重要,亦最常用者即为静脉刺络。至于耳背、十二井、十宣、后背、肩峰、颜面等部位,较不易发现青筋或无较大静脉,因此治疗时不是寻找青筋放血。由于经验之累积,只要在固定穴位针刺,使之出些微红血,即达治病目的,这些部位亦有称之为细络者。下面我们就看看刺血常用的部位:

1. **肘窝部**

为自古常用部位,相当于尺泽、曲泽穴位,视鼓起之青筋放血。

主治:呼吸系统及心脏病(心绞痛用之特效),霍乱、中暑、上肢风湿神经痛、五十肩、半身不遂。

2. **膝腘部**

相当于委中穴位,效果佳而最常用(古称血郄,最适于刺血)。

主治:肠炎、痔疮、腰痛、项强、下肢风湿神经痛、坐骨神经痛、腰椎骨刺、颈椎病、高血压、类中风、半身不遂、脑炎后遗症、小儿麻痹后遗症、血栓闭塞脉管炎、风疹、伤暑、疔疮、癃闭等。

3. **前臂部**

相当于手三里穴之部位。

主治:面疗、痈、结膜炎、牙痛、湿疹、荨麻疹等。

4. **小腿部**

(1)阳明部位:相当于足三里、条口附近(即董师之四花中穴),视青筋放血。

主治:胃炎、肠胃炎、久年胃病、胸痛胸闷、慢性气管炎、丹毒、多发性神经根炎。

(2)少阳部位:相当于阳陵泉至阳辅附近(即董师之四花外穴),视青筋放血。

主治:急性肠胃炎、肋膜痛、心脏疾病、胸部发胀、慢性支气管炎、哮喘、坐骨神经痛、肩臂痛、偏头痛、高血压等。

(3)太阳部位:相当于承山穴附近,视青筋放血。

主治:痔疮、背痛、静脉瘤。

(4)太阴部位:相当于阴陵泉附近。

主治:内痔、外痔、痛经、不孕、尿路感染、急性淋巴管炎。

5. 外踝部

包括丘墟、昆仑一带。

主治:足关节炎、腰痛、坐骨神经痛。

6. 内踝部

包括中封、照海穴一带。

主治:中耳炎、疝气、不孕症。

7. 脚背

(1)阳明部位:解溪穴附近。

主治:胃溃疡、十二指肠溃疡、丹毒、末梢神经炎、血栓闭塞脉管炎、象皮腿。

(2)少阳部位:相当于临泣、侠溪、地五会等穴位附近。

主治:牙痛、少阳经附近之偏头痛坐骨神经痛。

8. 侧额部

相当于颔厌穴部位,俗称太阳穴。

主治:头痛、头晕、结膜炎、眼底出血、中风、气喘、食道病变等。

9. 舌下部

相当于奇穴金津、玉液,即舌下紫脉。

主治:喉炎、言语障碍、中风、休克、心脏麻痹、恶性感冒等。

10. 十二井穴

即十二经络之井穴部位。

主治:卒中、急性炎症、心脏麻痹、退热等。

11. 十宣

位于十指尖端。

主治:卒中、心脏麻痹。

12. 耳背或耳尖

耳背或耳尖有细小之紫筋数条,对准放血。

主治:头痛、三叉神经痛、结膜炎、角膜炎、皮肤病、颞颌关节炎、失眠、心悸、多汗。

13. 颜面颊、颧、鼻头、鼻翼部位

主治:颜面神经麻痹、鼻炎、头痛、三叉神经痛。

14. 口腔黏膜

主治：颜面神经麻痹。

上述几大穴位为我个人常用。董师在膝腘部、肘窝部，以及小腿阳明部位，相当于足三里、条口附近（即董师之四花中穴），亦常用于刺血。

六、董师其他常用刺血部位及主治

前述部位，有些董老师亦常用之，如膝腘部、小腿部、脚背、内外踝，尚有如下穴位为董师常用于刺血者，下面略予说明：

1. 掌缘后溪至腕骨一带。

主治：风疹块、气喘。

2. 脚侧然谷一带。

主治：脑震荡。

3. 肩峰，相当于肩髃穴附近部位。

主治：出黄水治肾脏病，出黑血治手腕及手背痛、肩凝、五十肩、荨麻疹、乳腺炎等。

4. 腰背全部。腰背腧穴均属放血范围。

主治：脏腑病变及其有关经络之病，刺其腧穴出血。

5. 七星穴。包括在项部入发际八分之总枢穴及其下一寸。

主治：呕吐（五脏不安）、感冒头痛、小儿高烧、小儿各种风症、中风失语、吞咽不适。

说明：总枢穴即督脉风府穴，分枢即督脉哑门穴，因为有七个穴位，故称七星，但并不需要每个穴都针，一般只要针总枢（风府）、分枢（哑门）即能达到疗效，点刺出血效果更佳。

6. 五岭穴。包括五道穴线：第一道穴线从大椎骨下第二节江口穴起，每下一节为一穴，其顺序为火曲、火套、火长、火明、火枝、火门、土月、土泄，直至第十椎下土克穴为止，共十穴。第二条穴线（左右共两条）从江口穴向左右平开四指，金北穴起下一寸为一穴，其顺序为金斗、金吉、金陵、火金、木东、木杜，直至木梅穴为止，共八穴。第三条穴线（左右共两条）从第二条线向外横开四指，共有金枝、金精、金神、木原、木太、木菊、木松七穴，每穴间隔约一寸。

主治:血压高、重感冒、发高烧、发冷、突然间引起之头晕、头痛、高血压引起之手足麻痹、半身不遂、阴霍乱、阳霍乱、呕吐及各种痧症、血管硬化之腰痛、肝霍乱、急性胃痛。

7. 双凤穴。从大椎骨以下第二与第三脊椎骨间,向左右横开一寸五分之火凤穴起,每下一寸一穴,其顺序为火主、火妙、火巢、火重、火花、火蜜七穴(左右共十四穴)。

主治:手痛脚痛、手麻脚麻、手足血管硬化。

8. 九猴穴。包括:火凤、火主、火妙、金堂(金斗上二寸)、金北、金斗、金吉、金枝、金精九穴。

主治:猴痧。

说明:本穴之排列共分三行,位置为第二椎旁开寸半之火凤穴起,每下一寸一穴,计有三穴(含火凤),大椎旁开三寸之金堂穴起,每下一寸一穴,计有四穴(含金堂),第二椎旁开六寸之金枝及下一寸之金精,计二穴,总共九穴,为治疗猴痧要穴,故称九猴穴,可记忆为"二椎寸半连三穴,一椎旁三连四穴,二椎旁六连一穴"。

9. 三金穴。包括金斗、金吉、金陵三穴。

主治:膝盖痛。

说明:金斗、金吉、金陵三穴分别位于第三、四、五椎外开三寸处,相当于膀胱经之魄户、膏肓、神堂穴,点刺出血少许,治疗膝关节疼痛,确有立竿见影之效,数年大疾亦往往愈于霍然。

10. 精枝穴。包括金精、金枝两穴。

主治:小腿发胀、小腿痛。

说明:精枝穴含金精、金枝两穴,分别位于第二椎及第三椎旁开六寸处,点刺出血,治疗小腿酸胀疼痛,效果极为迅速而突出。

11. 金林穴。包括金神、木原、木太三穴。

主治:血管硬化之坐骨神经痛。

说明:金神、木原、木太三穴分别位于第四、五、六椎外开六寸处,亦即紧接于精枝穴下,点刺治疗大腿及坐骨神经痛确有卓效。

12. 顶柱穴。包括金吉、金陵、火金、金神、木东、木杜、木梅、木原、木太、木菊、木松等十一穴(两边共二十二穴)。

说明:顶柱穴计有十一穴,两侧合计为二十二穴,两二行排列,第四椎至第九椎,每椎旁开三寸各一穴,计六穴,第四椎至第八椎,每椎旁开六寸各一穴,计五穴,可记忆为"四椎旁三连六穴,四椎旁六连五穴"。

13. 后心穴。包括大椎骨下第四个脊椎关节处火云、火长、火明、火校、火门、土月六穴,及脊椎旁开一寸五分之火妙、火巢、火重、火花四穴(两边共八穴),与旁开三寸之金吉、金陵、火金三穴(两边共六穴)。

主治:羊毛痧、疔疮、心脏衰弱、胃病、急性心脏麻痹、风寒入里、重感冒、中风、各种急性痧症。

14. 三江穴。包括第十三椎下之分线穴起,每下一节一穴,其顺序为水分、水克、水管、六宗、凤巢、主巢七穴,及十四椎下旁开四指之六元、六满、六道、华巢、环巢、河巢六穴(两边共十二穴)。

主治:经闭、子宫炎、肠炎、闪腰岔气、急性肠炎。

15. 双河穴。包括第十四椎下之六元、六满、六道、华巢、环巢、河巢六穴(两边共十二穴)。

主治:手臂痛、肩背痛。

16. 冲霄穴。包括第二十椎下之妙巢穴,二十一椎下之上对穴,及上对穴下一寸之上高穴,共三穴。

主治:小脑痛、小脑发胀、项骨正中胀痛。

17. 喉蛾九穴。在喉结及其上一寸与下一寸五分处,另加该三处各左右旁开一寸五分处,共九穴。

主治:喉蛾、喉痛、甲状腺炎、喉痒、痰塞喉管不出(呼吸困难,状如哮喘)。

18. 十二猴穴。平行锁骨下一寸三分处共三穴,再下一寸五分处又三穴,两边总共十二穴。

主治:猴痧、血管硬化之哮喘、肝霍乱(伤寒、重感冒、霍乱均会引起猴痧)。

19. 金五穴。在胸骨上端半月状之下陷凹处为金肝穴,每下一节为一穴,其顺序为金阴、金阳、金转、金焦,共五穴。

主治:肝霍乱、消化不良(胃胀)、胁痛、气管不顺、各种痧症。

说明:金五穴之金肝穴即任脉天突穴,其下之金阴、金阳、金转、金焦四穴亦即为任脉璇玑、华盖、紫宫、玉堂等穴。

20. 胃毛七穴。从岐骨下缘陷凹处,直下一寸一穴,共三穴。旁开一寸五分各两穴(两边四穴)。

主治:羊毛痧、胃病、各种霍乱、心悸、胃出血。

说明:胃毛七穴部位之旁开"一寸五分"改为"二寸"更易找穴,因此胃毛七穴之位置应系鸠尾、巨阙、上脘(以上三穴属任脉)及两旁之不容、承满(属胃经),两侧计四穴,总共七穴,位于胃部附近,并以治胃病为主,故称胃毛七穴,当然,原来之旁开一寸五分亦可刺血。

21. 腑巢二十三穴。肚脐直上每一寸一穴共二穴,肚脐每下一寸一穴共五穴,肚脐旁开一寸一穴,其上一穴,其下二穴(共四穴,两边共八穴),肚脐旁开二寸一穴,其上一穴,其下二穴(共四穴,两边共八穴),总共二十三穴。

主治:肠炎、子宫炎、肾炎、肾痛、脐痛。

说明:腑巢二十三穴虽多,但并不每穴皆用,在精穴简针原则下,一般只针以肚脐为中心,向四面各旁开一寸之穴位为主,随病情之严重而向四方扩张用穴。

上述所举者,概为董师及维杰常用之刺血部位,民间所传放血验方及特效部位,当不止此数,今后刺络之发展,仍待各位先进及后学继续努力,以期于使此种传统疗法得到更大的发挥。

第四节　杨维杰临床经验建构之董杨刺血治疗学

刺血对于疾病治疗,应用广泛,效果宏速,为不争之事实,过去医书较少记载,甚为遗憾,爰据个人对十四经与董氏奇穴刺络体会与经验,建立刺血治疗学,按照常见疾病分类提要如下(有些病列出多组穴位,不必每穴皆用,可选用其一或轮流选用):

一、头　部

1. 头顶痛　上星、百会。

2. 后头(脑)胀痛　①冲霄;②委中。

3. 偏头痛　①四花外;②太阳。

4. 前头痛　①四腑一、二及上里;②四花中。

5. 突然头晕　五岭。

附:血压高头晕:①五岭;②耳背。

6. 感冒头痛　①三商;②七星。

7. 血管神经性头痛　太阳。

二、眼　　病

1. 风眼肿痛(角膜炎)　①太阳穴;②肝俞;③五岭(肝、胆、心俞);④耳后静脉点刺。

2. 眼眶胀痛　①少商;②太阳。

3. 结膜炎　①太阳;②攒竹;③少商。

4. 麦粒肿　①耳背;②曲池;③足中趾尖。

5. 翼状胬肉　①少泽;②至阴。

三、耳　　病

1. 耳下腺炎　①少商;②耳尖;③临泣、侠溪、地五会。

2. 耳痛　四花外。

3. 中耳炎(聤耳)　足踝附近。

四、口　　病

1. 口舌生疮　①耳尖;②金津、玉液;③阴陵泉至血海直线上青筋。

2. 口舌及咽喉肿　三重、少商。

3. 口唇生疮　①阴陵泉至血海直线上青筋;②上唇穴、下唇穴。

五、牙　　病

牙痛:外踝尖至临泣、侠溪、地五会。

六、鼻　　衄

1. 鼻衄　①少商;②肝俞。

2. 酒渣鼻　①脾俞；②胃俞；③鼻尖-正本穴(七星针)。

3. 敏感性鼻炎　正本。

七、咽　喉

喉咙总治：①少商、商阳先行点刺，再行对症治疗；②亦可于耳背或耳尖点刺，再对症治疗。

1. 扁桃体炎　①少商、商阳；②三重。

2. 喉头炎　①少商、商阳、合谷；②三重。

3. 咽肿水药米粒不下　①少商、商阳、合谷；②三重；③关冲。

4. 喉痛　①阴陵泉至血海直线上青筋点刺；②哑门；③喉蛾九穴。

5. 喉蛾　少商。

6. 发音无声　总枢。

7. 痰塞喉管不出　喉蛾九穴。

八、哮　喘

哮喘：①背部五岭(膈俞、肺俞、心俞等穴)；②太阳、尺泽；③四花外；④后溪至腕骨连线之青筋。

九、颈　项

1. 甲状腺肿　①三重；②耳后静脉；③喉蛾九穴。

2. 项骨正中线痛　①冲霄；②委中。

十、上　肢

上肢总治：可于肘弯点刺，再对症治疗。

1. 手腕痛　①四花中、副；②临泣、侠溪、地五会；③水俞。

2. 肩痛　四花外。

3. 指麻　①后心；②双凤。

4. 掌背红肿、手指肿　四花中、副。

5. 手痛、手足血管硬化、手麻　①双凤;②四花外;③水俞。

6. 臂痛(前)　①双河;②四花外;③水俞。

7. 肩臂痛　①双河;②四花外。

8. 腱鞘囊肿　囊肿部位鸡爪刺,刺出黏液及血。

十一、下　肢

下肢总治:皆可于委中点刺,再对症治疗。

1. 两腿发酸　金林、金枝。

2. 坐骨神经痛　①太阳经痛——委中或金林;②少阳经痛——四花外或金林。

3. 膝痛　三金。

4. 小腿痛(胀)　精枝。

5. 足踝肿痛　委中及阳陵泉。

6. 脚跟　委中。

7. 足麻、足痛　①双凤;②隐白。

8. 足趾痉挛　外踝中央。

9. 足癣流黄水　①外踝中央至临泣青筋点刺;②制污。

10. 四肢麻痛　井穴刺血。

十二、胸　腹

1. 肋痛(肝硬化、肋膜炎)　四花外(可配肝俞)。

2. 腹痛　四花中、副。

3. 胸闷(胀)　①尺泽;②四花中。

4. 脐痛　①腑巢二十三穴(选部分穴位,见前面腑巢二十三穴之说明);②四花外。

十三、腰　背

腰背总治:可于委中点刺,再行对症治疗。

1. 脊痛　①委中;②人中。

2. 腰痛　委中。

3. 转筋强直　委中。

4. 血管硬化之腰痛　顶柱、委中。

5. 背痛　承山。

十四、心　脏

心脏病总治：①肘弯；②四花中；③五岭。

1. 心脏扩大　五岭穴（上焦部分）。

2. 心脏血管硬化　四花中、副。

3. 心脏麻痹　四花中、副、十二井穴。

4. 心惊悸　胆穴。

5. 心脏衰弱　后心。

6. 心痛　火包、尺泽。

7. 心跳剧烈　四花中、副。

十五、肝　胆

1. 黄疸　隐白、脾俞、胃俞。

2. 肝硬化　四花外、肝俞。

3. 肝病　火包。

十六、肺　病

1. 支气管炎（吐黄痰）　四花外。

2. 哮喘　①背部五岭；②太阳；③尺泽；④四花外；⑤后溪至腕骨连线之青筋。

3. 急性肺炎　①大白；②肺俞、风门。

4. 肺经杂症　四花外均可主治之。（或加肺俞更佳）

十七、脾　胃

1. 胃脘痛　四花中、副。

2. 胃炎 ①四花中、副;②内庭至解溪。

3. 急性胃痛 ①四花中、副;②曲泽、委中;③五岭之中焦部分(胃俞及上下)。

4. 胃出血 ①胃毛七;②四花中、副。

5. 胃溃疡 四花中、副。

6. 十二指肠溃疡 ①内庭至解溪上青筋点刺;②外踝附近点刺。

7. 急性肠胃炎(上吐下泻) ①四花中、副、外;②曲泽、委中。

十八、肾

肾脏炎:①水俞扎出黄水;②腑巢;③肾脏周围。

十九、肠

肠病总治:四花中、外。

1. 十二指肠 ①内庭至解溪上青筋点刺;②外踝附近点刺。

2. 盲肠炎 四花中、副、外。

3. 疝气 内踝附近。

4. 急性肠胃炎 四花中、副、外。

5. 急性肠炎 ①四花中副;②三江。

6. 急性腹痛 曲泽、委中。

二十、妇　科

1. 乳房肿痛 四花中、副。

2. 经闭 三江。

3. 子宫炎 三江。

4. 胎衣不下 火包。

5. 白带 ①三江;②十七椎下、八髎。

二十一、血　管　病

1. 中风 十二井。

2. 高血压　①四花外;②五岭;③委中。

3. 高血压致手足麻痹或半身不遂　①五岭;②尺泽、委中。

4. 静脉瘤　当瘤上点刺。

二十二、小　儿　科

1. 小儿疳疾(多食而瘦)　①四缝;②肝俞、膈俞、胃俞、身柱。

2. 小儿痘疮　①委中、曲泽;②耳背。

3. 小儿惊风　①十宣;②七星;③印堂。

4. 小儿气喘　大白。

5. 小儿夜哭　胆穴。

6. 小儿发高烧、呕吐　总枢(七星)。

7. 小儿重舌　少泽、少冲、隐白。

8. 痄腮　少商、关冲。

二十三、杂　病

1. 干霍乱　①总枢;②五岭。

2. 霍乱　①委中;②尺泽、曲泽。

3. 邪祟　①委中;②少商。

4. 痔疮　委中。

5. 急救中暑　十二井。

6. 癫痫　①发作期:十二井;②缓解期:五岭。

7. 皮肤病　耳后静脉点刺。

8. 偷针眼　①脾俞、胃俞;②耳后静脉;③曲池。

9. 猴痧　十二猴穴。

10. 各种痧症　①五金;②五岭。

11. 羊毛痧　①胃毛七穴;②后心。

12. 疔疮　后心穴。

13. 全身疲劳　背面。

14. 呕吐(五脏不安)　①七星(总枢);②五岭。

15. 带状疱疹　①疱疹周围；②耳背；③制污。

✦ 二十四、病案举例

1. 汪某，36岁，公务员，左腿坐骨神经痛，不能行走，疼痛部位属胆经，视其左腿丰隆至阳陵泉一带有青筋鼓起，刺之出血，一次痊愈，行走如常。

2. 颜某，20岁，学生，患结膜炎已3天，眼白充满红丝，视其耳背上紫色细脉，以三棱针出血少许，第二天再行探亲，已痊愈。

3. 谢女士，33岁，双膝风湿痛多年，来诊时疼痛剧烈，先在双背三金穴点刺出血少许，即刻疼痛减轻大半，再以毫针在双内关针刺，令其活动腿部，一次而愈，至今十年未再复发。并介绍病友多人来诊。

4. 涂某，40岁，军人，腰部扭伤2天，疼痛异常不得翻身，视病患委中部位青筋暴起，以三棱针刺之，血流少许，旋即痛减能起床翻身，再以毫针针刺束骨穴，一次痊愈。

5. 王女士，40岁，偏头痛近20年，痛剧则呕吐，初诊时抱头而来，当即在其太阳穴点刺出血，当时头痛立刻减轻，之后未再来诊，电话告知已痊愈，并介绍多位头痛病友前来治疗。

6. 杨某，36岁，因嗜食槟榔，致口不能张，仅能容一指，口腔白斑，辛辣点滴不能沾，沾之则痛剧，经某大医院诊为口腔癌。特邀余自美返台治疗，在太阳穴、尺泽点刺后即能张口吞下水饺（张口三指有余），之后每周点刺一次，前后3个月（余返台1个月，该病患来美2个月）白斑转红，张口如常人，五味不忌，一切正常（按：今已十多年，一切安好）。

7. 韩某，35岁，气喘三年，逢冬易发，来诊时正逢发作，在其背部肺俞、膏肓、大椎及尺泽点刺并针水金、鱼际，立刻轻松，每周一次，仅如此治疗三次，竟三年未发，并于《世界日报》（美洲最大华文报纸）刊登鸣谢启事。

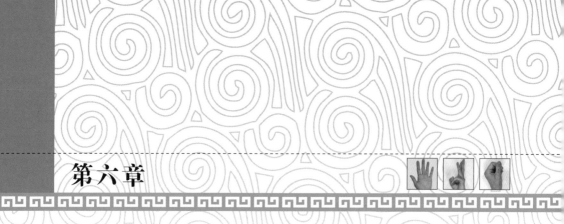

第六章

从董氏倒马针法到杨氏区位针法

第一节 区位疗法思路的启迪与建立

一、思路概说

在随董老师学习之前，个人已有十四经穴基础，看到老师用肾关穴治前头痛（眉棱骨痛），我用天皇穴治疗前头痛；老师用天皇穴治五十肩，我用肾关穴治五十肩，两穴相距一寸半，主治也一样。我用火菊穴（相当于脾经公孙）治前头痛，老师用火连穴（相当于脾经太白）治前头痛，两穴相距一寸，主治亦一样。我用承山穴治背痛，老师用搏球治背痛，等等，两穴位置相距在一寸至两寸之间，但作用功能却一样，都能治疗相同的病，这就说明了区位间附近穴位有相同的作用。在学习研究董氏奇穴后，发现董氏奇穴最大的特征是倒马，即在同一经上相邻的两个穴（上下有时是三个穴）常一起应用治疗同一种病症。再看看董老师穴位所列的主治，相邻两个或三个穴的主治完全相同，这就给了我很大启示。启迪了我对区域区位疗法的认识，也是我以后研创太极针法的渊源，从而研创出特效横向区位的二针系列，及全面的区位疗法。

二、区位取穴及联合治疗

董氏奇穴之精髓在倒马,我将倒马针的的深层意义定为"区位取穴"(注意并不是区位治疗)。倒马取穴与单一穴点取穴不同。在一条经上两针或三针并用谓之倒马,这样取穴有夹穴或穴夹的作用,有利于正确掌握经络,不必受准确取穴的严格要求。

倒马针的原本意义只是:①不受取穴的严格要求。在一定区域内取穴,宁失其穴,莫失其经,董氏奇穴名之为正经,即有正确取经络之义,从某些穴的浮动取穴,就更能明了其意义。②联合治疗。两个或三个相同作用的穴位一起下针并用,有加强联合治疗的作用,效果更强。

但经个人扩大思考发挥,将余之太极全息观念融入其中,倒马针法两针或三针并列,虽说因并列加强了联合治疗作用,但何尝不是借着全息作用,全体呼应的结果。倒马针若三针并列,以太极全息观念来看,也还有上针治上、中针治中、下针治下的意义。二针并列,则有上针治上部、下针治下部的意义。例如灵骨、大白两穴合用涵盖输原所经之处,若以全息律而论,大白主上焦、灵骨主下焦。又大白、灵骨皆以深针为主,又深透上、中、下三焦,因此不论纵横,此二针皆涵盖三焦,其效果之大,自是可知。再如八八(大腿部位)、七七(小腿部位)一些主治全身病变的穴组,驷马上、中、下治肺系疾病,天黄、明黄、其黄治肝系疾病,肾关、人皇、地皇治脾肾系疾病,若以位置而论,中间一针为中焦,则其上针为上焦,下针为下焦。因此在治全身病变时,三针常一起应用。

余个人思路认为:以一针而论可能治疗的只是一个点或小区,两针包夹则治疗的相对区域就较大。由于倒马针法,经过这样思考,董氏奇穴的效果所及就不只是一点,而会是一个面、一个大部位,所以效果自然就比散在的取穴法来得快而且好。我们就以临床常会遇到的落枕来看,落枕时头部、肩部、上背同时疼痛,颈部转动不便。如果用十四经穴治疗,可根据《灵枢·杂病》所说"项痛不可俛仰刺足太阳,不可以顾刺手太阳",也就是说颈痛不能前后转动,应刺足太阳膀胱经,颈项疼痛不能回顾,即不能左右转动,应刺手太阳小肠经之穴位。针灸歌诀则多取承浆穴为主,有前后对应,以任治督的意思。此外,落枕时肩井部位也不舒适,这牵涉到少阳经,因此也常有人用少阳经的悬钟穴治疗落枕,但都不能一次完整地治愈落枕,一个小小的落枕竟牵涉了好几条经络,可是董氏奇穴的重子、重仙却能一次很快地解决。在董老师来说是因为两穴并用,联合治疗加强作用的结果,但以我个人的太极思路,就更容易理解及发挥其应用。两穴在太极全息中各有自己所对应的区域,双穴合用就有包围治疗的意义,这个在我后面所谈的杨维杰区位治疗针法,有详细的说明。

再以坐骨神经痛为例,一般人治坐骨神经痛常用局部的环跳、承扶、秩边、风市等穴,并沿经络加针,如太阳经走向之疼痛加委中、承山、昆仑,少阳经之走向疼痛加阳陵泉、悬钟、丘墟等。用针既多,效果亦不彰。如太阳经及少阳经同时发病,则两条经的穴位都针,用针往往超过十余针,效果还是不见得好。有些坐骨神经痛还向鼠蹊部及大腿内侧阴经反射,如果要再加针,那就更多了。

这种牵涉多经络、多部位的病痛,应用倒马针法最好。这时如仅针对侧手上的灵骨、大白两穴,可立即达到止痛效果,不论是太阳经、少阳经或厥阴经走向的坐骨神经痛,都能立刻见效,而且是在远处扎针,既方便又安全。可以说,这也是两穴在太极全息中各有自己所对应的区域,双穴合用就有包围治疗的意义。

三、倒马针的组合与主治

董氏奇穴的倒马针用穴之两穴或三穴,在老师的书中有多种形式。现在就先让我们来看看老师书中,列出主治相同、接近或可以倒马的穴组。

1. 大间穴、小间穴

大间主治:心脏病、膝盖痛、小肠气、疝气(尤具特效)、眼角痛。

小间主治:支气管炎、吐黄痰、胸部发闷、心跳、膝盖痛、小肠气、疝气、眼角痛。

简析:两穴主治大致相同,但小间多支气管炎、吐黄痰、胸部发闷。

2. 浮间穴、外间穴

浮间主治:疝气、尿道炎、小肠气、牙痛、胃痛。

外间主治:疝气、尿道炎、小肠气、牙痛、胃痛。

简析:两穴主治完全相同。

3. 中间穴

中间穴主治:心悸、胸部发闷、膝盖痛、头晕、眼昏、疝气。

简析:

(1)其中与大间相同主治为:心悸、膝盖痛、头晕、眼昏、疝气。另外胸部发闷与小间相同。

(2)以上五穴主治皆治疝气。其他主治有交集相同的归类,如:

小肠气之主治:外间、大间、小间、浮间。

心脏病(心悸)之主治:大间、小间、中间。

膝盖痛之主治:大间、小间、中间。

眼角痛之主治:大间、小间、中间(头晕眼昏)。

胸部发闷之主治:小间、中间。

4. 重子穴、重仙穴

重子穴主治:背痛、肺炎(有特效)、感冒、咳嗽、气喘(小孩最有效)。

重仙穴主治:背痛、肺炎、退烧、心跳、膝盖痛。

简析:两穴皆治背痛、肺炎(有特效)。重子穴多感冒、咳嗽、气喘(小孩最有效);重仙穴多退烧、心跳、膝盖痛。

5. 中白穴、下白穴

中白穴主治:肾脏病之腰痛、腰酸、背痛、头晕、眼散光、疲劳、肾脏性之坐骨神经痛、足外踝痛、四肢浮肿。

下白穴主治:牙齿酸、肝微痛,以及中白穴主治各症。

简析:两穴主治相同,下白穴多牙齿酸、肝微痛。

6. 腕顺一穴、腕顺二穴

腕顺一穴主治:肾亏之头痛、眼花、坐骨神经痛、疲劳、肾脏炎、四肢骨肿、重性腰两边痛、背痛(女人用之效更大,两手不宜同时用)。

腕顺二穴主治:鼻出血以及腕顺一穴主治各症。

简析:两穴主治相同,腕顺二穴多鼻出血。腕顺一穴位于先天巽卦及后天坤卦位置,巽卦、坤卦皆为阴卦,故女人用之效更大。

7. 其门穴、其角穴、其正穴

其门穴主治:妇科经脉不调,赤白带下,大便脱肛,痔疮痛。

其角穴主治:同其门穴。

其正穴主治:同其门穴。

简析:三穴主治完全相同。

8. **火陵穴、火山穴**

火陵穴主治:胸痛及发闷、发胀、手抽筋。

火山穴主治:同火陵穴。

简析:两穴主治完全相同。

9. **手五金穴、手千金穴**

手五金穴主治:坐骨神经痛、腹痛、小腿发胀、脚痛、脚麻。

手千金穴主治:同手五金穴。

简析:两穴主治完全相同。

10. **人士穴、地士穴、天士穴**

人士穴主治:气喘、手掌及手指痛、肩臂痛、背痛。

地士穴主治:气喘、感冒、头疼、肾亏、心脏病。

天士穴主治:气喘、感冒、鼻炎、臂痛、胸部发胀。

简析:三穴皆治气喘。地士、天士皆治感冒。人士、天士皆治臂痛。其他各有主治。

11. **后椎穴、首英穴**

后椎穴主治:脊椎骨脱臼、脊椎骨胀痛、肾脏炎、腰痛。

首英穴主治:同后椎穴。

简析:两穴主治完全相同。

12. **富顶穴、后枝穴**

富顶穴主治:疲劳、肝弱、血压高、头晕、头痛。

后枝穴主治:血压高、头晕、头痛、杀菌、皮肤病、血管硬化。

简析:两穴均主治血压高、头晕、头痛。

13. **天宗穴、云白穴、李白穴**

天宗穴主治:妇科阴道痒、阴道痛、赤白带下(具有速效)、小腿痛、小儿麻痹、狐臭、糖尿病。

云白穴主治:妇科阴道炎、阴道痒、阴道痛、赤白带下、小儿麻痹。

李白穴主治:狐臭、脚痛、小腿痛、小儿麻痹。

简析:云白穴与天宗穴主治大致相同,天宗穴多小腿痛、狐臭、糖尿病。李白穴、云白穴皆治小腿痛、小儿麻痹。另治狐臭、脚痛。

14. **支通穴、落通穴**

支通穴主治：高血压、血管硬化、头晕、疲劳、腰酸。

落通穴主治：血压高、血管硬化、头晕、疲劳、腰酸、四肢无力。

简析：两穴主治相同，落通穴多四肢无力。

15. 下曲穴、上曲穴

下曲穴主治：血压高、坐骨神经痛（肺与肝两种机能不健全所引起）、半身不遂、小儿麻痹、神经失灵，及神经失灵引起之骨头脱节症。

上曲穴主治：血压高、小儿麻痹、坐骨神经痛、臂痛、小腿胀痛。

简析：①两穴皆治血压高、小儿麻痹、坐骨神经痛。下曲穴还治半身不遂、神经失灵及神经失灵引起之骨头脱节症。上曲穴还治臂痛、小腿胀痛。②富顶穴、后枝穴、支通穴、落通穴、下曲穴、上曲穴位置相近，皆治血压高。

16. 火硬穴、火主穴

火硬穴主治：心跳、头晕、胎衣不下、骨骼胀大、下颏痛（张口不灵）、强心（昏迷状态时使用）、子宫炎、子宫瘤。

火主穴主治：难产、骨骼胀大，心脏病引起之头痛、肝病、胃病、神经衰弱、心脏麻痹、手脚痛、子宫炎、子宫瘤。

简析：两穴皆治子宫炎、子宫瘤、骨骼胀大及强心。火硬穴还治：心跳、头晕、胎衣不下、下颏痛（张口不灵）。火主穴还治：心脏病引起之头痛、肝病、胃病、神经衰弱。

17. 木斗穴、木留穴

木斗穴主治：脾肿大（硬块）、消化不良、肝病、疲劳、胆病、小儿麻痹。

木留穴主治：白血球症（即白血病）、脾肿大、消化不良、肝病、疲劳、胆病、小儿麻痹。

简析：两穴主治相同，木留穴多白血球症，木斗穴主治似亦应可治白血球症。

18. 火连穴、火菊穴

火连穴主治：血压高引起之头晕眼昏、心跳、心脏衰弱。

火菊穴主治：手发麻、心跳、头晕、脚痛、高血压、头脑胀、眼昏、眼皮发酸、颈项扭转不灵。

简析：两穴皆能治疗心跳、头晕、眼昏、高血压。火菊穴另可治手发麻、脚痛、眼皮发酸、颈项扭转不灵。火散穴位于火菊穴后一寸，主治头痛、脑胀、眼角痛、肾亏、头晕、眼花、腰酸、背痛。其中，头晕、眼花与火菊相同。

19. **水相穴、水仙穴**

水相穴主治:肾脏炎、四肢浮肿、肾亏引起之腰痛、脊椎骨痛、妇科产后风、白内障。

水仙穴主治:同水相穴及肾亏之背痛。

简析:两穴基本相同,水仙穴多一肾亏之背痛。

20. **正筋穴、正宗穴**

正筋穴主治:脊椎骨闪痛,腰脊椎痛、颈项筋痛及扭转不灵、脑骨胀大、脑积水。

正宗穴主治:同正筋穴。

简析:两穴主治完全相同。

21. **一重穴、二重穴、三重穴**

一重穴主治:甲状腺肿大(心脏病引起)、眼球突出、扁桃体炎、口歪眼斜(面神经麻痹)、偏头痛、痞块、肝病、脑瘤、脑膜炎。

二重穴主治:主治同一重穴。

三重穴主治:主治同一重穴。

简析:三穴主治完全相同。

22. **四花中穴、四花副穴**

四花中穴主治:哮喘、眼球病、心脏炎、心脏血管硬化(心两侧痛)、心脏麻痹(心闷难过、坐卧不安)、急性胃痛、消骨头之肿胀。

四花副穴主治:主治同四花中穴。(四花中穴直下二寸半)

简析:两穴主治完全相同。

23. **四花下穴、腑肠穴**

四花下穴主治:主治肠炎、腹胀、胃痛、浮肿、睡中咬牙。(四花副穴直下二寸半)

腑肠穴主治:同四花下穴。(四花下穴直上一寸半)

简析:两穴主治完全相同。

24. **上唇穴、下唇穴**

上唇穴主治:唇痛、白口症。

下唇穴主治:唇痛、白口症。

简析:两穴主治完全相同。

25. 天皇穴、天皇副穴

天皇穴主治:胃酸过多,反胃(倒食病)、肾脏炎、糖尿病、小便蛋白质。

天皇副穴主治:胃酸过多,倒食症、眼球歪斜、散光、贫血、癫痫病、神经病、眉酸骨痛、鼻骨痛、头晕。

简析:两穴皆治胃酸过多,倒食症。天皇穴另治:肾脏炎、糖尿病、小便蛋白质。**天皇副穴另治**:眼球歪斜、散光、贫血、癫痫病、神经病、眉酸骨痛、鼻骨痛、头晕。

26. 地皇穴、人皇穴

地皇穴主治:肾脏炎、四肢浮肿、糖尿病、淋病、阳痿、早泄、遗精、滑精、梦遗、小便蛋白质、小便出血、子宫瘤、月经不调、肾亏之腰痛。

人皇穴主治:淋病、阳痿、早泄、遗精、滑精、腰脊椎骨痛、脖子痛、头晕、手麻、糖尿病、小便蛋白质、小便出血、肾脏炎、肾亏之腰痛。

简析:两穴主治大部分相同。地皇穴另治四肢浮肿、子宫瘤、月经不调;人皇穴另治腰脊椎骨痛、脖子痛、头晕、手麻。

27. 侧三里穴、侧下三里穴

侧三里穴主治:牙痛、面部麻痹。

侧下三里穴主治:侧下三里穴

简析:两穴主治完全相同。

28. 足千金穴、足五金穴

足千金穴主治:急性肠炎、鱼骨刺住喉管、肩及背痛、喉咙生疮、喉炎(火蛾病)、扁桃体炎、甲状腺肿。

足五金穴主治:同足千金。

简析:两穴主治完全相同。

29. 通关穴、通山穴、通天穴

通关穴主治:心脏病、心包络(心口)痛、心两侧痛、风湿性心脏病、头晕、眼花、心跳、胃病、四肢痛、脑贫血。

通山穴主治:同通关穴。

通天穴主治:同通关穴。

简析:三穴主治完全相同。

30. 姐妹一穴、姐妹二穴、姐妹三穴

姐妹一穴主治:子宫瘤、子宫炎、月经不调、经期不定、子宫癌、肠痛、胃出血。

姐妹二穴主治:同姐妹一穴。

姐妹三穴主治:同姐妹二穴。

简析:三穴主治完全相同。

31. **感冒一穴、感冒二穴**

感冒一穴主治:重感冒、发高烧、发冷、感冒头痛。

感冒二穴主治:同感冒一穴。

简析:两穴主治完全相同。

32. **通肾穴、通胃穴、通背穴**

通肾穴主治:阳痿、早泄、淋病、肾脏炎、糖尿病、肾亏之头晕腰痛、肾脏性之风湿病、子宫痛、妇科赤白带下。

通胃穴主治:同通肾穴,又治背痛。

通背穴主治:同通胃穴。

简析:三穴主治基本上完全相同。通胃穴、通背穴又治背痛。

33. **明黄穴、天黄穴、其黄穴**

明黄穴主治:肝硬化、肝炎、骨骼胀大、脊椎长芽骨(脊椎骨膜炎)、肝机能不够引起之疲劳、腰酸、眼昏、眼痛、肝痛、消化不良、白血球症(特效)。

天黄穴主治:同明黄穴。

其黄穴主治:黄疸病及明黄穴主治各症。

简析:三穴主治基本上完全相同。其黄穴另能治黄疸病。

34. **火枝穴、火全穴**

火枝穴主治:黄疸病、黄疸病之头晕、眼花及背痛、胆炎。

火全穴主治:同火枝穴,并治脊椎骨痛及足跟痛。

简析:两穴主治基本上完全相同。火全穴另能治脊椎骨痛及足跟痛。

35. **驷马中穴、驷马上穴、驷马下穴**

驷马中穴主治:胁痛、背痛、肺机能不够之坐骨神经痛及腰痛、肺弱、肺病、胸部被打击后而引起之胸背痛、肋膜炎、鼻炎、耳聋、耳鸣、耳炎、面部神经麻痹、眼发红、哮喘、半身不遂、牛皮癣、皮肤病。

驷马上穴主治:同驷马中穴。

驷马下穴主治:同驷马中穴。

简析：三穴主治完全相同。

36. 下泉穴、中泉穴、上泉穴

下泉穴主治：面部麻痹、面部神经跳、口歪、眼斜。

中泉穴主治：同下泉穴。

上泉穴主治：同下泉穴。

简析：三穴主治完全相同。

37. 金前下穴、金前上穴

金前下穴主治：胸骨外鼓、肺弱、羊狗疯、头痛、肝弱、皮肤敏感。

金前上穴主治：同金前下穴。

简析：两穴主治完全相同。

38. 内通关穴、内通山穴、内通天穴

内通关穴主治：半身不遂、四肢无力、四肢神经麻痹、心脏衰弱、中风不语。

内通山穴主治：同内通关穴。

内通天穴主治：同内通关穴。

简析：三穴主治完全相同。

39. 州圆穴、州昆穴、州仑穴

州圆穴主治：半身不遂、四肢无力、虚弱、气喘、肺机能不够引起之坐骨神经痛及背痛、神经失灵。

州昆穴主治：同州圆穴。

州仑穴主治：脑瘤及州圆穴主治各症。

简析：三穴主治基本上完全相同。州仑穴另能治脑瘤。

40. 上里穴、四腑二穴、四腑一穴

上里穴主治：眼昏、头痛。

四腑二穴主治：小腹胀、眼昏、头痛。

四腑一穴主治：小腹胀、眼昏、头痛。

简析：三穴主治基本上完全相同。这是董氏奇穴少见的横向倒马。

41. 马金水穴、马快水穴

马金水穴主治：肾结石、闪腰、岔气（呼吸时感觉痛楚）、肾脏炎、鼻炎。

马快水穴主治：膀胱结石、膀胱炎、小便频数、腰脊椎骨痛、鼻炎。

简析：两穴皆能治鼻炎、腰痛。马金水穴另治肾结石。马快水另治膀胱结石、膀胱炎、小便频数。

42. 水通穴、水金穴

水通穴主治:肾脏性之风湿病、肾机能不够之疲劳、头晕、眼花、肾虚、肾亏、腰痛、闪腰、岔气。

水金穴主治:同水通穴。

简析:两穴主治完全相同。

43. 分枝上穴、分枝下穴

分枝上穴主治:药物中毒、蛇、蝎、蜈蚣等虫毒、狐臭、口臭、糖尿病、疯狗咬伤、小便痛、血淋、性病之淋病、食物中毒、服毒自杀(轻则可治,重则难医)、全身发痒、瓦斯中毒、原子尘中毒。

分枝下穴主治:同分枝上穴各证及乳炎。

简析:两穴主治基本完全相同。分枝下穴另治乳炎。

四、倒马针的组合分析

以上穴位组合大致可以有下列几种形式:①主治完全相同者;②主治接近完全相同者;③主治大部分相同者;④强调同时下针穴位者。

(一)主治完全相同者,有下列各组(21组,50穴)

1. 浮间穴、外间穴;2. 其门穴、其角穴、其正穴;3. 火陵穴、火山穴;4. 手五金穴、手千金穴;5. 后椎穴、首英穴;6. 正筋穴、正宗穴;7. 一重穴、二重穴、三重穴;8. 四花中穴、四花副穴;9. 四花下穴、腑肠穴;10. 上唇穴、下唇穴;11. 侧三里穴、侧下三里穴;12. 足千金穴、足五金穴;13. 通关穴、通山穴、通天穴;14. 姐妹一穴、姐妹二穴、姐妹三穴;15. 感冒一穴、感冒二穴;16. 驷马中穴、驷马上穴、驷马下穴;17. 下泉穴、中泉穴、上泉穴;18. 金前下穴、金前上穴;19. 内通关穴、内通山穴、内通天穴;20. 上里穴、四腑二穴、四腑一穴;21. 水通穴、水金穴。

以上穴位除浮间穴、外间穴相距三分,火陵穴、火山穴相距寸半,手五金穴、手千金穴相距寸半,四花下穴、腑肠穴相距一寸,感冒一穴、感冒二穴相距二寸半,上里穴、四腑二穴、四腑一穴相距皆为两寸,反映了两寸距离的区间内治疗可以相同。

（二）主治接近完全相同者（9组，19穴）

1. 腕顺一穴、腕顺二穴（腕顺二穴多治鼻出血）；2. 支通穴、落通穴（落通穴多一四肢无力）；3. 木斗穴、木留穴（木留穴多白血球症）；4. 水相穴、水仙穴（水仙穴多一肾亏之背痛）；5. 通肾穴、通胃穴、通背穴（通胃穴、通背穴又治背痛）；6. 明黄穴、天黄穴、其黄穴（其黄穴另能治黄疸病）；7. 火枝穴、火全穴（火全穴另能治脊椎骨痛及足跟痛）；8. 州圆穴、州昆穴、州仑穴（州仑穴另能治脑瘤）；9. 分枝上穴、分枝下穴（分枝下穴另治乳炎）。

这些穴基本上都在同一条经络上（也可作倒马应用），大部分距离为寸半至两寸之间，距离最大者为明黄穴、天黄穴、其黄穴，各为三寸，反映了三寸距离的区间内也有治疗可以相同者。

（三）主治大部分相同者（12组，27穴）

1. 大间穴、小间穴；2. 重子穴、重仙穴；3. 中白穴、下白穴；4. 人士穴、地士穴、天士穴；5. 富顶穴、后枝穴；6. 天宗穴、云白穴、李白穴；7. 下曲穴、上曲穴；8. 火硬穴、火主穴；9. 火连穴、火菊穴；10. 天皇穴、天皇副穴；11. 地皇穴、人皇穴；12. 马金水穴、马快水穴。

上述穴位除大间穴、小间穴、中间穴因在手指较小的部位，距离仅有几分外，其余穴位距离大部在寸半至两寸间，基本上以两寸距离者最多。

（四）强调同时下针穴位者

或许有人会认为董氏奇穴必须一起用针，才能达到相同的治疗效果，我们来看看董师指明一起倒马运用的有下列几组：

1. 治疝气：大间穴、小间穴、浮间穴、外间穴、中间穴等五穴。2. 指肾穴：治背痛宜三针同下。3. 妇科穴：一用两针。4. 重子、重仙：同时下针治背痛特效针。5. 其门、其角、其正：一用三针。6. 火陵、火山同时用针。7. 手五金、手千金。8. 肠门、肝门。9. 人士、地士、天士配灵骨治哮喘。10. 后椎、首英（特别强调同时用针，即所谓回马针）。11. 富顶、后枝同时下针可治颈项疼痛扭转不灵及面部麻痹。12. 火连、火菊、火散同时下针立治以上各症及脑瘤、脑膜炎。13. 正筋、正宗两穴相配用针。一重、二重、三重穴同时下针（即所谓回马针）为治上述各症之特效针。14. 四花中、四花副（四花中、四花副配合使用刺血）。15. 腑肠穴通常为四花下穴之配穴，效力迅速，但不单独用针。16. 肾关治胃酸过多、倒食症为天皇穴之配针。17. 侧三里、侧下三里(治左取右,治右取左穴)。18. 足五金、足千金通常同时取穴,除治甲状腺炎可双足取穴下针外,其他各症均单足取穴下针。19. 三姐妹穴两腿六穴通常同时取穴下针。20. 感冒一、感冒二穴同时取穴(针向腿中心斜刺)。21. 通肾、通胃、通背三穴可任取二穴(两腿四穴)配针,禁忌三穴同时下针。22. 天黄、明黄、其黄三穴同时下针主治肝炎、肝硬化、骨骼胀大、肝机能不够引起之各症,脾硬化、舌疮。23. 明黄、火枝、其黄三穴同时下针治黄疸及胆病。24. 火全穴配合其黄、火枝下针,亦可治黄疸病、胆炎及胆结石止痛。25. 治胁痛、背痛、坐骨神经痛,单足取驷马上中下三穴,其余各症两脚六针同时取之。26. 上泉穴、中泉穴、下泉穴三穴单脚同时取穴下针。治左用右穴,治右用左穴。27. 金前上下两穴双脚同时配穴下针。28. 四腑一、四腑二及上里(三穴同用)治临时头痛之特效针。29. 六快与马快水配穴治尿道结石。30. 本穴(分枝下穴)通常为分支上穴之配针。

在前述所列,总共计有96穴43组彼此主治相同,强调倒马并针者仅29组,扣除指肾穴,妇科穴,肠门、肝门,六快与马快水等四组未计入前面三项各组内,则强调倒马并针者仅25组,还有21组并未强调必须一起用,也就是说这21组中的两穴或三穴之中的一个穴单独即能治相同的病,而事实上也是如此。前述的25组中,许多穴可以只用一个穴,并不需要以穴组或其他穴配伍,亦甚具疗效,例如天皇、肾关之一,正筋、正宗之一,火连、火菊之一,重子、重仙之一等。

——部位即手指部位,常以两三穴构成一个穴组,也可二择一或三择一,取一个穴位,便可治疗相同的病。例如木穴,我仅取一穴就能治疗许多病,五虎穴虽五穴并列,但每穴都可单独应用。

在强调同时下针的穴中,老师临床最常用的大白、灵骨倒马治疗坐骨神经痛,在其书中反而未写明同用,老师也不加以解说。但我经临床验证,两个穴单独用,都能治疗坐骨神经痛,合用效果更大,可以说等于两个特效一针,这也是我研创杨二针(即两个特效一针合用,治疗范围更大,效果更强)系列的源起之一。

五、浮动取穴,是倒马的变局,并非不定穴,有些有深层意义

有少数几个穴位,如董师的光明穴,或定位在交信,或定位在复溜,在我的书

籍不同版本中有上下或前后一寸的出入,有些国内对于董奇穴只有粗浅认识的人(甚至教奇穴的人士)认为有矛盾。外国医师从我的著作中看到:我用天皇穴治疗前头痛,老师用肾关穴治前头痛,两者皆治五十肩,两穴相距一寸半。我用火菊穴(相当于脾经公孙)治前头痛,老师用火连穴(相当于脾经太白)治前头痛,两穴位置相距在一寸至两寸之间,但作用功能却一样,都能治疗相同的病,他们已经意识到其中必有蹊跷,待我说明,他们就认识到董氏奇穴的特点是区位取穴。

董师的光明穴或定位在交信,或定位在复溜,某些穴位,其实贴筋贴骨都有其意义及作用,虽说如此,老师从未有所说明。老师取穴都是隔衣进针,几乎不量测穴位,这是师兄弟共知的事。一些穴位,老师针入后,我用手指测量过后再作比较,发现同一个穴位,老师常在上下或前后取穴,不是那么死板,又让我印证了区位取穴的意义与作用。

古书穴位大多定位为整数五分、一寸、寸半、二寸,老师定位则为三分、四分或一寸三分,其实两者常是一个穴位,如太冲穴,《针灸大成》说:足大趾本节后二寸。又说:或云一寸半。本身就有两种取穴,则一寸半至二寸区间,都是有效范围,陷谷与奇穴门金也有这种现象,已如前述。又如背俞穴取穴,距离脊椎有寸半(《针灸大成》)及两寸(《医宗金鉴》)之别,作用却一样。

又如手腕后三至四寸间的穴位作用基本相同,二白(距腕纹四寸)、支沟(距腕纹四寸)及董氏奇穴的其门、其正(距腕纹二至四寸之间)都能治疗肛门病,所治疗部位基本相同。因此肠门穴可在尺骨小头后三寸取穴,也可在豌豆骨后三寸取穴。

董氏奇穴下三皇、光明穴的定位,及与三阴交、复溜、交信的关系,是研究董氏奇穴必须了解的前提。董老师并不是每个穴都浮动取穴,而是几个特定穴位浮动取穴(人皇或为现行三阴交,或在三阴交上一寸取穴;董氏光明穴则或取复溜,或取交信),因老师的"无语而教",给予了我思想的空间,多年的验证,深信老师对于古法取穴是有相当的认识。

另一方面,董师的光明穴或取交信,或取复溜,实则也与历代诸书对此两穴取穴颇有分歧有关。老师的人皇穴与三阴交的作用及位置相仿,也是常以浮动形式上下取穴,亦是与历代诸书对三阴交取穴有分歧有关。

我之前的文章已有详细说明,这里再简单提要:综合《灵枢·本输》《甲乙经》《外台秘要》《千金要方》《千金翼方》《铜人腧穴针灸图经》《太平圣惠方》《针灸资生经》《类经图翼》《神应经》《针灸问对》《针灸聚英》《循经考穴编》《医宗金鉴·刺灸心法要诀》等书,这几个穴位的位置可谓众说纷纭。综合上述各书说法,**可做一个结论:有三项与现在一般书籍不同之处**:①复溜穴与三阴交穴在同一水平;②复溜穴在三阴交之微上方;③交信在复溜之后。

由于存在上述分歧,因此董老师的人皇穴,取穴或为现行的三阴交穴或在三阴交上一寸取穴,作用一样。董氏光明穴则或取复溜,或取交信,则系根据作用而取穴。在复溜及交信范围内针刺,皆能作用于眼目,故称董氏光明穴。

此外,下三皇之地皇穴也是浮动取穴,下三皇之上穴一般以天皇副穴为主,位置一确定,然后取人皇。地皇亦浮动取穴,或在人皇上三寸,或在肾关下三寸。是一组脾肝肾皆治的集合穴,能治的病症病种极多。有时从肾关向下三寸取地皇,有时从人皇向上三寸取地皇。若从肾关向下三寸取地皇,则距离内踝8.5寸,从人皇向上三寸取地皇,则距离内踝7寸,恰好包围了肝脾两经交叉范围一寸半的区间(《灵枢·经脉》说:"肝足厥阴支脉……上循足跗上廉,去内踝一寸,上踝八寸,交出太阴之后,上腘内廉")。如此治疗范围就能把肝脾都包围在内,这样用穴更灵活,浮动之间所夹穴位的确有特别意义。如此说来,倒马取穴在某种意义上还有着"宁失其穴,莫失其经"的意义。

至于"不定穴"则是还在摸索的穴位,或还未取名的穴位,不能算是浮动取穴,如木火穴,后来就变成定穴,又如重子、重仙原是反应穴,从最初看青筋暗影针刺取穴,后来演变成固定穴位。

六、小　　结

从董氏奇穴的倒马取穴及浮动取穴,我们可以看出董氏奇穴的取穴方法,**第一要则**原只是在于"宁失其穴,莫失其经",即准确取经络为主。从倒马针的两个穴或三个穴所列出的主治,并非上穴治疗什么病,下穴治疗什么病,而是上下穴主治都一样,我们可以知道,董氏奇穴取穴方法的**第二要则**是"联合治疗,加强作用"。如此说来,董氏奇穴可以定位为一种**"区位取穴""联合治疗法"**。这是董氏奇穴的特色,也是与十四经取穴不同的地方。

第二节　区位疗法思路探源及发展

一、从太极三才思路发现区位疗法思路原则

　　知道董氏奇穴是一种**区位取穴法**,对发挥扩展穴位主治的作用不大,重要的是进一步从"区位取穴"发挥扩张为"区位疗法"(即区位治疗法)。维杰经过多年探索苦寻,终于从太极及三才思路找到区位疗法的原则。掌握及灵活运用区位疗法的关键,在于活用太极、三才思路。主要的是太极观,其次是三才观。我个人以大太极(肘膝太极)、中太极(腕踝太极)、小太极(头面、四肢、手部及掌部之局部太极)、微太极来全面诠释董氏奇穴的位置分布,并分析其作用。关于太极思路,已于前文介绍,可以参看。

　　虽然可以将董氏奇穴扩张为区位疗法,但也仅能只是一种包围内封式的区间疗法,仅限于相邻的两穴(或三穴)并用。维杰则突破研创扩展为外放式的区位针法,不限于相邻的两穴(或三穴),有些亦不必两针(或三针)共享,有时一针即达到大区域的治疗效果。这是以太极及三才思路为基础衍生的,用针更少,却能治疗大区域、多症候的针法。

　　不论十四经或董氏奇穴,以我个人研创的太极全息定位思路配合三才思路(或称太极观、三才观)都可以解说许多穴位的**大区域**应用,继而扩展穴位的主治。例如三间穴,包括奇穴大白穴亦如此,**在大太极**可治头面病及下部病、阴部病。能治的头面病,包括头痛、面神经痛、面震颤。能治的下部病,包括下腹痛、坐骨神经痛。**在中太极**可治胸脘(背)及下腹下腰,能治落枕、心口痛、下腹痛,治脚及髋,治腿足痛、坐骨神经痛。**在小太极**位于腰脐线,可治腰腹痛。**在微太极**正象则因三间穴靠近头点,能治头面病;倒象三间靠近腿足点,亦能治腿足之病。大白穴立拳刺入,则又可贯穿掌之三焦。一个大白穴竟然可以治疗这么多病,若再发挥,其他可治病还更多。

　　太极全息定位及三才定位的交会区,就更能解说董氏奇穴倒马(区位)取穴的原因。也能解说十四经穴位分部及主治的原理。例如四总穴歌"头项列缺

寻，口面合谷收，肚腹三里留，腰背委中求"，以太极及三才思路解说就很容易理解。就拿列缺穴来说，以太极观来看，在大太极（肘膝太极）之手倒象（可称为手躯逆对）：手（腕）对应头（颈），前臂对应胸（背）脘，肘对应脐腰，上臂对应下腹（或腰骶），肩对应阴部，则列缺在头胸连接处，即是"颈部"；以三才思路来看，列缺在之正象则为前臂上焦之上部，为"头部"。这样"头项列缺寻"就很容易明白了。其他可以如此类推。

从这里就可以得到一个启示，列缺在两种思路的交集，形成一个治疗区，也就是区位疗法，就是从头到颈部。利用这种思路来发挥董氏奇穴，也就是用太极全息定位及三才定位的交会区观念，能将董氏奇穴形成一个区位，例如正筋穴在大太极中之足倒象（可称为足躯逆对）对应颈部；在中太极，即系以腕踝对应肚脐腰部，如此正筋穴既可治颈，又可治腰，则颈腰相连的区域脊椎就也能治疗。

又如前臂后部，接近肘部之心门穴，从大太极正象（可称为手躯顺对）看，则有如下对应：即肩对应头，上臂对应胸（或背）脘，肘对应脐（腰），前臂对应下腹（腰骶），手对应阴部。心门在肘上，对肚脐命门之上面，可治腰上。从大太极倒象（可称为手躯逆对）看，有如下对应：手（腕）对应头（颈），前臂对应胸（背）脘，肘对应脐腰，上臂对应下腹（或腰骶），肩对应阴部。则心门在肘上，对肚脐命门之下面，可治下腰。从上肢与下肢顺向并列为手足顺对，以肘对膝为中心对应，可有下列对应：即肩对髋、上臂对大腿、肘对膝、前臂对小腿、手对脚。则膝部有病可取心门。从三才观看：正象属下焦部位，治疗下焦病膝痛及尾椎痛，倒象属上焦则能治心悸、心肌炎、心脏病等。如此一个心门穴仅就大中小太极的对应及三才应用施治，就能治疗腰上、下腰、膝痛、尾椎痛、心悸、心肌炎、心脏病，而且疗效甚好。这就是维杰研创的的"杨氏区位疗法"，是一针疗法的极致，我个人的"杨维杰一针疗法"与此也有很大关系。

二、从区位治疗思路研创 双特效一针（杨二针）

所谓双特效一针，就是两个特效一针并用，将一个水平区域内的病痛全部掌握。这是我研创区位针法后的再提升，许多人将此称为"特效杨二针"，或"杨氏特效双一针"，简称为**"杨二针"**。

在同一个水平的穴位,由于太极与三才对应于同一个水平,因此都能治疗相同的部位区域,只是因为经络不同,而有前后侧面的不同而已。例如,整个手掌、整个面部都可算是一个太极,从三间至后溪穴作一连线,为腰脐线,位于这条线上的穴位皆能治疗腰痛。此线的大白、上白、中白、后溪都治腰痛,又如腕踝太极,腕横纹沿线之穴位亦皆治腰痛,则此线稍上的穴位对应肾脏,皆治肾病,如灵骨、下白、腕顺二穴皆治腰肾痛。

在这种对应状况下,就得到一些启示,进而对区位疗法作出了几种更实用的发展,要点大致如下:

（一）上下区位

两个上下穴位可以连用,包围治疗一个大部位的病痛,这只是最基本的区位治疗。

以这个思路方法发挥董氏奇穴,随处可以找出不少用例,基本上倒马针就是这样的应用。例如灵骨、大白治疗坐骨神经痛,灵骨、大白在大太极对应中,都对应到髋部、坐骨神经痛区域;在微太极之正象倒象,互相对应腿足,都能治疗腿足。董氏奇穴其他倒马针穴亦多可作这样发挥。

（二）水平区位

同一水平的特效穴位可以连用,治疗多经络同一水平部位的病痛。

这种区位治疗的穴位,不同于倒马,必须在一条直线,而是取横向水平定位,这是根据维杰太极思路发展来的。应用时常是左侧穴位一针,右侧穴位一针联用,治疗同一水平大部位的疾病或综合征。

例如叉三与大白都在同一个水平,大白在大太极中对应五官(也对应髋、阴部),在微太极中对应头面;叉三在大太极中亦对应五官头面,大白为阳明经穴位,可总揽前头及面部。三叉三穴为少阳经穴位,善治偏头病变,手少阳经别"指天,别于巅",包括头顶痛及后头痛亦能治疗。我即以这两穴治疗头面各病,颇为有效,称之为"**头面杨二针**",在许多地方讲课,以此示范治疗许多头面病,已经得到验证。其他治疗感冒喉痛,感冒流涕或鼻塞等,一手各取一穴,仅两针就解决问题,都与区位治疗有关。其中每一穴都有治疗作用,合用称之为双治疗,双特效一针。

也可以在同一经络上的十四经穴与奇穴配伍共享,如阴陵泉、肾关配伍,治疗自前头至上焦的病变;火连、公孙共享,治疗头面五官以至手臂病变。一边各取一穴,仅两针就能解决问题。

(三)对等区位

太极三才对等的部位连用,治疗相同部位的疾病。

这种配伍可一上一下,也可以一左一右,形成交济疏导平衡并用的两个特效一针,例如治疗颈肩皆病,可以用阳陵泉配肾关,阳陵泉治疾高而外,在三才之上部顶端,对应头肩及肩井穴;肾关亦在三才之上部,对应头面肩部,两穴一属阴经,一属阳经,如有两侧肩井痛,可一边取肾关,一边取阳陵穴,两穴合用治疗颈肩病变甚效。一般学生及病患将此称之为"**颈肩杨二针**"。

(四)交应区位

太极三才对应的部位交错连用,治疗更大部位的疾病。

这样的用法更灵活,治疗的部位大而效果突出,更重要的是每个区域病只要两针就解决,这是我研创的双一针的精华,也是特效杨二针的核心针法。可在头面及任何肢体(或手、或前臂、或上臂、或脚、或小腿、或大腿)选择,而用针少,表现了治疗的灵活性及艺术性。例如**心门与手掌太极腰脐线**(从三间至后溪穴作一连线)上之任一穴相配,整个腰痛就能掌握。是为"**腰痛杨二针**"。其他如膝二针、颞二针、眼二针、喉二针、足二针等,都是这种区位取穴的发挥。

(五)其他

五输区位、体应区位:此外五输穴的两个五行属性的穴联合应用,可以治疗两个脏腑的疾病,两个不同体位的刺法,结合起来,可治筋骨并联的病,这是另一种区位治疗法。在五输穴及体应针法章节中已经述及,这里就不再多谈了。

(六)小结

由倒马针法的"区位取穴",透过个人的太极定位思路与三才思路,而发现区位疗法,是一个艰难的过程。在四十年间,完善了区位疗法,也是一个漫长的阶段。这是一件值得反思而愉悦的大事,是在投入心血研究发挥、发展董氏奇穴后的一种丰厚回报。

在此区位疗法前提下并以之研创出的"杨二针",仅以两针治疗大面积疼痛,疗效甚佳。而今已经成为我的系统治疗针法。

　　区位疗法用针少,减少痛苦,是一种善;灵活变化取穴是一种美;疗效迅速而确实,是一种真。如此说来,善用区位疗法,就是真善美,更是一种气象万千的升华。

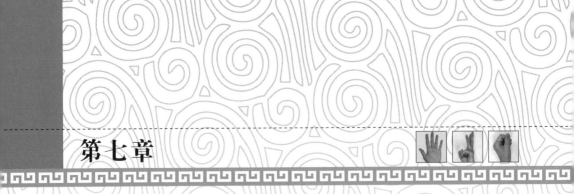

第七章

解构董氏掌诊

第一节　董氏掌诊探源与杨维杰掌诊

　　掌诊是一种特殊的诊断方法,也是太极全息的应用。所谓"董氏掌诊",是董老师的特别掌诊,他主要看"掌色及青筋暗点"。一般而言,董老师并非全部都看掌诊,多半只听主诉便针之,此即所谓"刺家不诊,听病者言"(《素问·长刺节论》),但掌诊是很好的参考,有时老师会看看手掌作为参考。老师所留的资料不多,下面就来看看有关的记述:

一、陈渡人师兄之《景昌奇穴:针灸穴位及医案》讲义

　　陈渡人师兄的《景昌奇穴:针灸穴位及医案》讲义,第148条的标题是诊断。内容如下:"师诊病全凭看手底相,即看手掌青筋暗点也。食指至鱼际穴为肺经。中指至掌心劳宫为心经。无名指本节手心部为肝脾经。小指本节手心部及其外侧为肾经。循经取穴。"

　　维杰按:这里我们会发现,陈师兄所记极为精简。陈师兄说:"师诊病全凭看手底相。"其实有误。老师并非全部病人都看掌诊,多半只听病患主诉即予针

之,否则陈师兄学习多年之所记当不至于这么稀少。陈师兄所言"师诊病全凭看手底相,即看手掌青筋暗点也",当是"老师不诊病人,如果诊断,就是翻翻手而已",却被人放在网上,广为散播,使人误会为老师似乎每个病人都看手,好像不诊手就针不好董氏奇穴,误导后学。我当年从老师学习,颇为用功(当年的笔记至今仍保留多本,记录老师的用针及验案,数量甚多)。我的所见所闻及记录,老师确实只是偶尔翻翻手而已。袁国本师兄在接受入室弟子锺政哲的访谈中也是这样表示的,因此陈师兄的记录自然就有限了。陈渡人师兄的儿子陈铁城医师,我们也相识,他也说父亲并未用掌诊看病。作学生从师学习,重要的并不是要学到全部,或学得很多,而是从中得到什么启示,我个人确实从中得到了启示,之后的几十年间,努力追求用手掌诊病,总结了一套完整的掌诊学。其实在 20 世纪 80 年代以前,我已经广泛地将掌诊用于诊病,这从我的学生颜戊邨医师的一些文章就可以知道。

二、《杨维杰初阶掌诊学简介》
——颜戊邨医师 1978 年的文章

自从人类站起来直立行走以后,随着双手的不断应用,双手愈来愈灵活,其所代表的意义也越来越复杂,命相家以手掌的形态、色泽及纹路判断人们命运的吉凶。锐视达见的前贤,在整体宏观的医学研究中。也注意到了细致的手掌变化。中医学最早的一部典籍《黄帝内经》,在《灵枢·经脉篇》中曾记载着"胃中寒,手鱼之络多青,胃中有热,鱼际络赤,其暴黑者,留久痹也。期也赤有黑有青者,寒热气也,其青短者,少气也"。此即为前贤敏锐洞察力的表现之一。而此或可谓为中医掌诊学的滥觞。惜乎后人未能进一步深一层的研究发展,以致掌上的诊断仅止于《灵枢经》的记载而却步不前。杨师维杰天纵颖慧,奋学不倦,师承董门,从手针及八卦的原理悟出掌上诊法,其后复经不断研究,及临床上的验证,终能逐渐积累可观而成一初具规模之新学,今稍加介绍,并期能得到同道贤士之关切,光大我中国医学。

掌诊示意图见图 32。

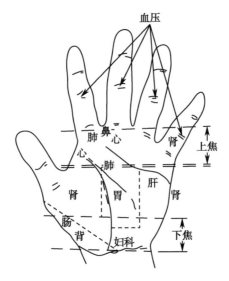

图 32　掌诊示意图

1. 手鱼部位

手鱼际部位一般为肠胃反应区(代号 A 区)。

(1)色不红润,肉纹多皱者,常为脾虚,大便溏湿之象。

(2)青筋鼓起,脾胃虚寒,泄泻之兆(急性肠胃炎之患者尤其明显)。

(3)鱼际络赤——胃中有热(实证便秘者常见之)。

2. 肾脏之诊断与肾区

肾区指鱼际以上,生命线至大拇指间的区域。

(1)肌肉的丰硕饱满或贫瘠塌陷可决定肾之功能。

(2)曲线的多少可知肾脏之虚实。

(3)生命线与大拇指的距离可知肾脏先天功能之强弱。

(4)肾区下部出现青黑色,多为肺虚少气之象,或有背痛之兆。

(5)若整条生命线自手腕在线缘起点皆发黑,此为肾亏之象。

另外,小指下,自后溪至腕骨在线之肌肉,若摸触松弛无力,则表示肾虚。若青筋浮现大多有气喘病。

3. 心脏病之诊断

(1)食指本节下智慧线及生命线起点处(代号 C 区),若出现青筋发黑表示心情易紧张。

（2）中指下（代号 D 区）肌肉凹陷，弹性薄弱，表示心脏扩大，心脏较弱之兆。

（3）若 C、D 两区同时征兆，尤能断定心脏病变之存在。

4. 肝脏区与肝脏病

肝脏区一般是指无名指、小指指下范围内感情线下的区域（见掌上 F 区）。

（1）无名指、小指感情在线青黑，表示胁痛或肋腹胀。若黑甚，则有肝硬化趋势。

（2）肝区肌肉发黄，间杂白点，表示得过肝炎，或有肝炎倾向，至少也能表示该人（体质）容易疲劳。

（3）肝区肌肉红色，间杂许多白点，表示睡眠不好，生活不正常（熬夜），多梦（宜再参看指甲），血压高（宜再参看 I 区）。

（4）有些肝硬化的人在手掌鱼际及指尖部位，皮肤呈红色，一般称"肝掌"，对肝硬化有一定诊断价值。

5. 肺区及肺脏病

肺区主要指方亭，也就是智慧线与感情线之间的区域。

（1）肺区愈狭窄（即智能线与感情线愈接近），表示呼吸系统功能愈差，若非鼻喉不适，即为（或）胸闷不爽。

（2）若智慧线与感情线连成一条，即所谓断掌，则表示有易得心脏病之倾向。或已得心脏病。

（3）食中指间有青筋（多在感情在线），尤其表示鼻子及呼吸道不适。

（4）若肺区出线征兆，及 C 区亦出现青黑，则更能表示少气，登高易喘之象。

6. 胃区及胃病

胃区即智慧线与生命线的三角区域，就是所谓的三角亭（见 H 区），此地表现的胃病与鱼际不同，鱼际则偏向肠胃、偏向排便，而此处则强调消化功能。

（1）胃区掌纹多，且手掌较干，表示好思虑，且多有胃疾、消化不良等症。

（2）若此处陷下松弛，表示胃气不足，甚则有胃下垂之虞。

（3）概言之，诊断时肌肉弹性以定功能，温度定食欲，色泽及皱纹定病之新久或深浅。

7. 血压病变之反应

（1）食指、中指、无名指、小指之第二与第三指节间（见图之 I 区）如有细筋浮现（多半为淡紫色）则体质为血压低。若该人两眼窠下色泽略黑，更能准确推断。

（2）若指节浮陷黑筋,则表示血压高。

8. 手背之病变反应

（1）四五指间（见 K 区,即液门、中渚穴附近）发黑且凹下无力为脾虚,易倦或嗜睡。

（2）无名指、中指间凹下无力,为心虚或有膝盖及小腿痛。

（3）食指及中指无力,表示肺虚。

（4）大拇指及食指间赤白肉际为眼区（见 J 区）,如肌肉陷下,表示视力差。若皱纹多,表示有眼疾。

（5）指夹直纹多,表示睡眠不好或正常,晚睡或是睡眠不够的征象,条纹愈深愈多,见 N 区症状愈明显。

维杰按:当时颜医师将此称为掌诊学,就是说维杰的掌诊已经发展成一个系列。但后来发展得更完整,已经可以另外写成一本书。

三、赖金雄师兄 1987 年 5 月出版
《董氏针灸奇穴经验录》第六页之掌诊内容

1987 年 5 月出版,赖金雄师兄遗著《董氏针灸奇穴经验录》第六页的掌诊,内容如下（图 33）:

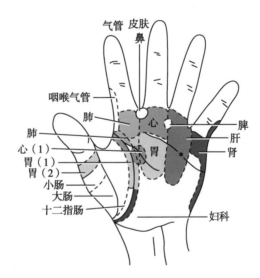

图 33　董氏掌诊图（赖金雄《董氏针灸奇穴经验录》）

1. 察看掌上浮起之静脉管(筋脉),色青者主寒、主虚;青黑愈甚,病则愈重。颜色红、紫红主热、主发炎。

2. 掌上浮起之筋脉呈青色之诊为多,多青多病,多黑久痹。

3. 肉软内陷者属虚。

4. 掌背三焦经上,中白、下白一段诊脾,凹陷为脾虚。

5. 掌外缘(尺侧)小肠经上现青筋或肉软内陷为肾虚。

6. 生命线靠鱼际侧缘上段青黑主内伤、久年胃病、胃溃疡,下段青黑主十二指肠溃疡。

7. 大指指掌连接处附近为外感胃病。

8. 生命线靠手心侧属肺,青筋浮起主肺虚。

9. 虎口色青主妇女白带;色紫为慢性发炎。

10. 手腕内侧为妇科病,红筋主发炎,青筋主寒、主血虚。

11. 胃下垂区青筋浮起为胃下垂,色愈青胃下垂愈甚。

12. 脾肿区见青筋,主脾肿腹胀。

13. 二、三尖瓣至肝区(标有 ＊ 记号附近)、同时出现深青黑色为死诊,董先生名谓"生死关",为不治之症。

维杰按:学生颜戊邨医师发表掌诊一文较赖金雄师兄发表者早近十年,赖师兄生前经常来往我的诊所,80 年代,我的好多学生都在我的诊所见过他,他在台北开业时找了我的几个学生去帮忙,他的遗著中,三个助编都是我的学生,还有入门学生。我的《中医研究》也曾给他,他书中的部分与我相同,扣掉这些,剩下的更少。扣掉第 4、5 两项与我相同。其他只有 11 项。印象中赖师兄也很少用掌诊。反而董门学生中,我应用掌诊最多。

四、1989 年日本鲍黎明氏在《黄帝占术手掌篇》 （东京德间书局出版）序中所提

鲍黎明在 1989 年东京德间书局出版的《黄帝占术手相篇》前言第七页曾说:我的老师——台北的杨维杰医师,以手相诊断患者,颇得好评,诊务门庭若市。杨医师根据《黄帝内经》,探索身体的结构、经络与手的关系之中,发现从手相中读取体质生活习惯的合理性。

第 57 页他又说到:根据笔者的恩师杨维杰的研究,生命线上的岛型纹,在起点部、中间部、末端部都有着不同的意义,与上焦、中焦、下焦,所谓的三焦,都有着机能的关联。(注:原文为日文,此处翻成中文)

维杰按:从鲍君所言,可知我看诊以手诊效果甚好,乍看文章,也会以为我"全凭手诊",如果这样说,就如同前面所言,董老师"全凭手诊",不啻又误导了别人。其实我是:不吃中药只针灸的病患,必要时就偶尔看看掌诊,吃中药的患者则以脉诊为主,偶而也会参看掌诊。

余个人研究,原先仅限于手掌、手指诊断,1992 年,王文华医师在我洛杉矶的诊所出诊半年,她善于运用指甲诊断,即以动态的形色为主,我得以从中学得诀窍,之后在指甲方面继续深入,也得到了一番跃进,使手掌诊断更为完整。但要强调的是,**不会掌诊一样可以用好董氏奇穴,**不要被误导。不过在研究掌诊的过程中,对董氏奇穴手掌及手指的穴位体认愈多,更促进了奇穴的灵活应用。

第二节　董氏掌诊及维杰掌诊分析

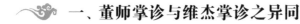 一、董师掌诊与维杰掌诊之异同

从维杰掌诊与两位师兄所记录的董师掌诊作比较,可以看出都有分区,有同有异。

(一)相同者

1. 肾区皆在小指区。

2. 心区皆在中指下。

3. 肝区皆在无名指下。

(二)不同者

1. **胃区**

(1)老师的掌诊胃区在"生命线靠鱼际侧缘上段"及"大指指掌连接处附近"。另有胃下垂区。

（2）维杰的掌诊胃区在鱼际及明堂。

2. 肺区

（1）老师的掌诊肺区："生命线靠手心侧"及"虎口"。

（2）维杰的掌诊肺区：方亭。

3. 其他

维杰的掌诊另有血压区，在食指、中指、无名指、小指之第二与第三指节间，如有细筋浮现（多半为淡紫色）则体质为血压低。若该人两眼睾下色泽略黑，更能准确推断。若指节浮现黑筋，则表示血压高。

（三）部分相同

手背：

董师掌诊：掌背三焦经上，中白、下白一段诊脾，凹陷为脾虚。

维杰掌诊：

1. 四五指间（见 K 区，即液门、中渚穴附近）发黑且凹下无力为脾虚，易倦或嗜睡。

解析：此与董师掌诊基本相同，盖此处为后天坤卦位也，坤卦属土，故此处能诊脾。

2. 无名指、中指间凹下无力为心虚或有膝盖及小腿痛。

解析：此处未见陈、赖师兄有关记录，此处为后天离卦位也，故此处能诊心，发黑且凹下无力为心虚，而或见膝盖及小腿痛。

综上所述，从陈、赖两位师兄之记录，老师的掌诊略微分散，维杰掌诊则对于五脏病已基本明确。

二、董师掌诊与维杰掌诊之综合分析

这里仅将前节陈、赖二位师兄的记录，及颜戊邨医师记录维杰个人 70 年代的掌诊重新排列，综合分析，则可得出较有系统的掌诊雏形。这里维杰再就卦象及经络作一比较分析。

（一）望气色

《灵枢·五色》有言："黄赤为风，青黑为痛，白为寒，黄而膏润为脓，赤甚为血。"董师掌诊及个人掌诊,皆遵经典原则,察看肌肤筋脉色泽之异常,而知病之所在,尤以青黑色之诊断为多,病愈重,青黑愈甚,颜色红赤,主热、发炎。

老师之掌诊,在赖师兄记录中牵涉到气色者,大致有下列几项:

1. 生命线靠鱼际侧缘上段青黑主内伤、久年胃病、胃溃疡、下段青黑主十二指肠溃疡。

2. 生命线靠手心侧属肺,青筋浮起主肺虚。

3. 虎口色青主妇女白带;色紫为慢性发炎。

4. 手腕内侧为妇科病,红筋主发炎,青筋主寒、主血虚。

5. 胃下垂区(中指第二三节连接处横纹外围)青筋浮起为胃下垂,色愈青胃下垂愈甚。

6. 脾肿区见青筋主脾肿腹胀。

维杰之掌诊,在颜医师记录中牵涉气色者,大致有下列几项:

1. 食指色苍白而瘦弱。

2. 食指下生命线起点及上三分之一内发青。

3. 中指苍白。

4. 掌心青筋。

5. 无名指及小指间感情在线青黑。

6. 小指下,自后溪至腕骨线青筋浮现。

7. 生命线起点发青。

8. 整条生命线发黑。

9. 生命线尾端及与鱼际相连处发青。

10. 大鱼际偏红。

11. 鱼际青筋鼓起。

以上望色之意义,在后面分部中再加以分析。

(二)察形态

掌诊其次是察形观态,这是从外貌表现的直观诊断,从形的凹凸、浮沉、疏密、微甚,可辨识病的表里虚实、急慢轻重,而知病新将解或病久渐重。所谓"肉软内陷者虚",这是老师掌诊的主要论点。

1. 掌背三焦经上,中白、下白一段诊脾,凹陷为脾虚。

2. 掌外缘(尺侧)小肠经上现青筋或肉软内陷为肾虚。

维杰在这方面,加入了"诊断时肌肉弹性以定功能,温度定食欲,色泽及皱纹定病之新久或深浅"。

1. 手鱼肉纹多皱者。

2. 四五指间(见K区,即液门中渚穴附近)发黑且凹下无力为脾虚,易倦或嗜睡。

3. 肾区肌肉的丰硕饱满或贫瘠塌陷可决定肾之功能。

4. 小指下,自后溪至腕骨在线之肌肉,若摸触松弛无力,则表示肾虚。

5. 中指下(代号D区)肌肉凹陷,弹性薄弱。

6. 肺区愈狭窄。

7. 胃区掌纹多,且手掌较干。

8. 胃区若此处陷下松弛,表示胃气不足。

以上**察形态**的意义在后面分部中再加以分析。

（三）分部分区

为了分析方便,从分部分区来解析掌诊较易说明及了解。分部分区以五指及其延伸线为主,此中包括了卦象区域。为了说明方便,特将手掌之先天八卦及后天八卦图先列于下(图34、图35):

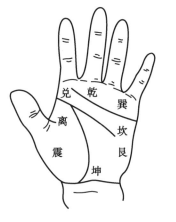
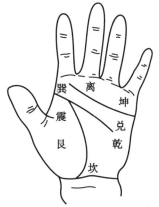

图34 先天八卦图 图35 后天八卦图

【食指】

董师掌诊:食指至鱼际穴为肺经。

解析:此处为先天兑卦位,兑卦与肺相应,故能用来诊肺经病。食指为大肠经所过,大肠经与肺经相表里,故能诊肺经病。

维杰掌诊:

1. 若食指色苍白而瘦弱,其人肝胆功能较差,食指底部色沉淡则容易疲劳。可诊肝旺失眠。

解析:此处后天卦为巽卦,为木,属肝。"木穴"功能亦在此表现出来。

2. 生命线起点可以作为诊情绪病之理。食指下生命线起点及上三分之一内发青,为气郁易怒,妇女有乳胀乳痛现象。

解析:同样是肝木巽卦之应用。

3. 手阳明大肠经循食指,与肺为表里经,故在食指第三指节内侧,可诊皮肤疾病。在第一节外则可诊咽喉、气管炎,"大、小间穴"就在此区间内。

解析:此处先天卦为兑卦,属金,属肺。

补记:食指下木星丘比其他丘凸起,容易胆固醇偏高,亦与巽卦为木,属肝有关。

【中指】

董师掌诊:

1.(陈记)中指至掌心劳宫为心经。

解析:此处为后天离卦位,故能用来诊心经病,此处为心包经所过,亦能诊心经病。

2.(赖记)

(1)胃下垂区(中指第二三节连接处横纹外围)青筋浮起为胃下垂,色愈青,胃下垂愈甚。

(2)脾肿区见青筋,主脾肿腹胀。

解析:胃下垂区,在中指第二三节连接处横纹外围,中指为心包经所过。透过心包与胃通,能诊治胃病,脾肿区在中指指根之下,"脾肿穴"位置就在附近,其理亦同。

维杰掌诊

1. 若中指苍白细小,表示其人心血管功能差或贫血;中指下(土星丘)肌肉凹陷,提示心脏较弱或心脏扩大。

解析:中指后天卦为离,属火,属心,又有心包经通过。

2. 胃区(掌心区),一般称为明堂,此处为余之掌诊胃区,能显示消化功能的反应,如掌心青筋较多则常见于气虚腹胀者。

解析:胃与包络通,故掌心胃区恰在心包经上。

3. 若胃区(掌心区)掌纹多,且手掌较干,表示思虑过度,影响消化,或饮食不节而易患胃疾。

4. 余诊断胃下垂系在掌心胃区,若此区肌肉陷下,是胃气不足,甚则胃下垂。体质高瘦者更能显示之。

解析:中指后天卦为离,属火,经络有心包经经过,心包与胃脏腑别通。

【无名指】

董师掌诊:

1.(陈记)无名指本节手心部为肝脾经。

解析:此处为先天巽卦位,后天坤卦位,巽卦属木对应肝,坤卦属土对应脾,故能用来诊肝脾经病。

2.(赖记)掌背三焦经上,中白、下白一段诊脾,凹陷为脾虚。

解析:此处先天卦为巽,属木应肝,后天为坤卦位属土应脾,故能治肝脾。

维杰掌诊:

1. 肝脏区一般是指无名指、小指指下范围内感情线下的区域。

2. 无名指小指感情在线青黑,表示胁痛或肋腹胀,有肝郁气滞之征。若黑甚则有肝硬化趋势。

3. 肝区肌肉发黄,间杂白点,表示得过肝炎,或有肝炎倾向,至少也能表示该人(体质)容易疲劳。

4. 肝区肌肉红色,间杂许多白点,表示睡眠不好,生活不正常(熬夜)。

5. 四五指间(见 K 区,即液门中渚穴附近)发黑且凹下无力为脾虚,易倦或嗜卧,可以针三叉三穴,极有效果。

解析:无名指范围属三焦经,三焦属少阳,通肝胆。此处之卦象先天为巽卦位,后天为坤卦位,巽卦属木,亦与肝有关,坤卦属土,与脾湿有关,脾与小肠通,肾与三焦通。故对腰肾、脾等有一定诊疗作用。

【小指】

董师掌诊:

1.(陈记)小指本节手心部及其外侧为肾经。

解析：此处为先天坎卦位也，坎卦属水对应肾，故能诊肾经病。

2.(赖记)掌外缘(尺侧)小肠经上现青筋或肉软内陷为肾虚。

解析：此处为先天坎卦位也，坎卦属水对应肾，故能诊肾经病。

维杰掌诊：

小指下，自后溪至腕骨在线之肌肉，若摸触松弛无力，则表示肾虚或慢性腰痛，有肾炎病史者摸触更是明显。故腕顺一穴、腕顺二穴能治腰痛，补肾。若此处青筋浮现大多有气喘病。

解析：此处为先天坎卦位也，坎卦属水对应肾，故能诊肾经病。后溪至腕骨区属兑卦，属金应肺，故能诊气喘。

补记：如手掌成紫色，且小指和无名指浮出青色纹路时，是感冒发烧的前兆。

【大指及生命线】

董师掌诊：

1. 大拇指掌连接处附近为外感胃病。

解析：此处为肺经所过，但后天卦象为艮卦，属土属胃，故诊外感胃病。

2. 生命线靠鱼际侧上段青黑主内伤、久年胃病、胃溃疡。

解析：此处为肺经所过，上段应系主肺胸，青黑主内伤当为胸部内伤，后天卦象为艮卦，属土属胃，故诊久年胃病、胃溃疡。

3. 生命线下段青黑主十二指肠溃疡。

解析：此处之下段应系指下段之上部，仍与后天卦象为艮卦属土属胃有关系，故诊十二指肠溃疡。

4. 生命线靠手心侧属肺，青筋浮起主肺虚。

解析：先天兑卦位也，兑卦属金属肺，故诊肺。

维杰掌诊：

本人极重视大拇指的诊察应用，范围包括生命线、大鱼际至掌骨侧，老师之生命线主要诊断胃与肺，本人有所发展，重脾肾而旁及诸脏。众所皆知，五个手指中以拇指最为重要，拇指的功能比其他手指复杂，被作为诊断及治疗部位，当然广泛而且有效，故在这一拇指区内，即八卦艮卦及坎卦之间的生命线包围区域，维杰掌诊应用最多，牵涉最广。大致有下列几项。

1. 如生命线起点发青,表示较神经质,容易紧张。

2. 整条生命线发黑有肾气亏损之象。

3. 生命线尾端及与鱼际相连处发青,多有肩背痛。

4. 大鱼际部位反应胃肠排便问题,颜色偏红为胃中热,易有便秘。

5. 鱼际青筋鼓起,脾胃虚寒,易患腹泻。鱼际平素色不红润,肉纹多皱者时为脾虚便溏。

6. 生命线靠食指侧缘,青筋浮起主肺虚(表示少气,登高易喘之象),肺区愈狭窄(即智能线与感情线愈接近),表示呼吸系统愈不利(功能愈差),若非鼻喉不适,即为(或)胸闷不爽。

按:"土水穴"即在此一(生命线所包围之)区域,维杰用其治胃病,及便秘或溏泻,理由即在于此。还有肾区(金星丘)下部青黑主少气及气喘病。重仙穴在此附近,同理针之有效。

【虎口】

董师掌诊:虎口色青主妇女白带。

解析:此处为大肠经穴,属金又主气,气不收摄,故见白带。又大肠与肝经别通,与肝经相应也,肝经绕阴部一周,亦系治白带之由也。此处为大肠经穴区,大肠与肝通,可诊断及治疗腹股沟一带病变,董师之肝叉穴即在此,针之能治白带、腹股沟痛、坐骨神经痛。

维杰掌诊:大拇指及食指间赤白肉际为眼区,如肌肉陷下,表示视力差。若皱纹多,表示有眼疾。

解析:此处为大肠经穴,与肝经相应也,且太极全息亦与眼对应,故能诊眼病。

【掌根】

董师掌诊(陈记):手腕内侧为妇科病,红筋主发炎,青筋主寒、主血虚。

解析:此处先天卦为坤卦,主女人,后天卦为坎,坎卦属水属肾,故能诊妇科病。

维杰掌诊:生命线下端内侧靠掌根处发青,主妇科病,常见子宫后倾。若此处鼓起,注意子宫肌瘤。

解析:前面已言,此处先天卦为坤卦,主女人,后天卦为坎,坎卦属水属肾,故能诊子宫后倾及子宫肌瘤,甚验。

【其他】

1. 胃下垂区

董师掌诊：(赖记)胃下垂区青筋浮起为胃下垂,色愈青胃下垂愈甚。

按：胃下垂区在中指第二三节连接处横纹外围。

维杰掌诊：明堂凹下,其人高瘦,注意胃下垂。

解析：余看明堂诊胃,盖明堂居手掌中央,主中焦胃。又掌中央为心包经所过,心包与胃通,亦主胃病。手掌中央沉淀青黑色的人,就表示胃肠不好。

2. 董师掌诊

生死关：二、三尖瓣(二三指缝延伸线与生命线及智能线交会的区域)至肝区(标有＊记号附近)同时出现深青黑色为死诊,董老师名谓"生死关",为不治之症。

解析：二、三尖瓣,此区为先天卦兑卦及后天卦离卦交会区,肝区为先天卦巽坎卦交会区。基本上在掌太极的腰脐在线,也就是在活动中枢在线。同时出现深青黑色虽不一定为死诊(不治之症),但必为难治之症。

3. 维杰掌诊

"方亭区"(智慧线与感情线之间的区域)若太狭窄,则表示呼吸系统功能差。

解析：方亭区,可看肺活量,以一小指横宽为准,若太狭窄,则表示呼吸系统功能差,易胸闷气短。出现"米"字状纹,表明某脏器存在气滞血瘀现象,若出现在心区,预示将发生心绞痛,并表明病程长,病较重。

第三节 维杰从掌诊发挥董氏奇穴应用

维杰的掌诊,受董师启发,但更有发明而全面,包括了指诊和掌诊。掌诊又分线条(常见的十四条线)掌诊、常见的异常纹、八卦分区、掌丘分区、经络分区等。是依实际经验而发挥,将一些定穴配合全息加上对应,往往就是掌诊,也是治疗范围。近十余年个人研创的太极掌诊,将掌诊与穴位结合,既能用于治疗,也可用于诊断。从大太极、中太极、小太极观念出发,其中又有顺对、逆对,大、中、小太极交错互应,掌诊发展看得更细致。

例如维杰运用手掌两个董氏大穴,一是大白,恰在全息分布的头区,故主头面诸症;二为灵骨,重在下焦,整个掌面可以分成上中下三部分,手掌又有纵三焦及横三焦。如此合而诊察,必更精确。

而手掌上的八卦部位既可作为诊断之用,亦可用于主治卦象属性相关的脏腑病,一般是以后天八卦为用,但先天八卦有时也要参考,如此结合,发挥董氏奇穴之治疗,甚为实用,例如:

1. **大指的穴位与艮卦脾胃有关**,所以大指上的穴位除考虑本经经过外,还要考虑手足同名经相通,与脾经相通,多半与脾胃有一定关联,如奇穴五虎穴治疗四肢痛,即系基于脾主四肢。但也与艮卦震卦有关,大指先天卦为震卦所在,震卦属木;后天卦为艮卦所在,艮卦属土。艮卦的卦象(☶),像个碗一样的东西扣在那儿,上边一横是大拇指,下边是其他四个灵活的手指,故艮为手。震卦的卦象如仰盂(☳),上空底实之象,震之一阳动在下,故凡动之在下者,皆以震卦,故震为足。本穴与艮卦、震卦有关,因此本穴善治手脚之病。

制污穴治疗恶疮、恶瘤开刀后刀口流水不止,不收口,**与艮卦脾主肌肉有关**。止涎穴治疗小儿流口水,土水穴能诊断胃病及便秘或溏泻,也能治疗颈背痛、腰腿痛,都与肺脾有关。

2. **食指的穴位除与大肠经有关外,与兑卦、巽卦有关**。食指先天卦为兑卦,兑属金,所以木穴下方能诊断皮肤病,治疗汗证(止汗、发汗)及鼻病。食指旁的指驷马穴亦能治疗。食指的后天卦为巽卦,与肝胆有关,所以木穴下方能诊断及治疗眼发干、眼流泪,以及鼻腔病(肝经所过),食指的大间、小间、外间、浮间、木穴的作用皆与木病、风病或肝病有关。

3. **中指的穴位与后天离卦心脏,及先天乾卦督脉有关**,如心常穴主治心脏病,胆穴、心膝主治亦与心有关,而二角明、肺心、木火则治疗与督脉、头面有关的疾病,如闪腰岔气、肾亏腰痛,以及面部之眉棱骨痛、鼻骨痛,还能治眼压高。

4. 其他,如无名指、小指可以依此类推。若再把脏腑别通加进去,不但可用于诊断,而且可大部分解释董氏奇穴的主治来由,也能发挥治疗更多疾病。

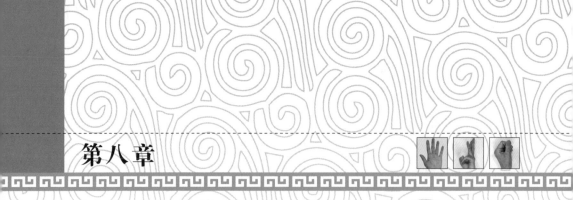

第八章

从医学思想解构董氏奇穴

第一节　宋明理学及金元四家对
董氏奇穴的浸渗

中医是一门哲学,深受哲学思维及方法的影响,董氏奇穴是中医的一环,自然不能避免受哲学的影响。虽然无从考究董氏奇穴产生的确切时代,但深入研究,从董氏奇穴的**布局主治及应用等特色**,可以看出董氏奇穴除了受《内经》及《易经》的影响外(已在前述各章详细分析),也受到宋明理学及金元医学极大的影响。

宋明理学是从宋初经过金元到明末六七百年间的时代思潮,以儒家的《易》学及"四书"中的观念为干,糅合而成,其内涵博大精深,促进了中医学的发展。

金元四大家均直接或间接受到宋元理学的启发,都有医易相通的论述。宋明时期知名医家无不谈《易》,由于明朝提倡程朱理学,受到易学影响尤深。

宋明理学对明朝医学思想影响最大的有三个方面:**一是太极命门水火之辨**。理学讲太极之理,明代医学受其启发,找寻人体自身之太极,创立命门学说。"太极"一词,在宋以前的哲学家,并没有特别注意它。到了宋代周敦颐,著《太极图说》《通书》,作了新的解释,从此,"太极"一词,变成哲学界的热门话题。明代医学受其影响甚深,太极理论被用于医学研究的各个领域。

到了孙一奎、张景岳、赵养葵时,据朱熹"造化之枢纽,品汇之根柢"的太极,把古代的命门学说作了一番改造,创建了太极命门学说。孙一奎说:"命门及两肾中间之动气,非水非火,乃造化之枢纽,阴阳之根蒂,即先天之太极。"张景岳也说:"命门具两肾之中,即一身之太极,由太极以生两仪,而水火具焉,消长系焉,故为受生之物,为性命之本。"命门学说的研究,有一定的理论意义和实用价值,成为中国医学重要的一部分。张、赵用太极来喻说明命门,对命门的研究是起了推动作用。**此亦余以腰部命门穴为太极全息观总太极之原由**。

二是理气阴阳的发挥。二程(程颐、程颢)提出"万物有对",明代医家对理气与太极多有发挥,理学家们对阴阳五行学说的动静、刚柔、对待、互根、互藏等各个范畴,发挥得比前人细致深刻,结合到医学上后,形成了阴阳水火之辨。其中,最著名、对后人影响最大的有朱丹溪的相火论、阳有余阴不足论,张景岳的阳为阴主论等。

明代医学上承金元,尤其受河间、丹溪、洁古、东垣等学术思想的影响最深。朱丹溪实集刘、张、李诸家学术之大成。由于丹溪学说的发达,明代时医往往囿于寒凉之法,逐步造成寒凉时弊,为补弊纠偏,于是**导致了温补学说的崛起**。

薛立斋、李中梓、赵献可、张介宾等,对洁古、东垣之学颇有研究,他们不仅对东垣学说推崇备至,而且还在王冰、钱乙、许叔微等学术思想启发下,在肾命研究方面阐发更多,诸家在脾肾理论、命门学说、阴阳理论以及温补治法等方面所作出的新的建树,通过寒温之争,更使脏腑理论的研究逐步深入,尤其对肾与命门的研究益加深化,并与生命的发生、发展相联系,进而揭示生命现象的本质。是明代医学的重要内容。

张介宾对朱丹溪"阳有余阴不足"论点持不同的反对意见,他批评丹溪只根据天癸之盛衰,日月之盈亏,以为阳有余阴不足之论。"殊不知天癸之未至,本由乎气;而阴气之自半,亦由乎气。是形虽在阴,而气则仍从阳也……夫阴以阳为主,所关于造化之原,而为性命之本者,惟斯而已"(《类经附翼·大宝论》)。在《类经附翼·大宝论》中他着重阐述了阳气的重要性,从形气、寒热、水火三个方面论证**阳先阴后,阳为阴主的道理**。虽然他也承认阴气之难成而易衰,并说:"阴阳二气,最不宜偏,不偏则气和而生物,偏则气乖而杀物。"(同上)但阳气为生气之根本,阴亦赖阳以为固,强调阳气比阴气更重要。他说:"天之大宝,只此一丸红日，人之大宝，只此一息真阳，凡阳气不充，则生意不广，故阳惟畏其衰，阴惟畏其盛，非阴能自盛也，阳衰则阴盛矣，凡万物之生由乎阳，万物之死亦由乎阳，非阳能死物，阳来则生，阳去则死矣。"其阴阳水火之辨，促进了中医气血、寒热、虚实等的发展，有着相当的成就。

三是先天后天根本之辨。邵雍创先天象数学，宋代理学家象数学说，阐发先天后天之说，金元医家亦注意先后天之医理，自金李东垣倡温补脾胃，至明代薛己以肾论治，至赵养葵、张景岳补肾命水火，李中梓则总结各家之说，提出脾肾先后天之说。

先天之本在肾，中医的肾和命门学说，与现代医学所说之生殖、胚胎、遗传的物质基础，及内分泌系统的功能极为类同；后天之本在脾。中医脾胃学说，可包括现代医学所说的消化系统功能，也含有气血生化之源的重要作用。

从董氏奇穴的**穴位布局、主治应用、治法针法**等可以看出，明代**太极命门、温补扶阳、脾胃学说、调补先后天思想**都对董氏奇穴有着很大的影响，**以下就几点略作介绍**。

第二节 穴位布局与董氏奇穴

一、重阳轻阴（周易及宋明理学影响）

董氏奇穴为什么四肢阳面穴位多，而阴经除太阴经外几乎没有穴位呢？这表示董氏先祖重视阳气，以阳治阴。

董氏奇穴在前臂三阳经皆有穴位，在手厥阴、手少阴经没有穴位。治疗胸闷、胸痛等心包经病变，悉以三焦经治疗之，以阳治阴。董氏奇穴在手掌，以及大腿、小腿亦多取阳面阳经之穴位，并多以阳经之穴位治疗表里经阴经之病症。为何如此？这应该是**董氏先祖受到易学及明代温补学说的影响，重视阳气有关**。董氏奇穴是包含《内经》《难经》在内的易理系统针灸，这个在我的奇穴书中诠解时可以看到这方面的内容。

阳贵阴贱，扶阳抑阴，是易学的一个重要思想。《周易·系辞传》中之"天尊地卑,乾坤定矣",为阳贵阴贱的早期记载。此一思想在《内经》中也得到体现,《素问·生气通天论》:"阳气者,若天与日,失其所,则折寿而不彰。""凡阴阳之要,阳密乃固。两者不和,若春无秋,若冬无夏,因而和之,是为对度。故阳强不能密,阴气乃绝。""阳气固,虽有贼邪,弗能害也。"张景岳承继这一思想,极为重视人体之阳气。

我们知道张景岳(介宾)为明代第一大家,任应秋教授说:"明代医家,根底较深者,首推张介宾。"张景岳为温补学派的代表性人物,景岳学说的产生在于纠偏补弊,他反对刘河间、朱丹溪以来,喜用寒凉攻伐的流弊,认为人之生气以阳为主,难得而易失者为阳,既失而难复者亦为阳。绝对"不可将不足之阳认作有余而云火,妄以寒药折伐"。

张景岳在其《大宝论》和《真阴论》中,重点论述了真阴、真阳的重要。但他又进而认为阴气的生成及衰败都以阳气功能作用为主导,强调阳气的重要性。他在《类经·阴阳类二》中指出:"阴阳二气,形莫大于天地,明莫着乎日月。虽天地为对待之体,而地在天中,顺天之化,日月为对待之象,而月得日光,赖日以明。此阴阳之征兆,阴必以阳为主也。故阳长而阴消,阳退则阴进,阳来则物生,阳去则物死。所以阴阳之进退,皆由乎阳气之盛衰耳。"也就是说,在人体内部阴阳的对立矛盾中,是以阳气的一方为主导。阳气的盛衰决定了事物的盛衰及生死。

二、重视脾胃(李东垣脾胃学说的影响)

(一)穴位分布

董氏奇穴三阴仅在手足太阴经列有穴位,这可能是董师先祖对于李东垣脾胃学说有深刻的认识,从董氏奇穴主治中可以发现董氏先祖对于调理脾胃有很多发明,所以三阴仅在手足太阴经有穴位。

董氏奇穴治疗脏腑的要穴,治疗**心病**取通关、通山、通天三穴为主;治疗**肺病**取驷马上、中、下三穴为主。治疗**肾病**取通肾、通胃、通背为主。驷马三穴、通关三穴、通肾三穴皆在大腿脾胃经线之内。治疗**脾病**取下三皇为主。下三皇本身就在脾经上,亦与脾胃经有关。

董氏奇穴治疗肺心肾三脏之三组穴位皆在胃经与脾经包围的经线范围内,

这表示董氏奇穴重视脾胃学说，或说受脾胃思想影响较深。而从胃经与其他经络的关系来看，由于胃经与肺经、心经、脾经、肝经相连，又五脏皆禀气于胃(《素问·玉机真脏论》)，这也是原因。治疗肾脏的下三皇基本位在脾经上，上三黄虽在肝经上，但是位于肌肉最肥厚处，脾主肉，肉应脾，还是与脾胃有一定联系。

为什么董氏奇穴几个治疗脏腑病的穴组，如驷马上中下、通关、通山、通天，通肾、通胃、通背，天黄、明黄、其黄等穴，皆在合穴之上的大腿部位取穴？这是由于这些穴位皆属肌肉丰厚之处，以肉应脾，气血较丰，比膝以下脉气更盛，因此取其治疗脏腑疾病。而且十二经别皆在肘膝以上入走内脏，与五输穴脉气衔接，因此董氏奇穴这些穴设在膝部以上肌肉筋束较厚的大腿部位，是很合理的。

(二)脾胃论治

董氏奇穴非常重视从脾胃经络的穴位主治各种杂症，可以说，其中心治法就是脾胃论治，这个已在本书第五章"治疗思维篇"之第二节中详细说明，其内容有：①穴位位置与脾胃经，就是本章提到的穴位分布；②根据五行生克从脾胃治疗脏腑病；③维杰思路发挥脾胃学说治疗杂病，包括升提中气、补脾生血、健脾去湿、痿取脾胃、调和升降等。前文叙述颇详，这里就不再赘述。

重要的是脾胃论治的特殊治法"厚土灭火"，将在下一节中详细说明。

第三节 治法针法史观与董氏奇穴

一、厚土灭火(李东垣脾胃学说之影响)

厚土灭火(或称厚土敛火)之法昌盛于金元之后。董氏奇穴的火连，治疗血压高而引起之头晕眼昏、心跳、心脏衰弱。火菊穴治疗手发麻、心跳、头晕、脚痛、高血压、头脑胀、眼昏、眼皮发酸、颈项扭转不灵，皆应系厚土灭火及子能令母实之双向作用。盖火连穴位置与脾经太白穴位置相符，为脾(土)经输(土)穴，为土中之土，为真土穴，土甚厚。本穴可扶脾胃，理气机，清心火。

火菊穴位置与脾经公孙穴位置平行，沿跖骨底缘扎入而紧贴骨，本穴为脾经络穴，亦能扶脾胃，理气机，清心火，具有厚土灭火及子能令母实之双向作用。

余发挥用天皇穴治疗心脏病,高血压、心脏病所引起之头晕头痛、肩痛、臂痛、失眠等病变,盖天皇即阴陵泉,系脾经之合穴,且含水性,亦系基于厚土灭火之效。

所谓"厚土灭火"系针对中气不足而致虚火上炎,或中宫虚寒,虚火上浮或外越所引起的一种以"火""热"为主要症状的治疗法则。系因脾气亏虚、中阳衰微而引起的"火热"之证,即东垣所谓"元气不足,心火独炽"病变。

火连穴实系脾经太白穴,为脾之原穴兼输穴,属土经土穴,土最厚也,灭火之力尤盛,故谓之火连,火菊系脾之络穴,灭火之力略轻,故取名火菊,又善于治头面病痛,如菊花轻清,故谓之火菊,能奠厚中土以敛降上亢外浮之虚火。

二、倒马针法(与金元针法类似)

倒马针法系董师常用的一种特殊针法,系利用两针或三针并列的方式,加强疗效的一种针法。

同一条经络上邻近两针并用,早在《内经》就有类似的记载。《灵枢·厥病》说:"肾心痛也,先取京骨、昆仑……胃心痛也,取之大都、太白……肝心痛,取之行间、太冲……肺心痛,取之鱼际、太渊。"又《灵枢·热病》记载:"热病而汗且出,及脉顺可汗者,取之鱼际、太渊;大都、太白……"这就已有着倒马的影子,但重点在连用治两脏之病,主要还是治热病。

《流注指要赋》后附的接经法就曾提出鱼际、太渊治心肺痛;大都、太白治胃心痛;行间、太冲治肝心痛等,强调的是通接经气。这种刺法与董氏奇穴的倒马针法类同,这里同样指明治两脏病,但强调通接经气,由于这种针法有通接经气的作用,董氏奇穴大量地运用此种针法,相连的两个穴位一起用,而省去了补泻法。

三、刺血针法(金元四大家皆善刺血)

刺血(络)为人类各种医疗方法中,最具历史的一种,《灵枢·小针解》曾说:"宛陈则除之。"意思就是说,久病应以放血刺而除去。虽在《黄帝内经》的162篇中,有四十多篇谈及刺血,论述了刺血疗法的名称、刺血的依据、作用、针具、针法、取穴、主治范围、应用方式及禁忌注意事项等,极为全面详细。但历史上盛行刺血针法,则是金元以后。

金元四大家均善用放血疗法。由于各有独自的临床特点,加上各家的师承及学术观点不同,又促使四家在刺络方面形成了各自争鸣的局面,**将刺络泻血疗法推上一个新的高度及境界**。

刘完素之泻血,出血量不多,但长于刺血泻热(见《素问病机气宜保命集》)。其以泻血疗法清火热对后世影响甚深,直至今日,临床上治疗实、热证亦多采用泻血疗法。其弟子张子和应用针刺放血祛邪治病,在当时最有成就。张氏善用刺血通调经络,活血化瘀,解毒排脓。张氏善用泻血疗法名著古今,在其代表著作《儒门事亲》中记有针灸医案约三十则,几乎皆为刺血治例,其刺血疗法为后世针刺刺血疗法奠定了基础。

张氏认为"出血当识经络气血多少,凡血少之经,不宜出血","故出血者宜太阳、阳明"。后世医家根据《内经》气血多少的学说,进行临床实践,甚有效果。董氏先祖亦不能排除这种学术上的影响和先后承启关系。如手足阳明多血多气,董师就最常在阳明经的四花中、外刺血。又如足太阳经多血少气,故凡身热、头痛、呕吐、腹泻等热实之证,在委中穴泻血,往往可取得良好的疗效。董师在尺泽、委中刺血最多。

李东垣也擅长针灸,李东垣的放血疗法多用于实证、痛证,如:"大烦热不止,昼夜无力,刺十指间出血……百节酸疼,实无所知,三棱针刺绝骨出血;热无度,不可止,陷谷出血;腰痛,昆仑、委中出血。"《兰室秘藏》中载:"治目眦岁久赤烂……当以三棱针刺目眦外,可泻湿热。"但有时也用于虚证,在其代表著作《脾胃论》中说:"如大汗泻者,津脱也,急止之……三里、气街以三棱针出血,若汗不减不止者,于三里穴下三寸上廉穴出血。"董老师亦于四花上中外等穴刺血。

东垣对血凝不流者,指出当先用放血疗法,去其壅滞,使经络气血通畅。东垣针法中"血实宜决之",即对血实的病,宜用放血之法。这种刺血疗法,为我们后世以针刺祛邪扶正,提供了有效的指导作用。**董老师就常用刺血疗法治疗各种久病瘀血之病**。

朱丹溪吸收各家之长,泻血疗法对于实证、热证,及虚实夹杂病证,皆常应用,较之刘张李三家更加完善。丹溪对放血疗法尤为常用。如《丹溪心法·疠风》一节,记述用三棱针刺委中出血法,瘀血腰痛亦用此法;《脉因证治》称吐血久不愈,用三棱针刺气冲出血法;治喉痹刺少商放血法,也曾指出放血系治疗危急病之首选。

董氏先祖吸收了金元四大家的刺血经验及学术思想,研创了不少刺血的穴位,发挥治疗许多病症,成为董氏奇穴的一大特色,丰富了治病的有效方法。

四、疗痧霍乱之刺法(瘟疫学之影响)

董氏奇穴中有甚多治疗羊毛痧、喉痧、阴阳霍乱等病的穴位及刺法,而现代针灸书籍中却甚少述说。从时代史观来看,明代大疫较多,据简单统计,仅《明史》等史书有记载的疫情就有 134 次之多,平均每二三年就有一次疫情发生,很多疫情也十分严重。严重的疫情召唤着医学技术的进步,去探索更好的方法,形成了医学发展的动力。吴有性的《温疫论》是其中璀璨的明珠。

可能是当时临床需要,及受到瘟疫学的影响,董氏奇穴中产生了甚多治疗羊毛痧、喉痧、阴阳霍乱等病的内容与方法。

痧疹是许多急性、慢性病的反应,常发生在后背和前胸壁,形如小谷粒状,遍满全背或全胸,也有蔓延到上臂及大腿的。急性病痧疹常伴有高热。如霍乱、伤寒、麻疹、猩红热、斑疹伤寒等都有痧疹,都应当适当加以治疗。急性病的痧疹,如果不透出,对全病过程影响非常不良,若能促进痧疹透出,全病就能很快转愈。

谈到痧疹,有人会想到痧症,痧症民间对其认识已久,早期多于中暑、霍乱、昏厥等门中附述,清初郭右陶撰有专著《痧胀玉衡》。此症四时皆有,夏秋尤甚,六淫、瘴气、疫疠等皆能发痧,或饥饱失时、饮食不洁,或情志不遂而犯凉热,亦皆能引致痧症,其原因甚多,牵涉多方面,故《玉衡》说:"痧为百病变症。"

痧症的主要表现是:常伴有高热或头昏胸闷、恶心呕吐、腹部绞痛、腹泻、四肢厥冷等,严重的甚至会出现内闭外脱之症,如神昏、大汗、胸憋、面青,甚至昏迷。刺痧是民间治疗痧症的有效方法。

刺痧亦称放痧,常用三棱针刺血治疗,民间用大缝衣针过火消毒后以之刺血治疗。**取穴最常以腹部的任脉,以及足阳明胃经为主,董师的金五穴即在任脉上,胃毛七穴则包含任脉及胃经穴位。**

羊毛痧又有羊毛疹、羊毛疔、羊筋痧等病名,是内部疾病反应于外的一种表现。其形状是皮肤的毛孔抽陷成一黑暗的小坑。羊毛痧常是在病症发作时才出现,多表现在背部及胸臂上,呈现散在的、不密集的颗粒,这是汗孔变调的病象。

出现羊毛痧时,病人头昏胸闷、呕吐恶心、肚胀、腹痛、腹泻、气喘、惊惧惶恐,或发高烧,或四肢冰冷,甚至昏厥昏迷。**董氏奇穴在后背之后心穴及胸部之胃毛七穴均为治羊毛痧常用效穴。**

至于猴痧,董氏奇穴书中,提到治疗猴痧的穴组有九猴穴及十二猴穴。中医书里叫温痧、疫痧,亦属痧证。从症状来看,它包括:中暑、干霍乱、温疫、温痧、痧症和食物中毒等,属于温疫范畴。中国北方河北、河南、山东各省农村中,夏秋季节常能遇到。郭右陶在他著的《痧胀玉衡》里写道:"是名温痧,疫毒内陷,老幼相传,治宜放痧。"对病因、症状、治法及传染介绍较详。

治疗猴痧可用三棱针以点刺手法,在九猴穴或十二猴穴点刺,挤出鲜血少许即见大效。董师特别认为伤寒、重感冒、霍乱均会引起猴痧。此点必须注意。

霍乱即一般中医古书中所言之霍乱,由饮食不洁或风暴暑湿之邪内侵,以致肠胃交病、清浊混淆,成为霍乱。又《医宗金鉴》所言:挥霍变乱生仓卒,心腹大痛吐利兼,名曰霍乱。

治疗上述各种霍乱症常用曲陵、五岭、十二猴穴、金五穴、胃毛七穴。

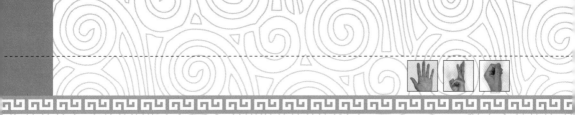

写在后面——师门忆往

这本书只作为自己高级讲座的教材,之前未正式发行,现在终于要出版了,啸天师弟已去世四年,回思往事,感念深深,感慨无限。

啸天师弟幼承家学,其父为针灸名家郭家梁大师。因此他根底甚深,却又精进不已,做学问极为认真,论述及著作皆不少,也有许多突出的创建及观点,并曾出任针灸学会理事长,对中国台湾针灸学术界殊有贡献。他教学开诚布公,不藏私,甚为学生喜爱。其为人则豪爽侠义,在师兄弟中,他与老师的儿子感情最好,小师弟常去找啸天,有问题啸天总是尽量帮忙解决,时而啸天也会找我商量。

20 世纪 70 年代在董老师的诊所跟诊学习,午餐就在老师的诊所大家一起共餐。那时大伙都是在校的学生,年龄相仿,志趣相同,是师兄弟,也如亲兄弟。1975 年老师去世,除了董老师逝世周年每年的一整天追思聚会(诵经、素餐、上山扫墓),师兄弟必相聚外,彼此平时仍常碰面。

80 年代我主编中医杂志,啸天经常提供意见或供稿,常来诊所聊天,当然也不忘探讨学问。

90 年代初期,他担任针灸学会理事长,我则为中国台湾三大报撰写专栏,而且每天诊所忙到很晚,还是一起在饭店共进早餐,谈学问话家常,然后各自搭出租车回去上班。90 年代后期,我担任"中医学说学理学会"理事长,他是常务理事,来往更为频繁。

2000年后我来到美国，虽然重洋远隔，我们依旧时而电话联系，也常托学生去探望他。

最难忘2010年在青岛的相聚，为了纪念老师逝世35周年，啸天强忍车祸后的身体病痛，搭机前往与会。啸天因喉咙发音不便，5天相聚，很长的一段时间是用笔谈的，留下了一些笔纸记录及不少珍贵的建言，如："杨师兄你只想到老师，把自己努力的东西拿来发扬老师的穴位，对老师并不有利，你自己也将被遗忘，你已有自己完整的思路与体系，应该用自己的名字立言写出来。"在啸天的鼓励与催促下，回美后我即利用教课及看诊闲暇，积极整理完书，2012年元月托入室弟子锺政哲带回中国台湾，请啸天师弟过目并提供意见，当然也请他写了序，这是我自1975年出版四十本书以来，第一本以自己名字作为书名的书（注：在韩国出版原书名是《杨维杰针道（针灸思路）》），也是1976年后唯一一本找人写序的书，只可惜书尚未出版，而师弟已经去世，的确颇为遗憾。

回想当年教授推广董氏奇穴，被用异样的眼光看待，三十多年前在新加坡，及多年前在美国休斯敦的中医学院，虽然受邀讲授了董氏奇穴，校方却又不让学生应用，认为奇穴有违正统。至于编写奇穴的书籍也被社会上认为荒诞不羁，申请不到版权。四十年一路走下来，当坎坷小径成为大道，董氏奇穴成为世界针灸界的显学，许多人，包括当年不知身在何处的同门，近年来也抢着收割成果，却又标新立异，偏离正道，真是令人感慨万千。

感谢上天的恩赐，及一些地区的邀请，使我能够在美国、加拿大、东亚（韩国、日本、马来西亚、新加坡）、中亚、中东、欧洲（德国、瑞士、西班牙）、澳洲等十多个国家地区，讲授董氏奇穴、十四经针灸、中医药、易经、经方等。不但使董氏奇穴传遍世界，在发扬奇穴及中医过程的反馈中，一个一个理论的累积成形，也从而建构了自己的系统思路，这是在投入心血研究发挥发展董氏奇穴后的一种甜蜜回报。不但可以发挥奇穴，甚为有用，更可以发挥十四经穴及中医药，亦颇有益。这是不求回报后的最大回报。感谢恩师传我奇穴，也才得以建立自己的思路体系。借此新书即将出版之际，特向恩师董景昌及啸天师弟致上深深的怀念与感谢。

维杰 2017年春于洛杉矶罗兰岗